国医之道

国医大师陆广莘『中医学之道』学术论坛文集

李海玉 刘理想◎整理

北京科学技术出版社

图书在版编目（CIP）数据

国医之道：国医大师陆广莘"中医学之道"学术论坛文集／李海玉，刘理想整理，
－北京：北京科学技术出版社，2012.11
ISBN 978-7-5304-6069-6

Ⅰ．①国… Ⅱ．①李… ②刘… Ⅲ．①中医学－学术会议－文集
Ⅳ．① R2-53

中国版本图书馆 CIP 数据核字（2012）第 189207 号

国医之道：国医大师陆广莘"中医学之道"学术论坛文集

整　　　理：李海玉　刘理想
责任编辑：侍　伟
责任校对：黄立辉
责任印制：张　良
图文制作：樊润琴
出 版 人：张敬德
出版发行：北京科学技术出版社
社　　　址：北京西直门南大街 16 号
邮政编码：100035
电话传真：0086-10-66161951（总编室）
　　　　　0086-10-66113227（发行部）　0086-10-66161952（发行部传真）
电子信箱：bjkjpress@163.com
网　　　址：www.bkjpress.com
经　　　销：新华书店
印　　　刷：北京捷迅佳彩印刷有限公司
开　　　本：720mm×1020mm　1/16
字　　　数：200 千
印　　　张：13.25
版　　　次：2012 年 11 月第 1 版
印　　　次：2012 年 11 月第 1 次印刷
ISBN 978-7-5304-6069-6/R·1519

定　价：60.00 元

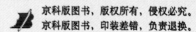

序　言

皇古开新　明道共臻

对于中医学来说，时下正是学术转型和昭旨振兴的昉首时期。在这时空的交结点上，思想活跃，诸说并起，见解纷然。历史上，宋代朱熹、陆九渊两位大师的"鹅湖之会"，是在理学与心学各说齐陈之时举行，既开学坛论辩的先河，又成为民族文化的精神遗产。循此迹绪，由中国中医科学院国医大师陆广莘教授为坛主的"中医学之道学术论坛"，于2011年12月12日在北京广西大厦开坛。

论坛主题是坛主多年来振臂高举的"中医学之道"。"道"者，即《易传·系辞》上所谓"一阴一阳之谓道"也。道在中华文化中是为道理，是为道路途径，也是本源，甚至还有更丰富的内涵，诚如《周易正义》所注："以理言之为道，以数言之谓一，以体言之谓无，以物得开通谓之道，以微妙不测谓之神，应机变化谓之易。总而言之，皆虚无之谓也。"而在阮籍的《通老子论》则说："道者自然，《易》谓之'太极'，《春秋》谓之'元'，《老子》谓之'道'也。"可见探求"中医学之道"，就是想要搞明白中医学的本源、中医学的理论、中医学的方法和中医学发展路径等重要问题的。这本是陆老多年掩卷以思、黾勉以求的题识，他在1998年曾经由人民卫生出版社有专著《中医学之道》刊行。但道又是"道可道，非常道"者。钱钟书先生曾在《管锥篇》中指出："作者之圣、文人之雄，用字每守经而尤达权，则传注之神、笺疏之哲，其解诂也，亦不可知常而不通变耳。"时移事变，就是应该从道和非常道来探求其道，何况学人习见相殊，万殊一贯。故此以论坛深探论题。

此次论坛，群贤毕至，不乏胜流。除中医业内高端学者外，尚有哲学家、文化学者、控制论专家和管理尊贤等莅临，放言论道。精粹之言，互相比证，每有新苗，使人解颐。可堪为时代之归响。

当年在鹅湖会上，陆九渊的五兄陆九龄曾吟七言律诗表达学术主张，其中有名句曰："大抵有基方筑室，未闻无址忽成岑。"之后，陆九渊又和其兄韵也即席赋诗一首，其中有名句曰："易简功夫终久大，支离事业竟浮沉。"全诗表达了陆氏"先立乎其大"的为学主张。朱熹虚心相听，集中思绪于理学答疑而未应诗。三年之后，朱熹以和诗的方式对二陆的为学主张以《鹅湖寺和陆子寿》的律诗答复：

德义风流凤所钦，别离三载更关心。

偶扶藜杖出寒谷，又枉篮舆度远岑。

旧学商量加邃密，新知培养转深沉。

却愁说到无言处，不信人间有古今。

其中的"旧学商量加邃密，新知培养转深沉"，已经成为传诵千年的治学名句了。此次论坛就着实于商量和培养旧学与新知。

在论坛上，坛主启序曰：医学属生命科学。医学的根本目的是维护健康而提高生命质量。医学经历了临床医学的时代、基础医学的时代而步入了当今的保健医学的时代，中医学的发展当时"顺其道而行之"。然而当世医学的情况是，技术的崛起无止境和过度医疗，医疗手段反而成为致病因素，令人有医学走向反面的担心。有控制论研究者指出，自"调控"一词引进中医学论述以降，未尝不可以把人体视为控制系统。整体系统包括加和性整体系统与非加和性整体系统，还原论所追求者，可以昭示其整体有限性。有学者指出，人类的研究对象，有如黑格尔所言："可见的不可见之物"，文化的自觉与自信当是研究中医"入境的文化心态"。胡塞尔和福柯等人论及的现象学与中医学的一些见解甚为接近，探索中医的发展，应该"把人文的东西变成共同体"。

"前贤未明，后学出精"，是人类认知的共同进则。王夫之先生在《周易内传》中说："象外无道"。论道和论象势所必然为论坛的话题。哲学家指出："象不能切割"。因此死人无藏象，死人无证，药物也只是针对活人的功效。据此，可对辨证论赋以惟象论道的定义：辨证论治是在现象层面找现象及界面的规律，而不需要一一清楚其因果关系。围绕主题，学者们还论及了信息、生德、证候、药毒乃至养生等。当年章太炎先生有言："悟必征实，说必穷理。"此论坛的悟说，其特征就在于"征实求理"。

从当年鹅湖之会的论辩到今日激越蹈厉的论坛，使我们深感中国文化、中医学的博大精深和理论的活泼性，以多学科的研讨比应当代其学术的多元，是多年来沉潜蕴积之使然。如果对此论坛加以概括，不妨归纳学术原创、推求理论、问题意识三点。现将话语汇编成书，虽然不尽隽秀于言辞，但读起来才更有现场感。我觉得它超越于重复堆垛而毫无创新之泡沫学术。

孟庆云

2012 年 5 月 24 日于中国中医科学院

前　言

　　中医学自汉代启百世之宗，历经唐宋名家集成、金元学术争鸣、明清鼎故革新，华叶递荣，与时俱进。中医各家学说的传承与创新体现了几个特征：其一，充分继承；其二，独立创造；其三，具有独特学术特点；其四，具有代表性专著；其五，具有传承人；其六，切合临床实践。国医大师陆广莘先生"中医学之道"学术思想的形成与发展，充分体现了上述特点。

　　陆老广莘先生从医已逾六旬，学验俱丰，蜚声杏林。先生常念汉代张仲景"勤求古训，博采众方"为学医必由之路，早年聆听陆渊雷"发皇古义，融会新知"的谆谆教诲，其后遵从章次公"欲求融合，必先求我之卓然自立"的殷殷期望，博极医源，精勤不倦，上自《内》、《难》诸经，下迄近代各家之著述，勤求博采，融会贯通。同时，结合中医学自身特点，广泛汲取现代科学发展新理念与新成果，不断进行中医学理论探索和实践创新。半个多世纪以来，先生始终执著于探明"中医学医理之问"。他通过切身体悟，倡导"从实际出发"、"实事求是"、"有的放矢"以及"讲求实效"四个具体原则，提出对"中医学之道"的深刻认识，凝练出"生生之道"、"生生之气"、"生生之具"和"生生之效"四个重要观点，对正确认识中医、发展中医具有重要的指导意义和启发作用。

　　为研讨和弘扬国医大师陆广莘先生有关"中医学之道"的独特理论见解，及其对于中医理论研究的思路和方法上的启迪，中国中医科学院中医基础理论研究所特举办本次论坛。其主旨是通过发掘陆广莘先生深邃的学术理念与恢弘的中医气度，弘扬陆广莘先生六十年来对中医学持之以恒的信念、努力学习和实践"中医学之道"的精神以及有关中医学及其发展的远见卓识。

　　本次论坛的筹备与召开，得到中国中医科学院名誉院长王永炎院士、中国中医科学院院长张伯礼院士、中国中医科学院刘保延常务副院长的大力支持，来自中国社会科学院、清华大学、北京大学、中国人民大学的有关专家学者和本所广大科技人员积极参与。各位领导、专家、学者的发言，分别从科学格局深刻演变的时代背景、科学与人文的发展趋势、中国自然哲学的整体的时间观念、健康生态医学的学术启示、中医学的系统科学模式解读、中医信息思维的基本特征等方面，对陆广莘先生的学术思想进行深刻的阐发，而且就中医学术的传承与发展，发表了多方面的真知灼见。

为促进本次论坛主题思想的深入研讨和交流，特编辑出版此文集，希望能对"中医学之道"的弘扬和实践有所启示。

在此，谨向所有支持本次论坛召开和参与学术研讨的各位领导、各位专家、各位同仁，致以衷心的感谢和崇高的敬意！

中国中医科学院中医基础理论研究所所长　潘桂娟

2012 年 3 月

上 篇
"中医学之道"论坛专家发言

下 篇
相关会议论文

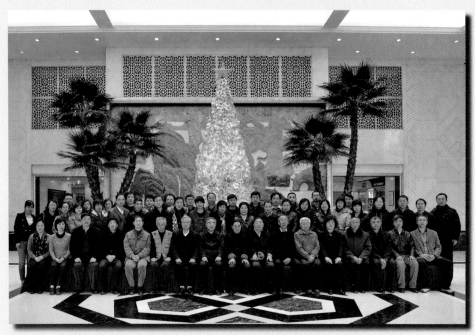

"中医学之道"学术论坛与会专家合影

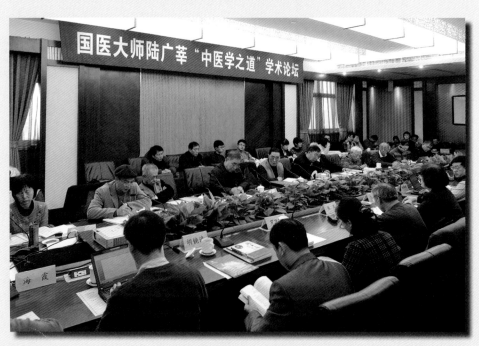

"中医学之道"学术论坛会场

上篇

『中医学之道』论坛专家发言

"中医学之道"的过去与未来

国医大师　陆广莘

中医是能够团结真正的朋友的，它可以从消极因素中看到积极因素，通过"聚毒药以供医事"，变成"方技者，皆生生之具"。"天生万物无一而非药石"，中医的胸怀特别宽广，是转化东西。关键是建立在努力发掘、寻找健康的钥匙基础之上的。

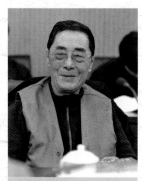

国医大师陆广莘先生

各位领导、各位同道、各位专家，我想说的第一句话是感恩。我是一个乡村医生，能进入到中医研究队伍是受到的最大的恩惠。1950年，第一届全国卫生会议，贯彻团结中西医的方针，提出要成立中医研究院，任务是把中医学丰富的经验和理论加以整理和研究，目的是要保持中医学术的独立性、保持它固有的价值，并发扬下去。我有幸考入中央卫生部中医药研究人员学习班，在北医结束5年的西医知识训练以后，又有机会留在中央人民医院从事中医教学、临床和科研的工作。1980年，是中医研究院的季老院长聘我为客座，1983年1月又把我调到中医研究院。

说实话，刚到人民医院时，当时的副院长告诉我，你刚从北医毕业，研究中医不够，能不能到病房里转5年，提升到主治医师的水平后再研究中医。这句话的意思是，要研究中医、用现代科学方法研究中医，对西医的水平是有高要求的，刚刚大学毕业不行。但是由于1958年卫生部、教育部规定，高等医学院校要开中医课，我就勉强上岗了，只能走上一条中医研究的道路。1983年，调到中医研究院，我问领导中医研究院有没有中医研究，我们的领导告诉我，中央决定使用现代科学方法研究中医，我说能不能有5%、10%的中医研究。从这个过程可以知道，"中医研究"这个词不是我提出来的，中医研究院本身的命名就是"中医研究"，1950年提出来也是为从事中医研究工作的。因此，中医研究的任务，首先是要知道中医是干什么的，中医这条道路是怎么走过来的，乃至于今后中医怎么走、将往哪里去。

我今天汇报的是中医学之道过去是怎么走过来的、今后怎么走。1982年《宪法》规定要发展我国传统医学，中央后来提出要中西医并重。但是，中西医并重得了吗？1935年废医存药提出之前，中医是80万，西医不到4000人，解放初中医60万，西医不到4万人。现在的状态，我国现在的队伍中中医占10%。某些省市领导说，我们"十二五"准备把中医的经费提高到10%的水平。就是说，过去长期以来中医的经费始终是在3%~5%之间。所以说，中西医并重还是有很大的距离。到了2009年，国家颁布了《国务院扶持和促进中医药事业发展》的重要文件。为什么国务院要制定这个文件？就是因为基础薄弱、人才匮乏。所以，今年年初在广州举行了一个中医药传承和创新大会，前几届的卫生部长、中医局局长等很多同志都参加了。他们问我对这个中医药传承和创新的现状有什么看法？我说南京有一位国医大师叫周仲瑛，他说过"上热下寒、外实内虚"。"中医科学化"谈了很多年，973计划就是研究中医理论的科学性和科学内涵。所以，目前的状态是，在这样少的中医队伍下，中医药传承和创新工作很难。协和医院的张教授

五六十年代开始学中医，他说现在中西医结合上不去了，就是没有好中医了。说明什么？中医队伍能不能培养更多的好中医，能够传承、保持中医学术的独立性和它固有的价值并能发扬下去，哪怕整个中医队伍只有10%。据说，很多教学单位、临床单位，对中医不感兴趣，说明中医的教育等等有问题。那么，是不是中医研究西医多，或者中医院校的西医课程多？不是，是在教学、科研中，使用中医的思想少了。昨天张院长说，用中医的思辨方法，思考问题、观察问题、解决问题的能力降低了。这是我们近百年来缺乏文化自觉和文化自信的一个重要表现。

我在北医呆了26年，后来有幸到中医研究院，得出这样一个结论：中医学术的独立性在哪里？它不是物质科学、不是知识论，它是个创生性的实践。毛主席在1942年说，我们判断一个党、判断一个医生要看实践和效果。正是基于这样的指导思想，毛主席在1958年对中医评价说，应当"努力发掘、加以提高"。这8个字使我清醒，我们所学习的西医，他们努力的方向是寻找病在什么地方、寻找疾病的本质是什么，是努力找病。我在北医经历了西医一个重大的转型，我们参加过讨论、参加过国际的研究计划。世界卫生组织在迎接21世纪挑战的报告中庄严宣布："21世纪的医学不应该以疾病为重要研究对象"，这是对象性思维，"应当以人类的健康作为医学发展主要的方向"，这

是目标性、意向性思维，到哪里去的问题，不是研究对象的问题，这对我有很大的启发。2008年，陈竺部长召开了关于"健康中国2020"的论证会，但是为什么很难推动？因为正处在医学模式转变，健康管理也仅仅是寻找影响健康的不利因素，犹如在疾病面前寻找疾病的不利因素，努力找病。所以，带来了当代全球性的医疗危机。在《毛泽东文选》的第一篇文章里毛泽东同志提到，革命成效甚少，就在于没有团结真正的朋友。这对我也有启发。中医是能够团结真正的朋友的，它可以从消极因素中看到积极因素，通过"聚毒药以供医事"，变成"方技者，皆生生之具"，"天生万物无一而非药石"，中医的胸怀特别宽广，是转化东西。关键是建立在努力发掘、寻找健康的钥匙基础之上的。

我做了这样的工作：疾病医学是病因、病理、病位的疾病模型；中医学是"正气存内、邪不可干"的人体正气模型、"虚实传变"的病人正气模型。这些可能现在大家不容易接受，具体内容我也不展开了，在文章里面都有。医学，首先涉及医学模式，三个模型里面，西医是一个、中医是两个，这两个模型可以作为我们的指导思想和价值观念。病人正气的模型，叫"虚实传变"；人体正气的模型是"神、气、形"，这方面中医都有自身发展，以至于也可以作为引领和吸收利用现代医学基础的一个主题。我们吃亏在哪里？吃亏在1958年《中医学概论》的教材，"辨证求本"

求什么？求疾病的本质。疾病的本质是什么？病因、病理、病位。我们的学生听了这个课，中医的病理、病位能说得过西医吗？所以，中医院的学生没有信心了。重读王履的文章、重读病机十九条、重读刘河间的书，可以看出很多症状是正气抗病的反应，不是病因造成的病理变化，这是我们的依靠对象、发展对象，而不是打击对象。这是因为对抗疗法的错误，中医比西医犯得早，但也觉悟的早，所以才提升到这个高度。

吴仪同志特别提出来，"中医不是有很重要的理念吗？上工治未病"，但是我们在"治未病"的解释上也有问题，未病先防，既病防变。没有病，才要求上工啊。科技部部长告诉我们，"中国科技走向世界，寄望于中医药"。我觉得管理局和中医研究院应当加以讨论，我们拿什么去完成科技部长对我们的重托，为什么科技部长能说出这个话来，中国的科技要走向世界，寄望于中医药。卫生部长提出来"中医的许多理念将是我国医学创新的源泉"，我们希望管理局和研究院组织讨论。我们国家医学当前90%以上是西医，所以中医要引领现代医学、引领我国西医创新的源泉。我们拿什么理念？我觉得中医界的责任太大。

我近30年在北医，30年在中医研究院，主要是学习中医学之道，这是我对"中医学之道"的一个学习笔记、不成文，请各位领导专家批评指正。谢谢大家！

孔德之容，惟道是从

王永炎

陆老说实践即道，健康医学体现中医学之道，"生生之谓易"，自然界之中生生不息、循环往复、革故鼎新是万世万物产生的本源。哲学指导着科学和医学，我们中医的研究生和哲学科学博士，现在忽略了哲学思想对于医学的指导，往往已经陷入到单纯的技术手段，而技术手段没有学科的专属性，只有理念具有很强的学科的专属性。革故鼎新、推动医学的进步，鼎新和创新是我们重要的理念。

陆广莘先生的《中医学之道》出版以后，我认真读过，深受启发，激励着我悟道治学。"孔德之容，惟道是从"是我的座右铭。孔德是大德，容自然社会之规律，要依据"道"来为人处事。就现实而言，遵循德与道来治健康医学、来克服疾病医学之弊端。

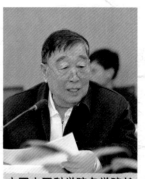

中国中医科学院名誉院长
王永炎院士

一、科学格局的深刻变革迫使现代医学反思

当今科学格局发生和正在发生着深刻的变革，主要是非线性、复杂性的研究对象列入了科学的范畴。

从正面看，它更主要的是淡化了医生的观察体悟。病人自觉的感受和影像生化的检查，现在不只是西医，我们中医的中青年医生同样认为有了现代科技、有了MRI、PET，还何需要望、闻、问、切呢？大家可能深切地感受到了，过度的诊断和过度的治疗给人们带来的伤害、给医学带来负面的效应。

应该说，过度治疗曾害死了许多肿瘤病人。美国的肿瘤药物研究开发经历30年，30年投入了2000亿美元，尚未取得任何有意义的进展。这话不是我说的，是美国人自己说的。近年来，美国人在肿瘤防治方面取得了很大的进展，上了一个大台阶。他们总结的经验就是克服过度治疗、加强宣教与吃点草药。从负面看，有个学人评论说，当前的急功近利到了除了钱之外，再没有别的了。可能这话说得有点过分，但很显然点明了我们这个时代忘却了淡定修身。

就中医学的现实情况来看，应该说是有喜有忧、喜忧参半。春天来了、乍暖还寒，这是我的一种认识。我的学长们有另外一种认识，他们说的是表热里寒、上实下虚、继续萎缩、尚未折返。两种对形势的认识有相悖之处，值得认真对待、调研与思考。

二、崇尚国故，弘扬国医

对中医药形势的看法，大概也要做出一个客观的估计。最令人担心的是我们农村、乡镇的阵地丢了。最近我到天津去，姓章的一位副局长较详细介绍了天津社区建设国医堂如何传承和发展中医，取得了值得探索的经验，以后要专程去学习考察；还有北京中医药大学三附院非常重视转化医学，把医学由医院转到院前去加强社区的医疗卫生服务，从而发现社区的医疗卫生服务是最稳定的人群，便于追踪和观察，有利于慢病的研究。

当今科学格局发生的深刻变革，促使我们必须进行中国传统文化，包括中医学的科学的传承，当前我们尤其应该提倡"崇尚国故、弘扬国医"。我建议在座的各位要读一点马一浮、熊十力的论著，要仿照陈寅恪先生所说的"独立之精神、自由之思想"来治学，体现文化自觉的行动。

《易经》应是我们中医学"生生之道"的本源，我们当今提倡的文化自觉，实质上是自觉地弘扬中华优势文明，克服文化冲突。因为文化冲突已经涉及经济、政治、外交、军事等各个领域。文化自觉就是要以和谐、平衡、仁恕之道，缓解矛盾冲突。易通医理，弘扬原创的唯象思维，应是当前的一个主要命题，它也是中医基础理论研究所同仁们所关心的，也是中医基础理论研究的重大领域。

三、要重新评估农耕文明的优势

中国是个文明古国，也是长期以农耕文明为主的农业大国。毋庸置疑，我们学习借鉴西方文明的优点和长处，更要重新评估农耕文明的优势，突出顺应自然、天人合一、知行合一，尊重一源三流的儒释道，而"象思维"是农耕文明智慧的体现。

中国古代的科技文化也是在农业生产基础上发展起来的。农耕文明重视一年四季节气变化，因而对天地之"象"的观测仔细而精确，是象思维的较早运用者。对24节气的归纳，一些民间农耕谚语的总结，无不是象思维的集中体现。如"清明前后，种瓜点豆"等。毕竟"掌握季节，不违农时"是农业生产的基本要求。《齐民要术》所谓："顺天时，量地利，则用力少而成功多。任情返道，劳而无获"。因而可知农谚无论是对种植季节的把握、年景预测以及灾害预防，都以观天地之"象"为依据，"立象以尽意"。

古有"非务农则不能明医"之论，实际上是在表明两方面的含义：一是医生应该像农夫、农妇一样，像爱护幼苗一样关爱患者的性命生机；二是医生应该向农民学习，参天彻地，不违农时。医生应该有此种精神和素养，以此体察患者之象，特别是证候疾病之象，以把握最佳治疗时机。对于构建健康医学而言，这些是尤其重要的。

我再一次提出中医学人要补课，要认真地学习唯心史观，健康医学是将唯物史观和唯心史观整合来对待的。我们这一代学人，包括我已 70 多岁的这辈人，学习中医的时候都是讲中医学理论的框架是建立在朴素的唯物主义基础上的。对吗？对。全面吗？不全面。所以，我们要补课，要补儒释道的课，尤其是要补上新儒学派相关的课程，以准确体现并把握整体观念、形与神俱。

四、要在自然哲学的引领下进行还原分析

无论是中医研究，还是研究中医；无论是分析方法，还是还原方法，我们要倡导在中国自然哲学引导下的还原分析，那就是从整体出发进行的还原分析，从整体的设计最后要回归到整体上来。我们需要的是实体本体论与关系本体论的上下对接、宏观与微观的上下对接，

然而上下对接又是一件很不容易的事。

概而言之，我们首先应该明确为什么要分析？向哪里去还原？还原的是完全的还是不完全的？如果只关心向哪里还原，而不关心还原是否完全，这样的研究也是无益的。分析还原是现代科学，特别是物理学中常用的研究方法。而生命则是最复杂、最高级的物质形式，分析还原能从不同的侧面逼近生命的本质，但不能揭示生命的奥秘。对所有学科而言，只有以生命为研究中心建立的科学，才是统一的科学。所以，生命科学的研究更要强调它的自主性。"自由之思想，独立之精神"的提出，也是号召人们研究学问，不要受其他意识形态领域思潮的影响，乃至规避干扰。

当然，近现代科学的诞生得益于许多条件，中华民族伟大发明所起的作用尤其重要。应该提醒的事，当我们热衷于用分析还原方法研究中医的时候，还应该回过头来，研究思考一下中医学本身固有的方法。

我们能把表征组学、唯象、形象思维结合起来，大概就是突破。然而，这两者常常是擦肩而过，大概需要几代人、需要数百年才可能完成这种对接。我们需要以人为本的健康医学，医学急需要走出医院、医学要面向社会人群，当今不乏技术。陆先生指出："中国的学问是聚的，往上走的，是有组织的。而现代科学是往下走的，分析的，对身外之物，物质世界往下分，分得很细，分得细就带来一个问题，越往下分对人越有

害。"联系到中医的处方，你要追求化学成分，一味草药就是成百数千的化合物，它们之间的关系和作用是说不清的。然而，某一种药材和植物的 mRNA，有一种特殊的效能是可以表达出来的，而且用系统生物学是可以加以分析的。所以，病毒和细菌，我们应当看成杀不尽、尚有益。我们既要看到邪侵正，又要想到正胜邪。中医学之道讲了目标动力系统，告诉我们的是忽略了人、忽略了人的健康。所以，它有着革故鼎新的作用。

要谈学习陆广莘先生所提出来的观点，那就必须要花点功夫，潜心地、实实在在地读点《易经》。《归藏易》和《连山易》已经佚失了，现有的是《周易》，读《易经·易传》来体现自然演变之道。刚才陆老说实践即道，健康医学体现中医学之道，"生生之谓易"，自然界之中生生不息、循环往复、革故鼎新是万世万物产生的本源。哲学指导着科学和医学，我们中医的研究生和哲学科学博士，现在忽略了哲学思想对于医学的指导，往往已经陷入到单纯的技术手段，而技术手段没有学科的专属性，只有理念具有很强的学科的专属性。革故鼎新、推动医学的进步，鼎新和创新是我们重要的理念。

回顾非典，我是既做内科，又做的病理，参加了几次病理解剖的工作，打开患者胸腔，满灌的胸血水。为什么？冠状病毒何以能够出来这么多的胸血水？而我真正看到了什么叫"肺热叶焦"，两个肺叶同时焦枯萎缩成拳头那么大，整个的肺叶里面没有气了，自然导致死亡。通过在非典的时候我见到了肺热叶焦，然后有了一些体会。通过玄府露出胸血水来了，思考玄府开合的功能何以失灵？是由于大量的血瘀、津液的外渗，津枯而肺热叶焦。所以，用五六百年前的刘河间的理论，"玄府气液"就能够比较深刻地阐述了非典的病理机制。

五、医易相通与健康医学

"易"以"生生"为基本的存在方式。生生不息、天人合一是人类把握自身规律的宇宙观，体现了生机勃勃、永远向前、向上，体现了内在的目标动力系统。

《周易·系辞》："天地之大德曰生"；"生生之谓易"，揭示了生的本质。现在理工科已经开设了一门本科的课程就叫《过程系统科学》。在我们医科院校尚未见哪所学校设立这样的课程。天地交感而万物生，道也是实践出来的规律。人性、人格体现了德与道。医为防病之本、治病之工、顺应天地之气。道法自然，道生一、一生二、二生三、三生万物。三指什么？三指天地人，天地人混为一体，太极阴阳是个示意图，当它动作起来的时候，既没有黑色的鱼、白色的眼，也没有白色的鱼、黑色的眼，画个圆圈是示意图，圆圈根本是不存在的。它的示意当动起来的时候是没有边界、漫无边际的球体，无黑无白，隐蕴其中。

咳嗽是坏事吗？呕吐是坏事吗？未

必。先其所因，顺降为主，无论肺、无论胃都以顺降为主。有些时候把咳嗽、呕吐看成鼓动邪气外出的一种方式或途径，就应该是一种好现象。缪仲淳（缪希雍）先生就说：见咳休止咳，见血休止血。这才是中医的道理的体现。高血糖、高血压、高血脂的治疗也应该反思，是否"一降了之"？这些都需要临床体会。

陆老第一个提出来向前、向上、向内的目标动力系统。我想理工科的先生们都能接受的观点，然而在我们中医里面需要相当长的时间。近20年来，我敢说至少15年来，陆广莘先生的观点和学说是弱势、是少数派。陆老一有时间就跟我坐在一起谈学论道，受到陆老的启迪，学问多少有所长进，包括在管理工作上面也是深有体会，包括如何做事、如何为人、如何以宽厚之德对待一切事物。尽管体会不深。

《汉书·艺文志》讲："方技者，皆生生之具、王官之一守也。"道为大自然的规律，人生于天之下，地之上，秉天地气化，顺应自然。"医"通于易，医易皆以尊生、护生、养生、求生、长生为"生生之道"。其体用全面是生生之术与生生之器，就像陆老先生所讲的"聚毒药以供医事"转化利用的生生之具，最终求其生生之化与生生之效。医者要善于知常达变，取得更好的健康的效益、疾病的疗效，效益与疗效是中医学的生命力。道与器具皆以生生为本，也就是体现了人本主义的思想。就以病毒为例，畅则通、通则变，我们要分析变化的病因，我们不能够只见毒，而忽略了人，病毒和细菌是杀不尽的，而且病毒和细菌却是尚有益，能够提高人的免疫功能，而且有些病菌是可以适用的。容融合和，与万物浮沉于生长之门，化毒为药，化害为利，化腐朽为神奇乃健康医学之要义。我对于"神无方而易无体"还是认识不足。神无方、易无体含义非常广，然后它又能够指导实践，万象更新。八卦可以生六十四卦，太极也是变化无穷的。医没有固定的模式，我们谈到模式就包括着理念，应该是先进的理念、稳定的结构、诠释延伸三个要素。

我觉得，研究健康医学，我们还要十分重视彰显"敬"、"恕"、"合和"这种普适、博雅的价值观。当今的急功近利、当今社会的道德修为，关乎到我们民族、社会和国家。"敬"，就是敬重崇尚。"恕"，要宽厚包容，而且这种宽厚包容不是领导对于下层，也不是师长对于学生，更不是长辈对于下一辈所讲的宽容，而应该是平等自由的宽厚包容。"合和"，就是要提倡中道中庸，非左非右，而偏激易侮。近百年来是跌宕起伏的社会，一直到30年以前，每5~10年之间都有剧烈的振荡，在振荡的过程中都会受到重视、炒作，而唯有中道中和被淡化了。美国人丹尼尔·平克也提出来："要为他人着想、为他人做事、为他人服务、为他人创造条件、为他人做贡献"。总而言之，处自然合和为主，处社会敬恕为先。

六、要重视相关性研究

高概念时代把非线性、复杂性、不确定性列入了科学的范畴。而现代最重要的是相关性的研究。我承担了第一轮973项目的首席，开展"方剂关键科学问题的基础研究"。项目对几千年来的方剂理论进行了文献梳理与分析，认为方剂配伍的理论依据是药性理论与君臣佐使等理论，药对配伍是方剂配伍的基础。在坚持中医药理论的基础上，引进复杂性科学方法论指导方剂研究，在"病证结合、方证相应、理法方药一致，多部位、多靶点、整体综合调节"的总体假说指导下，已将饮片配伍研究深入到部位和组分，并初步解决了中药有效成分的分离提取、质量控制、药效评价等重要关键技术问题。第二轮、第三轮由张伯礼院士承担首席继续做方剂配伍。关于973的项目关键科学问题的研究，我以为重视相关性研究为根本大法。

第二个973是着眼于证候的，叫做"证候方剂与疾病相关性的研究"。开展多因素、多变量的相关性研究是十分困难的。关于2009年的甲型H1N1，虽说我们有文章能够在美国内科学年鉴发表，评价很高，而且一千多家媒体、数十家网站报道了此事，说这是中医现代化的象征，我不大以为然。这篇文章是第一个高层次的刊物登载中药疗效的，而且肯定了同病、同证、同方、同量的汤药麻杏石甘汤和银翘散的疗效。很多人关心这个知识产权，问是谁的知识产权？我说这是张仲景的，是吴鞠通的，只不过由北京的专家组提出，最后由我来审定一下。随机对照盲法的临床实验用于单一病因的轻症，病人所取得的成绩有很大的局限性，并不适合于多因素、多变量、多环节慢病的辨证论治，可以说，评价辨治疗效的方法学，是我亟待解决的难题。

总之，医无固定的模式，医易相通，体现了辨证论治的精粹与核心的生生之气，那就是总以开枢机、调气化、启神机为目标，实现健康生活、延年益寿。

陆老关于健康医学的见解具有独到之处

张伯礼

　　四个"生生"是陆老在几十年前反复讲的，他把中医学的生态医学、健康医学应该做了最精辟的注释。他近年积极倡导健康医学的理念，对于理解医学模式转化、在大的科学背景下认识中医学自身的特征都具有启迪意义。

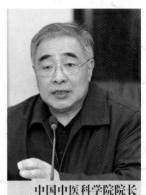

中国中医科学院院长
张伯礼院士

　　尊敬的陆广莘先生、尊敬的王永炎院士，尊敬的刘长林、苗东升、吴彤、王一方、张南教授，因为这几位都是德高望重的中医哲学家们，所以我把他们名字一一点出来，以表达我的敬意。在座的科学院同道就不一一提及了。

　　各位来宾、各位同仁，大家早上好！在今天这个特殊的日子里，首先我代表中国中医科学院向"国医大师陆广莘'中医学之道'学术论坛"的召开表示诚挚的祝贺，对各位来宾表示热烈的欢迎！借此机会向国医大师陆广莘教授，以及许多向陆老一样长期辛勤耕耘在中医第一线，为中医学发展呕心沥血，并做出巨大贡献的老一代中医前辈致以亲切的问候和崇高的敬意。

　　为了表示敬意，我首先代表我们中国中医科学院向陆老赠送一件礼物。这件礼物是高仿的和氏璧，它的材质是缅甸冰玉，象征着高洁，这是形容陆老的人品。同时，和氏璧是中国历史上大家都知道的玉，代表的是智慧、代表的是权威、代表的是价值、代表的是和谐，这是形容陆老的学术成就。所以把这块玉送给陆老特别有含义，这是代表中国中医科学院送给陆老的。

　　陆广莘先生是在我们中医药界受到普遍尊敬的老一代中医学家、中医哲学家，也是第一批的国医大师。陆老师出名门，继承创新，他也是最早开拓中医理论现代研究的一位大家。应该说，在他的研究生涯中始终坚持中医临床与理论研究的结合，坚持中医本体研究与中国文化和哲学研究的结合。他学贯中西，陆老是中学西，又西学中，真正做到中西并重。他学贯中西、博采众长、倡导继承、勇于创新。陆老提出的名言是"中医研究，研究中医，互补并举、旁开一寸、更上一层"的科研思路。几十年来致力于中医学在现代环境中的卓然自立和主体发展。所以，他的观点独到、超凡脱俗，提出了许多富有智慧的真知灼见，在中医界产生了广泛的影响。

陆广莘先生不仅是中医学术的研究者、实践者，也是中医事业的传播者、推动者。长期以来，他就中医发展过程中遇到的各种困难和阻碍，不厌其烦、细致地向社会公众解释中医学、宣传中医学、维护中医学、发展中医学。在中医学术界之外也拥有众多的听众、读者和朋友。今天我们在座的有社科院、北大、清华等这么多高层次的中医哲学家，这就是一个例证。实际上，我自己感受也很深。我今年刚来科学院当院长，到现在还不到一年，但是跟陆老接触已经几十年了，听到陆老的教诲和陆老学术上的见解也已经几十年了。刚才我还在电梯里跟别人讲，陆老几十年前就提出"大健康医学概念、生态医学概念、健康医学概念"。世界卫生组织才刚提出来，20世纪末才提出来，所以我说陆老的见解具有独到之处。

陆广莘先生的研究是多方面的，研究成果也是十分丰富的，需要我们深入细致地进行梳理、提炼和总结。他在几十年前就提出："中医之道是养生治病必求于本的生生之道，是辨证论治的发现和发展人的生生之气，是聚毒药以供医事转化利用为生生之具，是通变合和谋求实现天人合德生生之效的健康生态的实践智慧学。"这四个"生生"是陆老在几十年前反复讲的，他把中医学的生态医学、健康医学应该做了最精辟的注释。他近年积极倡导健康医学的理念，对于理解医学模式转化、在大的科学背景下认识中医学自身的特征都具有启迪意义。在经历了曲折探索和坚持之后，我们中医界迎来了蓬勃发展良好的机遇，按照王院士说的，中医发展的春天到了，他后面还加一句话，乍暖还寒，但总的来说春天到了。

目前政府大力支持中医事业、社会期待中医事业、患者欢迎中医事业，这对中医界和中医基础理论研究来说是动力，也是压力。我们必须克服许多的困难，拿出百倍的热情和无畏的勇气，才有可能担负起时代赋予我们的重任，真正为中医学的传承和发展作出贡献。在这方面，陆广莘先生已经为我们树立了良好的榜样，中医界的人士、特别是青年的一代，不仅要学习陆广莘先生这种热爱中医、志在中医的敬业精神，还应该学习他逐年积累下来的学术思想和研究成果。再充分运用到中医研究和实践中，推动中医学的传统和发展。

中国中医科学院正在启动"名老中医传承工程"，将着力推动像陆老这样的中医名医、大家，他的学术思想的传承和发展，将更好地推动中医药事业健康快速的增长。我想，这肯定是像陆老一样的老一代中医学家们对我们的期盼。今天的到会者除了中医界的人士以外，还有中国哲学、科学哲学、系统科学、医学史等方面的专家，希望通过今天这个多学科的交流和研讨，对陆老的学术思想和研究成果形成一个系统的、比较准确的认识。同时，也借助这次论坛的机会，对普遍关注中医学问题的各位先生表示特殊的尊重。

我希望这个论坛能够产生重要的成果，我想能不能把这次论坛会，各位先生的发言集成一个册子，特别是很多大家，他们对中医药发展的真知灼见，具有重要意义。利用今天这个场合整理一下，整理出个稿子，请几位先生给我们修订一下，最后集成册正式出版，我想应该是有意义的。

陆老很多的思想，从今天来看都是正确的，而他在几十年前就已大声疾呼。他的独特的观点、观点产生的思想根源，值得我们学习。他为什么能够在几十年前别人没有看到的时候就看到了，我觉得在这一点上更值得研究和重视。

最后，我祝愿今天的论坛圆满成功，祝陆老身体健康、祝参加这次会议的各位先生身体健康。年终岁末，提前给大家拜一个早年，谢谢大家！

论陆广莘医学思想

诸国本

陆广莘以中国优秀传统文化为背景，以世界医学发展为借鉴，以重铸中医魂为己任，"遵循辨证论治的生生之道，发现和发展人的生生之气，"争取为中国人民和世界人民的健康作出贡献。陆广莘医学思想适应世界医学发展的潮流，给力未来医学的繁荣和进步，他的健康医学和生态医学的理念为当代社会提供了最佳选择。

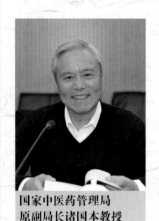

国家中医药管理局
原副局长诸国本教授

陆广莘医学思想是中医学之道的重要组成部分，是认识和发展中医的一把钥匙。其理论核心是，中医养生治病是医生利用药物或其他方法调动人体自身内在的抗病康复能力，达到恢复健康或增进健康的目的。

一、陆广莘医学思想的主要论点

1. 人类是高级的生命体

在几百万年的进化过程中，人类形成了"七自一包"的生存能力和防卫功能，即"自选择、自清除、自组织、自演化、自稳态、自适应、自调节"和"整体边界屏障功能"，即"形者生之舍"的内外一体天人相应论。这是超乎物质层次的高级生命体所特有的形而内的生活能力、生存能力、适应能力和反应能力。陆广莘说，总之，"有机生命体是一个主体性开放流通、自组演化调节的目标动力系统。"（见《国医大师陆广莘》一书，中国医药科技出版社 2011 年版，第 77 页。以下引语均见此书，仅注页数。）

2. 医学是生生之道

《汉书·艺文志》曰："方技者，皆生生之具。"陆广莘说，"用现代语言表述，就是医药实际上是为了人类生命活动的生存、健康、发展以及进化服务的方法、技术、工具。""辨证论治的生生之道旨在发现和发展人的生生之气的自我痊愈能力和自我健康能力"（第43页）也就是扁鹊所说的"越人非能生死人也，此自当生者，越人能使之起耳。"因此，医生首先要认识人体生命自身具有的抗病能力和康复能力，把疾病表现的"证"视为患者的抗病反应，"努力发掘"机体内在的一切抗病积极因素，寻找恢复健康的钥匙，并把这些积极因素"加以提高"。在这整个治疗过程中，主角永远是病人，医生依靠的对象永远是病人本身。"针药治其外，神气应乎中。"一切治疗康复措施必须、而且唯有通过患者自身的正气才能奏效。正如陆渊雷先生所言，"用药治病，非药力能治病，助正气以敌病也。"而如果患者的机体对治疗已经没有应答，那么把他全身泡在药缸里也无济于事。这个治病的原理，不仅解释中医的治病机制，也可以解释西医的治疗过程，都证明了黑格尔的一个哲学观点："对生命体发生影响的东西，都是由生命体独立地决定、改变和改造着的东西。"陆广莘说，"黄芪不是气，但它补气；熟地不是血，但它补血。"他举了一个前人的实验例子，锥虫红在试管里可以消灭锥虫。到了人体内，用试管剂量的六分之一即可奏效，另外的六分之五是哪里来的？是人体自身动员的。医生的任务就是要把这"六分之五"调动起来。所以他又把中医学称为"动

员医学"。

3. 疾病医学是一个误区

现代医学是对抗医学，属于疾病医学模式。疾病医学远离了医学的目的，以"努力找病，除恶务尽"为要务，夸大了医生的能力，虚构了药物的直接作用，人为地制造对疾病的恐惧和对医生及药的依赖，促进了医疗服务的物化和利益化，使医疗费用成为人民群众和各国政府不堪承受的负担，加速了"看病难"、"看病贵"和"因病致贫"、"因病返贫"现象的发生。陆广莘反复引用恩格尔的一段话，"今天统治着西方医学的疾病模型，是生物医学模型。这种模型已成为文化上的至上命令，即它现在已获得教条的地位。它认为疾病的一切行为现象，必须用物理和化学的原理来解释。这是还原论的办法。它认为任何不能作如此解释的，必须从疾病的范畴中清除出去。这是排外主义的办法。它把敢于向生物医学疾病模型的终极真理提出疑问，并主张建立更为有用的模型的人视为异端。"（第7页）对此，中国中医界感同身受。恩格尔对疾病医学的批判，代表了20世纪下叶医学的觉醒和回归，是一个引领当代医学发展的先进理念。但尽管如此，"陆广莘认为，他提出生物医学向生物-心理-社会医学模式转变，仍未摆脱疾病医学教条的束缚。"（第31页）

4. "万物并育而不相害"

长期以来，医学面临一个简单而复杂的问题，就是人类如何和细菌和平相

处，实现自然界的生态共演。现代医学用微观检测发现了细菌、病毒、立克次体、原虫，视它们为重要的病因之一，采取强力的"消杀灭"措施。殊不知地球上的单细胞生物，在35亿年以前就出现了。而人类是在700万年到300万年之间才出现的。微生物的生命史比人类早几十亿年，要彻底消灭病菌，改变大自然的生态平衡和菌群关系，绝非易事。从20世纪30年代开始使用磺胺药、青霉素以来，到今天万古霉素的出现，只有不到一百年的时间，但病菌出现了抗药、耐药和多元抗药性；广谱抗生素引起胃肠道的伪膜性肠炎和菌群失调、菌交替症。权威专家认为，"抗生素的时代已经过去了。现在应该是微生态的时代。"（第118页）也就是说，在人类漫长的进化过程中，在几十亿年的生物发展史上，一直是人类和细菌共生共演、物竞天择的历史。人类"赞天地之化育"，与"万物沉浮于生长之门"。只是其中有一百年的时间，人类和细菌发生了一场混战，搞得两败俱伤，结果又回归于微生态的相对平衡。陆广莘作为一个传统中医和训练有素的西医科班，他是最早主张"天地之大德曰生"、"万物并育而不相害"的生态医学的中国医学家。

5."医学不能拜倒在科学的脚下"

这是陆广莘在2006年答《科技中国》杂志记者问的一句名言。自"五四"运动提出德先生和赛先生之后，中国社会对德先生争论不停，甚至发生战争。

但对赛先生一直奉若神明，"科学"和"不科学"成为"真理"和"非真理"、"正确"和"谬误"的代名词。在北洋军阀年代和民国时期，中医经常被戴上"不科学"的帽子受到指责、批判乃至取缔、废止、消灭。一些人利用人们对科学的崇拜和误解，常常用现代医学的"框子"和"金规则"来评判、改造、取舍以中医学为代表的传统医学。陆广莘并不反对科学，只是认为"医学不是科学。医者治也，治什么？治理使之有序。治理就是管理，管理不是科学。医学是一种实践。实践不是科学。"（第38页）现代科学是研究物质世界的分科之学，它用研究物理化学的方法简单地移用于人体生命和医学领域，难免妄加断论，不仅出现许多"方枘圆凿"、"以物观人"的误区，而且由于"物"和"生"不在同一个层次上，于是"不知比类，足以自乱，不足以自明。"（《素问·征四失论篇》）引起了人们对"科学"与"不科学"的重新思考。陆广莘说，"科学是重要的，但不能成为中医发展的阻力，不能成为霸权，更不应该霸道。我的观点是，应该使科学医学化，而不是医学科学化。"（第38页）环顾当代中国，谁敢说"医学不是科学！"谁敢说"医学不能拜倒在科学的脚下！"陆广莘敢于直言，是需要一定的学术底气和理论勇气的。因为这样一个敢于冒天下之大不韪的命题，绝不是远离时代的羲皇上人的闭目塞聪，更不是阅历不深的愤青之作，而是出于对"物"和"生"的本质理解、鞭辟入里的哲理分析和临床疗效的有力支撑。从这里可以看到，陆广莘站在哲学和医学的制高点上。

6. 建立健康医学模式

近代西方医学已经发展成为一门"以研究疾病及其对病因、病理、病位的认识，来决定其防治行为和效果评价的医学。""它的疗效观察注重于对于消除病因、纠正病理、清除病灶，需要采取大样本的随机分组和对照以及双盲等手段，旨在去发现某一药物方法的直接对抗和补充的疗效。这种消极疾病观及其对抗疗法的发展，主要来源于不断向微观层次进军的实验研究观察所得的线性因果关系。然而，据此而应用于临床实践，在短短几十年间，却发现它经不住在完整人体上实践的检验和时间的考验，纷纷出现与治疗追求目标相反的反目的性治疗效果。"（第79页）对此，国际医学界早有觉察。1993年，《医学的目的国际研究计划》提出，"当代世界性的医疗危机，根本上是由于主要针对疾病的技术统治医学的长期结果。"1996年，世界卫生组织在《迎接21世纪的挑战》的报告也指出，"21世纪的医学，不应该继续以疾病为主要研究领域，应该把人类的健康作为医学的主要研究方向。"从而为世界医学的改革和发展指明了方向。如果我们查阅一下资料，早在20世纪90年代，陆广莘就提出"以人为本"、"以病人为本"和"以正气为本"的"三本"概念，指明"医学现代化的发展取向将是：从化学层次寻求物质基础的医学观，前进上升到生命层次寻求自组演化目标调节的医学观。从生物医学前进上升为人类医学。从疾病医学前进上升为健康医学。从对抗医学前进上升为生态医学。"（第70页）

毫无疑问，陆广莘是近代医学模式改革的倡导者和先行者之一。这样的医学家出现在中国，出现在中国中医科学院，难道不值得我们骄傲吗？陆广莘说，"医改到现在医还没有改，就是医学的诊疗思想、发展模式和价值观念还没有改。"（第48页）这难道不值得我们认真思考吗？

二、陆广莘医学思想的时代意义

1999年第二届世界科技大会提出，"21世纪科学的任务，应站在全人类如何更好地生存发展的高度，去观察问题和思考问题。"（第78页）陆广莘与一般临床医生的不同之点在于，他经常用世界的眼光看待人类，用宏观的视野研究医学。陆广莘以中国优秀传统文化为背景，以世界医学发展为借鉴，以重铸中医魂为己任，"遵循辨证论治的生生之道，发现和发展人的生生之气，"争取为中国人民和世界人民的健康作出贡献。陆广莘医学思想适应世界医学发展的潮流，给力未来医学的繁荣和进步，他的健康医学和生态医学的理念为当代社会提供了最佳选择。当前，中国的医改正处在攻坚阶段。随着医改的深入，必将触及医学模式的转变，疾病医学模式迟早将转变为健康医学模式。与此同时，中医学也面临重大的历史转折。长期以来，中医拜倒在物质科学的脚下，为了表白和证明自己的"科学性"，尽力挤进现代科学的殿堂，任凭他者"研究中医"、"解读中医"、"评判中医"而丢掉了卓然自立的学术地位。陆广莘说，"这个百年的教训就是中医自己的自我从属。"（第5页）

为了改变这种从属地位，中国中医界奋斗了半个多世纪。2009年4月，国务院发表了《关于扶持和促进中医药事业发展的若干意见》，明确提出要"遵循中医药发展规律，保持和发扬中医药特色优势，推动继承与创新，丰富和发展中医药理论与实践，促进中医中药协调发展，为提高全民健康水平服务。"文件特别强调"加强中医药行业统一规划，按照中医药自身特点和规律管理中医药。"无论从国际形势还是从中国国情来说，中医药正面临按照自身规律自主发展的战略机遇期。陆广莘医学思想萌发，积蕴既久，今日得到医学界和哲学社会科学界的广泛共识，正是中医面临转折与发展的战略机遇期的积极反映和明确信号。

三、陆广莘医学思想的启示

对生物医学和疾病医学模式的反思和检讨，国际社会进行了长期的努力，例如：

——20世纪60年代初美国女科学家蕾切尔·卡逊发表了《寂静的春天》，揭示了农药和化肥带来的副作用。

——1976年，世界卫生组织将传统医学事业列入工作计划。

——1977年，恩格尔对"统治着西方医学的疾病模型"提出了严厉批评。

——1993年，《医学的目的国际研究计划》指出，"当代世界性的医疗危机根本上是由于主要针对疾病的技术统治医学的长期结果。"

——1996年，世界卫生组织在《迎接21世纪的挑战》的报告中提出，"21世纪的医学不应该继续以疾病为主要研究领域，应该把人类的健康作为医学的主要研究方向。"

按理说，根据世界卫生组织的报告，世界各国的卫生部门应该"聆听如仪"，世界各国的医生应该"从善如流"。但情况并非如此简单。多少年来，对疾病医学的留恋热情不减，健康医学的建设步履维艰。究其原因，不外有三：一是学术观点的分歧，二是疾病医学模式的稳定性和惯性，三是现代医药背后的利益集团的强力阻挠。这是世界医改面临的难题，也是中国医改无法回避的矛盾。陆广莘医学思想给我们的启示是：

（1）中国特色社会主义医药卫生事业的建设应该以健康医学为目标。我们可以从他人的经验和教训中汲取营养，少走弯路。

（2）中国医改从体制改革延伸到疾病医学模式的改革。与其他国家相比，具有历史的、先天的优越条件。陆广莘的医学思想深得人心便是证明。

（3）从疾病医学发展到健康医学，医学模式的改变应该从中医开始，因为中医的理念、理论和行为方式更接近于健康医学。

（4）医学模式的改革不是破旧立新，而是"和而不同，超越包容，更上一层楼"。这是中国传统文化的气度，也是陆广莘的一贯主张。

（5）改革医学模式，引领中医走自主发展之路，寄希望于体制改革，也寄希望于能够挽狂澜于既倒的领军人物。中国要有自己的伟大医学家，一种能够改变"积重难返"、推动医学回归原旨的伟大医学家。他是中国优秀传统文化的精英，又是时代精神的杰出代表。

中医：道理与真理，科学与人文

王一方

中医这棵常青树，不仅容涵了传统文化的知识密码，还参加了现代生活的休养生息与保健实践，这里有一个在现代社会重新获得话语权的问题，需要我们进行现代诠释，陆老的书，陆老的报告是一个示范，不仅要对学界讲，也要针对公众讲。

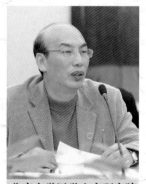

北京大学医学人文研究院
王一方教授

我来自北京大学，但我的教育背景是中医。很高兴来参加陆老"中医学之道"的讨论会。来之前我认真准备了一个提纲，我就照这个提纲展开。

先说几句题外话，北大医学部与中医科学院，一个城东，一个城西，但有许多纽带相连。最近贵院大事比较多，譬如屠呦呦教授因为青蒿素研究的成就获得拉斯克奖，她就是北医的校友，北医校园里也在热议和分享她的喜悦，今天在这里隆重地举行陆老的学术思想研究会，讲渊源，陆老也曾沐浴过北医校园里的春风，如今的北医叫北京大学医学部（历史上几度分合），北大秉承蔡元培老校长"兼容并包"的遗风，对多元学术与思想流派都怀抱一种宽容的心态，都愿意真诚地去研究，去探讨，因此，尽管社会上有一批所谓的媒体达人在肆意诋毁中医，但在北医校园里，一直保持着尊重中医、研究中医的良好风气。中医社团活动很多，而且都是自发的。北医的文化土壤是开放的、宽容的，不排斥任何一颗能够发芽的种子，这种好的风气还跟我们现在的校长韩启德院士大力倡导医学人文有关系，中医学术体系里充满了古典人文主义的情愫。韩先生曾经以诗人的语言深情地说"现代医学走得太快、太远，要常常回望那出发的地方"。医学出发的地方很多，既有希波克拉底，也有《黄帝内经》。在今天，医学不必一切从传统出发，或者回到传统，但是，向传统致敬是一份优雅的学术气质。

陆老作为哲学大师在中医学术方面造诣很深，建树很多，今天的讨论会，我发现主题定得很好，我们聚集一堂来讲"道"，也就是讲"道-理"，有别于现代技术语境中的讲"真理"。要论学术内涵，"道-理"比"真-理"要高，要深，当然，中国传统文化还有一个讲情理，我们分开看道理是什么？是大道之下的理，而不是简单的真理。因为刚才诸局长讲了，简单的真理观（只问真伪，只追求真相）不仅仅是误导了整个现代医学、误导了整个科学（STS 的兴起就是纠偏）。我一直在北大校园里讲一个观点"医学为什么不是科学"。这不是我的论点和论证，是美国医学哲学家罗纳尔德·穆森的。这是战后思想的主要观点，二战期间，纳粹医生、731部队的医生为探求科学真理。拿活人（犹太人、中国人）去做生理、毒理实验，这些实验的确得到了真理（理性），但是丧失了人类的良知，也失去了医学的真谛。或许，他们研究的结论是正确的，但是行为完全不具备正当性，彻底背弃了人类正义和人间正道。我们当下的医患关系为什么那么紧张，是因为我们的现代医学片面追求真相（过度诊疗），失去了真诚。因此，不能一遇到"真"就觉得无言以对，要做具体分析的。我们今天在这里谈道，证明我们的医学在成熟。"道"这个层面上当然有很丰富

的内涵，真理性也在其中，但不局限于真，真是器物层面的概念，道是哲学层面的概念，因为今天各位专家挖掘了很多中医学里的"道"的命题。现代汉语脱口而出的"知道"，其实只是"知晓"，中国文化轴心时代的"知-道"是"循道、悟道、明道"，一个很高的学术境界，"知-道"的背后有知-情（通情达理）、知-识（见识不凡）、知-音（物与神游）等很多层面。

中国文化中像"道"这样的词汇不能浅酌、淡看，要深究，老子早就告诫我们"道，可道，非常道"，孔子曾宣称"朝闻道，夕死可也"，岂能只是一口浅井。或许这口井太深，深不见底，于是，有人怀疑它的确定性，没有清晰边界的东西怎么研究？继而指出"道"里面有"玄学"，论"道"论出的是"玄理"，"五四"以来，赛先生都是抓住"玄"不放，来痛斥传统文化的，1923年的科玄之争是一个高潮，当时，文化界几乎所有的大腕都参与了辩论，结果是把玄学妖魔化，叫"玄学鬼"，这种唯科学主义的思潮最后发展到1929年公开提出废止中医，今天，中医在现代社会中缺乏文化自信，不在古老，而在这个"玄"上，输给了以物理学为盟主，以还原论为圭臬的科学共同体三分理，所以，我们讲中医学之道不可回避这个"玄"字，玄是什么东西？在我们老祖宗那里是好东西，所谓"玄而又玄，众妙之门"，但在客观主义（彻底的唯物主义）、还原论面前就是"故弄玄虚"，

就是"无中生有"，就是"唯心主义"，作为学术辩护，我们要坚守。这个世界上，既有观察－实验－分析－归纳的逻辑路线，也有格物－思辨－彻悟的超逻辑（由意达悟）路线，现代医学的思维模式是"形态－功能－代谢"递进，没有形态学的基础，一切都无法推进，解剖学、组织学、病原学的基础不牢，无法建构医学大厦，作为儒医传统的中医就是被这样的逻辑质疑为"伪科学"的，完全不理会中医是内典之学，不相信辨证论治对许多疑难杂症具有良好的疗效，或者曲解为一药对一症的经验积淀，其实，现代医学形态主义的基石也不是无法撼动的，我们经常讲创新性思维，就是批判性、反叛性的姿态，你说天鹅都是白的，我就给你找到一只黑天鹅，哲学上的反例具有类型意义，中医与西医，常常可以互为类型，美国历史学家费侠莉（Faith）在她的《繁盛之阴》一书中就秉持这样的态度，在她眼里中医学是"黄帝的身体"与"艺术的别方"，而不是科学主义者那样认定是新旧、古今之别，不存在参照关系，只是替代关系。在医学研究和临床医疗中，形态学很重要，但并非不可超越，经络就没有找到形态学基础，但依旧可以发现经络传感现象（功能），指导针灸治疗和六经辨证、药物归经的实践，打针与扎针，同样是将针扎进皮肤，打针是为了送药，无论是7号针、还是9号针，针轴里都有一根小管，输送药液，局部给药，才能发挥疗效，打针时要尽量避开神经血

管，以免伤及它们。而中医扎针，用的是实心针，局部不得药，只得气，专门要扎在经络上才好，针扎下去就不是为了送药、是为了调整经络之气，一样有补泻，一样能治病。所以，你的针是有药之针，我的针是无药之针，不是相得益彰吗，怎么就一个是科学，一个是伪科学（玄学）啦？

所以，不能人家一讲玄学就缴械投降，我们要辩护，把"众妙之门"的道理申张出来。我常常跟同学们开玩笑，同学们少年风流，情窦初开，但是，解剖学家从来就没有找到"情窦"这个器官，因此，不能因为解剖学家没有找到"情窦"，我们同学们就不能情窦初开；也不能因为你们都情窦初开了，一定要让解剖学家找到"情窦"。同样，中国人的语汇里充满着玄妙思维的概念，譬如"观－音"，现代医学研究声音是听的，由高度特化的听神经来完成，怎么可以观音呢，莫非她聋了。但是人家就是观音，而且还观世音，世间冷暖忠奸一目了然。还有"膏肓"，很多解剖学家要找到膏肓，说是在膈肌的部位，或者是胰头的位置，都不是，膏肓是一个隐喻，什么叫隐喻？以此物来比喻他物（其实就是取类比象），来帮助你理解事物本质的，膏肓就要告诫人类我们永远也无法包治百病，不能全知全能。

我在读陆老的书的时候，觉得很有大师风范，在座的年轻人，包括我自己都要学。我也经常看中医文献，有时候真的缺乏自信，一写文章就堆砌经文，

似乎没有经文就无法立论，陆老的文章是"不见经文，但见精髓"。他的书里面没有处处引经文，但是精髓都在里面。我觉得这一点特别值得我学习，用大白话讲大道理，用一个非常朴素的观点，把一个人类文明面临的问题都讲出来了，姜太公"直钩钓鱼"（愿者上钩），陶渊明擅弹"无弦琴"，孙子"不战而屈人之兵"，这就是中国文化追逐自然（生生之序）胜景的乡愿，陆老关于大医学的认知，都特别有这种自然主义的境界，譬如三本思想（以人为本，以病人为本，以正气为本）质疑疾病的医学，倡导健康的医学，质疑对抗的医学，倡导生态医学，这种"玄妙"要在中国传统文化的框架里阐释，也要找到现代阐释，现代阐释有多条路径，我们现在只盯着科学共同体，但科学共同体当下（暂时）还无法认同，而中医学的理念在很大程度上可以被哲学共同体认同。我在北医教医学哲学，常常讲一个策略，就是先取得哲学社会科学界、科学哲学界的认同，我不能只惦记着科学共同体的标准，还原论的标准，形态至上的标准，那样就会越讲气越短。

最近我在看一本书《知识分子：历史与未来》，作者也是一位大师，叫许倬云，他是台湾中研院的院士，美国匹兹堡大学著名的历史学家，这个人的学问好，气象也大。他有一个学生正在研究中医社会化的问题，涉及近代中医的文化生态。他出席博士生的开题报告会，只讲了四个字，把现代医学与中医的特

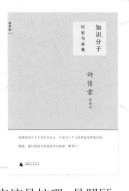

质讲得很透彻，现代医学的核心是"医"（cure）与"护"（care），在这里"护"不只是护理，而是照顾。当下的困境是重医轻护。

而医学的核心价值应该是护理，是照顾，医护关系没处理好，现代医学才会出现现代性魔咒（做得越多，抱怨越多）。他说中医的特质也是两个字（思维径向不同于现代医学），那就是"疗"、"养"。中医是三分疗、七分养，病前养、病中养、病后养、平时养，都在讲究一个"养"字，儒医的功夫在内典之学，在体内真气的摄养和调度，这个跟我们陆老的思想很接近，他不是一个医学家，只是在博士生开题报告会上做一些精彩的点评，不过很到位。最近，李泽厚先生有一本访谈录面市，叫《该中国哲学登场了》，其中论及中国文化的特质是"情本位"，无论是中国文化、还是中国医学，都是先情后理，而不是先理后情，中国人的日常生活里总是强调入情入理、合情合理、情理交融，中国医学始终坚持情为先。如今的医患关系不妙，医生被妖魔化、医学被污名化，医患关系恶质化，从大处着眼，就是这三对关系没有理顺（太多 cure，缺乏 care，疗－养、情－理关系错位），在技术主义、消费主义的裹挟下，医学偏离了目的，也迷失了真谛。

今天在这里讨论中医学之道，涉及中医学的当代命运话题，因此，大家都在讲文化自觉，我倒觉得要研究一点"文化不自觉"。什么是文化不自觉？现成的经验是：今天我们到大厅里照相，背景却是一个大大的圣诞树，我不知道今天的现场里有多少人信基督教，我是不信教的。我刚才跟清华大学吴彤所长在谈这个话题，这就是流行文化强加给我的一个不自觉，我不信基督教，我跟基督的诞生没关系，但是，现在的文化氛围已经构成一种文化不自觉的接纳，而且还形成一些流行意识，就是过圣诞节比过春节洋气、过情人节比过七夕节有情调，喝咖啡比喝茶高雅，读 iPad 比读线装书先进，这些意识就是由一种文化不自觉昭示我们的。所以，我们中医除了要建立文化自觉，还要研究文化不自觉。将中医的文化，中医的理念通过潜移默化的习俗输送出去。毛主席讲什么叫政治，就是让拥护我们的人多多的、反对我们的人少少的。而且要在"不自觉"中接纳。

我刚才讲北医校园里多元文化的生态是不错的，我觉得当下的社会文化生态也是不错的，没有因为张悟本讲食疗天花乱坠，虚妄荒诞，就把中医养生说得一无是处，也没有把"以养促疗"的优势全否定。但是，中医毕竟是传统的东西，在多元文化的知识谱系中占据边缘，在文化不自觉的层面上，我们似乎输给了现代手段。我们当下的生存状况是什么？被"三屏"（"视屏"）包围

了，家里是电视的屏、办公室是电脑的屏、路上是手机的屏、iPad 的屏，三个、四个屏。视屏的东西就那么好吗？不就是一个工具吗？我一个朋友是搞社会学的，他说现在为什么闪婚？跟屏闪有关系。屏幕里的美女老在闪，加剧了现实中的审美疲劳。社会学的问题不归我们管，但屏闪之下给中医的社会感观带来了什么？我们要思考，这份工具崇拜思维的存在，一定会强化社会达尔文主义意识，认为只有现代性、现代化才会有生命力，传统的东西统统要灭亡，要送到博物馆里去，中医这棵常青树，不仅容涵了传统文化的知识密码，还参加了现代生活的休养生息与保健实践，这里有一个在现代社会重新获得话语权的问题，需要我们进行现代诠释，陆老的书，陆老的报告是一个示范，不仅要对学界讲，也要针对公众讲。

总之，文化立场决定文化心态，好的文化心态才会有文化自觉、文化自信。在这里，我想提一个小小的建议，中医基础研究所不仅要推动中医的现代化（科学化）进程，尽可能挖掘出中医理论中的科学性，但是中医理论中还有许多人文的东西，无论是中西医之争，还是中医的现代性之旅，不只是学科的科学化转身问题，还有一个科学与人文共轭与共生的问题，原来我跟陈小野老师有一些交流，他的实验研究做得非常好，陆老也讲过，中医新生，科学手段不可丢，屠呦呦的成就表明运用现代药物学手段发掘中医中药这个宝库大有可

为。但是，我们容易剑走偏锋，掉到技术主义、科学主义的单向度思维之中，这或许是一种矫枉过正的社会意识，鸦片战争败局惊醒了中国人，甲午战争惨败给日本，更是奇耻大辱，所以，我们要坚船利炮，要全盘西化，中医也要用现代技术来证明，来说明原理，结果是作为现代科学的研究底料，不断地被抛弃，而且被冠以"前科学"，甚至"伪科学"。这样的命运是暗淡的，中医作为理论整体，作为经验范式，几番科学"检验"下来，所剩无几，面目全非。这种研究路径我们要检讨，我们不是要反对科学化，而是要反省、反思科学化，尤其反思用科学的标准衡量人文遗产的唯一路径选择，同样，现代医学也面临着现代物理学、现代化学、现代生物学的学术改造，改造了200年，数学化程度、标准化程度还是不及现代物理学，因为人毕竟不是机器，也不是普通动物，而是社会性高级动物、万物之灵，不可能彻底还原成为物理学、生物学。此外，技术主义、消费主义主导的医学图景不可持续，经济上不堪重负，人性被丢失，因此，才会有医学人文的复归，生命伦理学、医学伦理学、叙事医学的兴起都是明证。毛主席讲学术演化要"去其糟粕、取其精华"，被人片面地理解只对中医，不对科学的医学，科学的医学一样要去其糟粕、取其精华。我们现在是双重标准，觉得现代科学都是好的，都是精华，中医是要去其糟粕的，甚至将本来是属于精华的东西也当糟粕扔掉

了，是不可取的，认定糟粕要慎重，即使是糟粕，作为历史文献留在那里也不碍事。

我很赞赏陆老讲的，中医研究院里面不能没有认真研究中医的部门，不能都去研究中医的现代化，中医现代化是一个方向，但是中医现代化不是中医研究的全部。有人喝咖啡，还要有人喝茶，有人过圣诞节，有人还过春节。我不反对过圣诞节，尽管我不信基督教，但是全世界信基督教的人很多，你爱过圣诞节就过。对待西方的学术资源不能只盯着科学技术领域，我觉得西方的哲学资源有两个东西可以借鉴，因为我在学校里讲这个东西，一个是现象学，现象学是努力想把人文的东西用科学来认证，当然现代学第一代胡塞尔，在座的有哲学专家，我不展开讲了，胡塞尔建构一些经典方法，譬如隔离、悬置、加括号等，来完成自然命题的根本转换。现象学流派中有一个很重要的人物叫舍勒，我建议中医基础所要研究他，舍勒的学说叫情感现象学，他研究同情、研究信任、研究爱的秩序，都与传统中医的价值与学说息息相通。还是那句话，我们不要老是在科学共同体中找知音，一些国际知名的杂志如《自然》、《细胞》有他们自己的兴趣点，不会太看重中医主题的文章，但是西方的社会科学的共同体、人文学科的共同体，你一讲"情本位"，"由意达悟"，"移精变气"，人家就懂。我眼下研究一点舍勒，还有哈佛大学的拜伦·古德，他的重要观点

"信仰就是治疗"，我们现在社会的信仰体系就出了问题，老百姓的生死观、疾苦观、健康观、医疗观都出了迷茫与迷失，一方面缘于现代医学过度承诺，百姓对技术手段过度期望，我们对健康充满了奢望，一方面过度诊疗，过度干预，这些问题不解决，医改终究会"难产"。北大教经济学的陈平教授告诉我，如果按照现在的技术思维和消费格局的惯性走下去，大约到2020年，世界上所有的GDP用于现代医疗保健支出才刚刚够，或者还有缺口。所以，他很认同中医，他说中医就能够把整个世界的过度医疗、过度保健福利所造成的债务危机中解脱出来，当然不是靠中医的治疗方法，而是中医的保健、医疗理念，譬如治未病，带病延年，肯定不需要花那么多钱。此话不是危言耸听，现在的医改专家研究医疗费用的高企，大多从1971年算起，因为1971年10月1日CT机投入商业生产，在这之前美国医院里面的设备最贵的不超过5万美金，CT机出来以后一下子就窜到40万，现在最贵的设备是几千万，甚至上亿。

另外一个值得关注的人就是福柯，他是20世纪最伟大的思想家之一，我觉得中医理论研究的谱系里一定得有他。这个人的确跟中医很多的认知非常接近，如果不研究这个人，我觉得很可惜。他是医生的儿子，自己研究精神病，写过《癫狂与文明》《临床医学的诞生》。他的知识考古学、权力系谱学、一开始就着眼于颠覆现代医学的合理性，质问

现代医学凭什么说人家是疯子（疯子跟天才共用一个定义），继而把人给关起来，接着又颠覆"正常"、"健康"，宣称临床医学的转身是从"怎么不舒服"到"哪儿不舒服"（病理解剖学权威的确立），他就是要消解科学主义的话语霸权。刚才陆老讲到知识霸权问题，知识霸权首先是话语话权，我拿一个iPad就觉得我的形象很摩登，手捧一本线装书就是冬烘先生，拿iPad的形象就比线装书的形象要现代，有意义，有范儿，怎么可能呢？或许拿个iPad的人天天看明星，看线装书的人却在研究医学问题，高下如何判断？在波兹曼那里，iPad是娱乐主义的产物，特征是不思、不静、无遮（《童年的消逝》观点）。在江晓原先生那里是"毒品"，特征是"原本不需要，一接触就离不开"。

福柯要颠覆板结的理性。他的《临床医学的诞生》一开篇就讲，我这本书不是研究临床医学，我是研究望诊的现象学。他敏锐地观察到现代医学从"怎么不舒服"到"哪儿不舒服"的变迁。时至今日，中医还在研究"怎么不舒服"，而现代医学只研究"哪儿不舒服"。比如你看病的时候对医生说："我好难受！"大夫一定会追问你："究竟哪儿难受？"没有具体部位就无法看病，我全身都难受！我失恋了，我女朋友跟人家跑了，我不能难受吗？我非得要告诉你哪儿难受吗？他就不关注你的难受。如果患者主诉头疼，也不问你是怎么样的头疼，中医都要问的（具体部位，左

边、右边，早上、晚上，是否游走，针扎样，刀割样，还是隐隐作痛）。你一报"头疼"，紧接着就是"做个CT吧"，我们现在看病很简单，三句话：哪儿不舒服、带多少钱、公费还是自费，许多医生就是这样看病的。

福柯的书中还有非常哲学的东西，他最后一段提到黑格尔的名言，叫做"可见的不可见之物"。当代医学的问题就是热心于找"不可见的可见之物"，比如说我们的肉眼看不到内脏里的器官变化，那就是"不可见的可见之物"，利用各种技术手段去找"不可见的可见之物"。我们的肉眼目力不够，所以用电子显微镜去找不可见的可见之物。但是我们忽视了"可见的不可见之物"。中医讲面色、讲神－形、藏－象关系。中医讲脸色白，白得要像丝帛，不能像盐。黄得像橘子，不能像黄土，面如黄土就有问题了。中医望诊比机器观察有更多的智慧，这就是黑格尔讲的"可见的不

可见之物"。中医体验、思辨了几千年，但是我们缺乏现代哲学语言的诠释和哲学共同体的支撑。很高兴今天吴彤老师、刘长林老师来了，他们分属于哲学共同体、社会科学共同体，我们的话语也是反对科学主义的，在这里，需要澄清一点，科学与科学主义是有区别的，在今天，科学能解决问题是无可争辩的，但是科学不能解决一切问题。总之，我觉得我们的中医基础研究所除了研究脏腑本质、气的本质、经络的本质，还要研究西方哲学资源当中跟我们学说相通的东西，取得世界的哲学共同体与社会科学共同体对我们的认同，使得中医有新的话语平台。中医的核心思想、观点就这么一些,用什么词语来诠释、标注它?在于弘道、说理，如何立道，是原则，是战略，将道理讲好，属于策略问题。

以上是我的一点不成熟的建议。因为我下午有课，所以我抢先发言，实在对不起各位，谢谢大家！

谈对"健康生态智慧学"的认识

刘保延

中医学在观察人体运动状态与方式时，往往是将干预方法与人体状态紧密相关来观察、总结其规律的，所以中医理论体系是人体状态与干预关联的体系，是以人为中心的、健康保障的体系，而这个体系是整体的医学。我理解这就是陆老所谈到的生生之道、生生之具、生生之效。

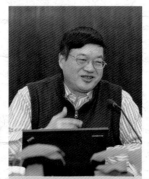

中国中医科学院
常务副院长刘保延研究员

非常高兴参加陆老学术思想讨论会，我将借此机会谈谈对陆老"中医学之道"学术思想的一些学习体会。

陆老强调中医学是一门"究天人之际，通健病之变，用生生之具，谋天人和德"的健康生态智慧学。我认为陆老的这一认识揭示了中医自身发展的内在规律，是在现代医学的比较中对中医学特点的阐述。陆老认为目前与现代医学正在从寻找病因、病理、病位的向后、向下、向外的认识方向，向以人为本，向前、向上、向内的认识方向转变。而转变的方向恰恰是中医所倡导的非对抗而是合作，非部分而是整体，非静止而是辩证，因人而异的医学观。陆老从现代医学和中医学的比较中，使人们进一步看到了中医学自身发展的规律。

我将从物质、能量和信息的不同思维角度，谈谈对陆老所提出的中医是"健康生态智慧学"的认识。

我认为西医学为什么会以病为中心形成对抗医学，而中医则以人为中心成为整体医学，关键是二者研究人体生命活动的思维角度不同，从而形成的发展规律不同。围绕着事物运动有物质、能量与信息三个基本要素。物质是事物运动的本原、是事物运动的主体；能量是事物运动的动力源泉；而信息则是事物运动呈现在外的运动状态以及这种状态转变的方式。三要素相互依从、紧密相关，从任何一方切入，都可以对事物运动的规律进行研究和揭示，但由于思维角度不同，决定了研究目标不同，采用方法不同，揭示的事物运动规律的层次与类别也不同，从而产生了不同的学科体系，形成了各学科固有的特点与缺陷以及相互比较的优势。从物质角度思维，研究事物运动变化的规律，它的目标必然要去寻求事物运动的物质本源是什么。采用的只能是分析、分离、鉴别物质本原的方法，而形成的学科特点则是脱离了运动的物原为核心特点。如果从信息思维的角度来研究事物运动变化的规律，她的目标只能是呈现事物运动的时空变化规律，采用的是不破坏事物运动本身的观察、类比和抽象的方法，而形成的学科特点则是以运动的事物为核心的特点。

中医和西医都在研究人体生命运动变化规律，但研究时思维角度不一样、研究的切入点不同。西医学是从物质思维的角度，采用了显微镜、电子显微镜、X线、CT、核磁以及生物化学等分析、分离与鉴别物质本原的方法，它所看到是构成人体的组织、细胞、分子、基因以及支撑每一层次物质运动的能量物质与其运动的机制。由于人体是一个复杂的巨系统，从低层次的物质很难还原出人体整体运动变化的规律。只能形成西医学从物质本原的角度所看到的病因、病理和病位以及向后、向下、向外的认识方向和特点，成为对抗医学。

中医学则不一样，是从信息思维的角度切入研究人体生命运动变化的规律。由于要研究人体生命活动在空间上所呈现的形状与态势这一运动状态，以及这一状态在时间上所形成的过程和规律的运动方式，所以只能采用不破坏运动本身以及在人为干预下对人体运动的观察、类比和思维抽象的方法，形成的结果不是人体运动的物质本原，而是人体运动的时空变化规律以及驾驭这种规律的方法和经验。也只能是陆老所阐述的以人为本，向前、向上、向内的认识方向和特点，成为整体医学、健康生态智慧学。

中西医学各自的发展规律是不以人的意志为转移的客观存在，是各自学科发展的内在规定性。遵循中医学发展规律，借助现代科技手段，继承创新，是中医药学健康持续发展的关键，如果失去了自我，中医药学固有的特色优势必定被淡化，中医学的发展则必定停滞不前。今天上午王院士也谈到了，西医学这个学科随着高技术的发展，必然出现它重视仪器设备所看到的客观的东西，而忽视对人体本身的判断。而中医学这个学科，你要真正做一个好的医生，必然要重视观察，重视对人的前因后果各方面的观察。同时，中医学更加重视推理、一种抽象的认识。之所以如此，关键也是中医发展规律所决定的。

也正由于发展规律的作用，在现代医学的发展过程中，基础医学是它的领先学科，从实验室的模式动物到人为条件下的临床验证，最后到真实世界的临床研究是其发展的主要途径。而从临床中来到临床中去则是中医学的主要发展途径。其研究的对象是活的人体生命。目前，在研究中经常将揭示证候的本质作为目的，如果从中医发展规律来看，这一研究目的可行性需要进一步斟酌。因为我认为证候是中医从治疗的角度对人体运动状态与运动方式的概括和分类。这种概括和分类是为治疗服务的，所以受到患者运动以及医生治疗方法、临床治疗经验两方面的制约。简单的企图从患者的某些细胞、分子的变化来揭示其本质是不现实的，是远远不够的，也是不足以的。又如对中药药性的研究，如果脱离了患者运动状态以及医生对运动状态的概括描述，单从药物物质基础上寻找药性，往往是片面的。

中医学在观察人体运动状态与方式时，往往是将干预方法与人体状态紧密相关来观察、总结其规律的，所以中医理论体系是人体状态与干预关联的体系，是以人为中心的、健康保障的体系，而这个体系是整体的医学。我理解这就是陆老所谈到的生生之道、生生之具、生生之效。

中医要不要发展？肯定是要的，任何一个医学停滞不发展，不能解决当代人们健康问题，就没有了生命力，必然被历史所淘汰。而在医学发展中，我认为最根本的问题是能不能沿着自身发展规律发展。在进行临床的评价方法研究过程中清楚地看到，由于现在医学的发展规律，决定了其发展往往始发于实验室，再到临床中去验证，然后到临床实践中去推广应用。近 50 年来，现代医学根据自己发展途径上存在问题，通过临床流行病学、循证医学、转化医学不断进行完善和改进其方法学，保证其临床评价研究的真实性和可靠性。实践证明，完全照搬现代医学这些临床评价的方法和理念并不能完全解决中医临床评价问题，尤其是体现中医辨证论治个体化、整体、动态调节特点的临床评价。根据中医发展规律，寻求适合中医从临床中来到临床中去的评价理论和方法，是近些年来我们研究的主要内容。我们构建的临床科研信息一体化的技术体系，就是解决真实世界临床评价问题的重要探索。

总的来说，要掌握中医自身发展规律，在继承的基础上吸纳现代的先进理念和技术方法为我所用，发展创新。但一定不要失去自我，如果失去自我，你的发展会走很多弯路。陆老有关"中医学之道"的认识，对我们做中医的临床也好、做中医的科学研究也好、中医现代化研究也好，都有非常重要的指导意义。认识中医自身发展的特点和规律，将是我们中医学主体发展的一个核心。如果对自身发展规律不去理解、不遵循的话，我想将会对中医研究结果产生很大的影响。

最后就有关"十二五"规划中中医基础理论研究所要调整结构、建立专业化中医基础理论研究队伍问题谈一点体会。研究中医基础理论，也一定要遵循中医自身这套规律，要从临床的实践当中、从更多的实践成果当中去提炼中医诊治的理论、去升华中医基础理论。大量的实践证明，实验室可以帮助我们说明一些生物学机制，但是要形成中医理论难度还是比较大的，如何将大量基础研究、实验研究的结果转化为临床诊疗方法，解决临床上所面临的健康问题，不光是现代医学发展的难题，也是中医基础理论研究中要高度重视的问题。在中医基础理论研究中我们要更加重视对临床经验的升华提炼，要组织一批懂哲学、懂中国文化、能够很好地和临床实践结合，又能借助现代数理统计、数据挖掘等方法的专业化中医基础理论的研究队伍，这是中医基础理论研究所"十二五"发展的一个关键，也是陆老几十年来一直倡导和呼吁的事情。

我就说这么多，请陆老与大家批评指正！

发皇古义，融会新知，振兴中医

苗东升

　　在现代社会条件下，孔子那种语录式的著述远远不够了，中医现代化要求有新的系统的理论著作，从理论上建立未来人类医学的中国学派。应该尽快使陆老几十年艰苦探索的成果系统化，把非系统的零星体会升华为系统的医学新理论。这对系统科学和复杂性科学的发展也很有裨益。

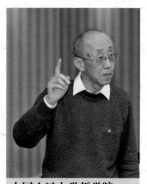

中国人民大学哲学院
苗东升教授

　　我不懂中医，只在三次学术会议上听过陆广莘先生的演讲，没有资格就中医学说三道四。本文试图从系统科学和复杂性科学的角度解读陆先生的论文集《中医学之道》，谈谈对其学术思想的一些认识。就系统思维而论，这叫做从系统外面看系统，或许别有一番滋味。

一、医学思想家陆广莘

　　仅就学术生涯看，陆广莘是新中国的同龄人，其学术思想的形成和演变须放在这一历史环境和历史过程中考察。论文集表明，他的学术生涯可以划分为两个时期，1977年之前和1977年以后。看得出，两个时期中他始终坚持恩师"发皇古义，融会新知"和"卓然自立"的方法论教诲。这个方法论也可以表述为：以新知发皇古义，依古义融会新知。

　　陆广莘求学和初入社会时，正值中医陷入空前的衰落过程。新中国的诞生从根本上改变了中医的政治环境，这对其学术思想至少有两方面的影响。

　　其一，他真诚地学习了辩证唯物主义和毛泽东思想，并且学以致用。更重要的是他始终坚持这一哲学立场的选择，没有像许多人那样因时事变迁而另觅新欢。甚至应该说，后一时期的陆广莘更加自觉地运用辩证唯物主义（尤其是恩格斯的观点）和毛泽东思想来思考中医，以及整个医学的未来发展问题。如他对王履的研究并未引用西医知识，但自觉地运用了辩证唯物主义和历史唯物主义。他有关医学问题的思考，越到后来越具有哲理性和辩证性。仅就论文集看，陆老首先是辩证唯物主义的医学哲学家，然后才是中医专家。

其二，他是中西医结合政策的衷心拥护者和实践者。据说他曾经学了6年西医，相信那也是虔诚的、认真的，无疑学到不少东西，当然也无法避免当时中西医结合固有的历史局限性。新中国改变了中医的社会政治环境，但传统文化（中医的文化母体）受歧视的局面并未改变，在这样的文化环境中难以复兴中医。更重要的是在20世纪50年代，西医的科学性、整个现代科学的科学性尚未受到历史的、理性的质疑，全世界都把它视为科学系统唯一可能的形态，尚无一个人意识到整个科学作为系统也是历史地演化着的，具有不同的历史形态，不懂得盛行400年的西方科学只是科学系统的一种历史形态，有它的历史局限性，也就是非科学性，因而迟早要被新的更高级形态的科学所取代。在这样的学术氛围和认知惯性中学习西医，搞中西医结合，实际结果只能是以西医改造中医，最终走向"废医存药"的地步，而不是振兴中医。

陆广莘也是从这一局面中走过来的。阅读他的早期文章可以看出，他并未看出西医的弊病，但也没有接受全盘西化的主张，而是努力用西医理论和技术对中医发皇古义、融会新知。总的来说，这个时期他的思考还处在医术的层次，讨论的基本属于技术性问题，而不是医道问题。因为从西医学和整个西方科学中很难找到认识中医科学性的根据，很难做到对中医深层次科学思想的挖掘。我估计，那个时期的陆广莘思想上对中医的前途一定有许多困惑：无法用现代科学发皇中医的古义，从西医学来的新知很难融会入中医。

进入第二时期后，社会历史条件发生显著变化，最重要的是人类文明的形态、科学系统的形态进入历史性转型演化过程，这一局面已经鲜明地摆在人们面前。在此大环境下，有几十年行医和医学理论研究阅历的陆广莘迅速向医学思想家转变。他不仅注意到西方医学界内部（恩格尔、Porker、拜因豪尔等）对西医的反思，审视他们提出的医学新理念，而且开始关注自然辩证法、科学学、科学哲学（如波普尔的三个世界理论）等向来不为医学界关注的非医学理论，从中吸取新思想、新方法来重新认识医学、特别是中医问题。这导致他的学术探索为之一变，思想性越来越浓厚。追问病从何来、治向何处，进而思考中西医学模式的比较、医学模式转变之类医学的战略性问题，表明陆广莘已经从医生上升到医学思想家的层次。

从20世纪初开始引入、新中国成立后大力发展的自然科学（天文学、物理学、力学、包括西医学等）并未给"发皇"中医学之"古义"提供真正有用的知识和方法论，而化学、生理学等甚至提供了否定"发皇"中医学之"古义"的必要性和可能性的"根据"。因此，梁启超、胡适、陈独秀等人关于中医不科学的指责仍然令中医界如芒在背，无法拔除。直到20世纪70年代中期，中医界仍然难以反驳梁启超关于"中医尽能愈病，总无人能以其愈病之理由喻人"的责难。第一时期的陆广莘自然也不例外，他主要是以辩证唯物主义为武器"发皇"中医学之"古义"。但是，在其学术生涯第二时期，一系列新兴科学如系统论、运筹学、信息论、控制论、自组织论、模糊理论、系统工程、生态科学、环境科学等，被陆续介绍到国内，此种被动局面开始改变。其中大多数都受到思想敏锐的陆广莘关注，他从中看到中医学"发皇古义"、"融会新知"的可能性，相信运用这些新知识，中医就也可能"以其愈病之理由喻人"。他的医学思想随之而发生飞跃性的变化，1979年以后发表的文字记录了陆先生学习和应用新兴科学思考中医要义、比较中西医优劣的过程和收获。我们仅就以下三方面（都属于系统科学、本质上也是复杂性科学的理论）做些考察。

二、以控制论"发皇"中医学之"古义"

在系统科学的多种理论中，最早传入国内的是控制论，显然得力于钱学森及其获奖著作《工程控制论》。20世纪60年代国内翻译出版了维纳的《控制论》、《控制论哲学问题译丛》等外国著作，自然辩证法界开始发表相关的研究文章，控制论的科学知识和哲学思想，如输入－输出模型、黑箱方法等，开始在国内传播。天文、物理、力学的概念，如星系、力、质量、动量、惯性等等，无法用于医疗实践，对于"发皇"中医学之"古义"没有什么用处。引入化学知识令人发现中医"不事药性之分析"，引入生理学知识让人看到中医"不解人体之构造"（陈独秀语）。控制论则不然，医生治病包含调节、控制、反馈等操作，这些概念容易为医生接受，维护中医的学人从这里第一次发现有助于揭示中医科学性的现代科学概念，自然是高兴的。我估计陆先生是较早认识到控制论这种认知价值的中医人之一，他的著作中最早引入的现代科学概念大概就是调节。

控制论的控制系统模型可用下图所示反馈控制系统方框图简单表示，其基本思想和知识体系很容易被医学接受。在医疗实践中，病人是控制对象，医生相当于控制器，医疗措施为输入，医疗效果为输出，医疗过程就是一类特殊的控制过程。在医学中引入控制论知识主要是融会新知，中西医都能接受；但如何应用这些知识来理解医病关系，确定治法治则，则因医学观、医学理念的不同而不同。陆先生从"发皇"中医学之"古义"的目的出发，在如何认识和对待控制对象、理解医病关系方面做了大量很有新意的探讨，从控制论观点对比中西医疗思想的原则性差异，揭示西医疾病观念的片面性和由此带来的严重后果。进而指出：西医是疾病医学，中医是健康医学；西医是对抗性医学，主张"除恶务尽"，中医是健康医学，把病人当成依靠力量、发展对象；等等。这是论文集中最精彩的内容之一。

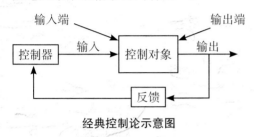

经典控制论示意图

经典控制论主要工具是传递函数，采用的是黑箱方法，关注的是输入如何产生输出，或输入转变为怎样的输出，不关心系统内部的具体运作机制。中医也把病人身体视为黑箱，注重的是医疗措施（输入）能够产生的医疗效果（输出），不关心输入在人体内如何被加工改造。可见两者在方法论思想上有深刻的一致性。现代控制理论引入状态变量、控制参量、状态空间、控制空间等概念，虽然被称为白箱方法（状态方程），实际上也不关心输入在系统内部如何被加工改造，其科学思想与中医也有一致性。《中医学之道》显然领悟到这一点，不仅引入黑箱概念，也引入状态变量、环境变量（控制参量）等概念，用以阐释中医的思想。这至少表明，陆广莘看到控制科学提供了有利于"发皇"中医学之"古义"的新知识，这与20世纪50年代学习的科学知识明显不同。

更值得注意的是论文集引入观控性概念。观控性即能观性和能控性的总称，是现代控制理论创造的一对新概念，由此建立的能观性理论和能控性理论是现代控制理论十分诱人的内容。观控性问题是控制理论的基本问题，任何控制系统都有是否能观察、是否能控制的问题。中医的诊断理论早就有"视其外应，以知其内藏"的说法，讲的就是病人身体作为系统的能观性。中西医都认为病有可治或不可治之分，说的就是能控性。定性地讨论控制问题，现代控制理论的观控性理论能够给中医许多启发。反过来看，中医学一直在考虑人体系统的能观性和能控性，积累了大量知识可供控制科学借鉴。控制科学的成功主要在于建立起定量刻画能观性和能控性的理论，理论上很漂亮，令人神往，为医学指明一条发展途径。但要定量地刻画能观性和能控性，只有线性系统可以给出一般的能观性判据和能控性判据，非线性系统现在还做不到。而人体是极为复杂的非线性系统，控制论的观控性理论那套定量描述方法用不上，只能获得一些定性的思想启示。倒是控制理论有可能从中医受到启发，寻找发展复杂系统观控性理论的新途径。

迄今为止的控制科学基本上是以人造机器的控制为经验基础发展起来的，有明显的机械论色彩，不能简单照搬于以人体为控制对象的医学中。西医的诊断、施治理念和方法与之有诸多共鸣之处，因为都信奉机械唯物论。中医的诊断、施治理念和方法建立在朴素的辩证思维上，本着中医的基本精神去解读控制理论，有利于正确吸收控制理论的成果。我看陆先生主观上是想这样做的，论文集中有不少内容是应用新兴科学论述中医的辩证论治，讨论证、症、正的相互关系和转化。他的具体论述我看不懂，论述的正误、精粗、深浅无法判断，但方法思路是可以肯定的。

三、以系统论"发皇"中医学之"古义"

贝塔朗菲的一般系统论在 1980 年左右传入中国，钱学森是 20 世纪 80 年代通过许国志才知道这一理论的。系统论倡导整体性观点，强调"从整体上认识和处理问题"，因而与支配西方科学 400 年的还原论划清了界限。有了这一思想，就能能够从方法论上把中西医的不同揭示出来。西医的科学性来自还原论方法的科学性，还原论倡导通过追求低层次（特别是微观层次）的还原释放性来揭示客观世界的奥秘。中医恰好相反，它注重把握人体的宏观整体性，主张从整体上认识健病关系，确定治法治则。所以，系统论在中国传播，立即使中医看到自己具有另一种科学性，系统论比控制论更有利于"发皇"中医学之"古义"。在这方面，陆广莘走在中医界的前面，从论文集看，他以系统论为武器"发皇"中医学之"古义"做得更多，更有成果。

但一般系统论主要是定性的阐发系统概念，没有给出定量描述系统的方法。对于复杂系统，系统科学还没有提供真正有效的描述工具。医学需要的是对人体系统实证的、量化的描述。传统西医主要通过解剖、还原而获得人体系统的实证资料和数据，对中医用处不大。现代西医在技术上有一些重大进步，如 B 超、CT 等技术，所获得的数据满足马晓彤所谓整体、动态、不离环境三条原则，更接近于中医的要求。问题是传统中医不知道这种技术，没有给出如何理解这些数据资料的知识和方法。陆先生似乎也未做这种工作。如何用中医的基本理念解读这些数据资料，在中医的理论框架中运用它们，是摆在现代中医面前的一项任务，需要把中医思想与系统科学结合起来去解决。

开放性是系统论的重要概念，贝塔朗菲就是从阐释开放性概念、倡导开放性理论开始建立一般系统论的。作为西医文化母体的西方科学推崇封闭性，封闭系统观与还原论密不可分；封闭性被当成数学结构的良属性，开放性被当成数学结构的劣属性，代数学大力研究的群、环、体、格等都是具有封闭性的数学结构。这种科学观反映在医学中就是把病人身体当做封闭系统来对待，西医对人体系统的开放性并不在意，故贝塔朗菲开放性理论的提出没有引起西医的重视。而中医始终把病人身体当成开放系统对待，作为开放系统来认识人的健病关系，这也是它被迷信西医者视为不科学的根据之一。开放性观点传入中国立即成为人们认识中医科学性的又一根据，陆广莘就应用它来"发皇"中医学之"古义"，用"究天人之际，通健病之变"来概述中医的开放观。

出、入是中医描述人体系统开放性的基本概念，"无出入则无生长壮老已"，开放性观点贯穿于《黄帝内经》的所有篇章中。经典控制论把输入－输出模型作为描述控制系统的基本方法，就是现代控制理论也把输入和输出作为基本概念。陆先生显然注意到系统论的这些思想，利用开放性原理来阐发中医学，有许多独到之处。特别有启发的是他关于人体边界的观点。边界是把系统与环境分开的东西，也是把系统与环境联系起来的东西。凡系统都有其边界，谈论系统的结构、环境、功能原则上都会涉及边界。简单系统之所以简单，表现之一就是实际上无须管它的边界，相关的系统理论实际上都不谈边界。如控制系统的边界就是输入端和输出端，用两个线段表示，不问其长短、曲直，更不提其结构，形同虚设，实际上暗合着边界无须做具体考虑的假设。复杂系统之所以复杂，表现之一就是必须认真对待其边界，包括边界的结构、属性、规模、功能等，边界的复杂性是系统复杂性的重要内容。人体系统尤其要考虑边界。陆先生的文集就指出"中医的辨证论治是把整个的整体边界作为它的观察对象和作用对象"，医生对病人身体要"通过界面实行宏观调节"。这些论述丰富了复杂系统的科学思想，贝塔朗菲的开放

系统理论尚无相关的内容。

我认为陆先生有关这方面的论述有两点值得商榷。一是认为"'形'是生命的容器，是生命的整体边界"。我以为中医讲的"形、气、神"中的"形"包括人体边界，但不止于边界，而是整个人体系统的物质性存在，即形体。二是在讲到人体边界时，他说的总是"整体边界屏障功能"。强调边界的整体性符合系统论总精神，但只提屏障功能不全面。边界还有流通功能和感应功能，三大功能同等重要。有流通才可以出入，可以开放。边界的感应功能也很重要，由于人体边界能够感应外部环境，感应内部脏腑，方可诊断人体健病状况；有感应方可"通过界面实行宏观调节"。之所以说人体系统是复杂巨系统，边界的复杂性是根据之一。认识和处理人体系统的复杂性，重要的一环是认识和处理人体边界的复杂性，不论辨证，还是施治，都涉及人体边界的复杂性。这种认识在中医学中体现得很明显，而现有的各种复杂性理论都无此认识。我认为，如果钱学森倡导的人体学建立起来，一定要有一章专门论述人体系统的边界。

线性与非线性是系统科学的一对重要范畴，据之把研究对象划分为线性系统和非线性系统，分别建立了系统理论。线性系统已有完善的理论，而现实系统本质上都是非线性的，其中一部分可以简化为线性系统来处理，大部分不能这样做，必须把非线性当成非线性对待。但非线性系统理论至今很不完善。人体

是非线性系统，而且是强非线性系统，原则上不能用线性系统理论处理。线性理论与还原论有内在联系，在西医学中有诸多表现，如遵循线性因果关系的思维方式。中医学没有线性与非线性这种现代科学概念，没有把非线性系统线性化的方法论思想，它本质上遵循非线性思维，大量反映在医学理念和方技中，笔者曾有所讨论。中医不遵循线性思维，这也是中医在 20 世纪被视为不科学的根据之一。随着系统科学重点转向研究非线性系统，人们开始理解中医学的非线性思维方式，从另一个角度发现中医的科学性。陆先生的文集也反映出这一点，对西医的线性思维、线性因果决定论提出批评。接受线性概念，逻辑地会接受非线性概念。可惜，他的文集中没有出现非线性一词，是一个不足。我以为，欲"发皇"中医学之"古义"，非线性、非线性特性、非线性关系、非线系统、非线性思维是不可或缺的概念，不知中医界的朋友们以为然否？

非线性科学的一个令人神往的部分是非线性动力学。对于简单系统，动力学理论已很完善，即线性动态系统理论。但无法应用于复杂系统，人体系统尤其难用。严格地说，中医学谈不上动力学理论，因为没有一套数学工具。其实，西医学也没有真正应用动力学理论，经验使他们认识到，在物质性科学中大展神威的微分方程理论无法引入医学理论中，即使偏微分方程也不足以描述人体系统的动力学特性。但中医学包含深刻

的动力学思想，有些是西方动力学尚缺乏的东西。应该把中医讲的气理解为中医动力学理论的概念，何祚庥用物理学讲的场来解释中医的气，似乎不得要领。我以为人体内部的气是携带生命信息的能量流，气首先是生命系统的动力源，有了气，人体系统才能够升降出入。中医学围绕气的论述包含动力学思想，值得挖掘。正因为这样，陆先生对新的系统理论中的动力学颇为敏感，论文集多处提及动力学。动力学首先要讨论稳定性问题，文集提到稳态概念。

陆先生提出的一个新概念是"功能目标动力学"，或者说"目标动力性实践"，可以感觉到他很重视这个提法。但我尚未弄明白，有一些疑问，觉得他对动力学有误解。在现代动力学理论中，系统的目的性是用吸引子来刻画的，吸引子理论是动力学中非常诱人的一部分，比较艰深，陆老可能没有接触过。他的功能目标动力学似乎与吸引子理论无关，究竟指什么，我未弄明白。非线性动力学内容很丰富，能否应用于中医，如何用，是个不易回答的问题，却是不能不回答的问题。人体当然是动力学系统，成熟的人体科学，包括医学，应当建立动力学理论，看来短期内还做不到。

需要说明，笼统地讲整体性不能体现系统论的根本思想。贝塔朗菲已经指出，存在加和式的与非加和式的两类整体性，后者即整体涌现性。非系统的集合体也有加和式整体性，而系统的本质特征在于出现整体涌现性。认识系统的

关键是认识它的整体涌现性，处理系统问题的关键是把握住它的整体涌现性，研制、组建、管理、使用一个系统，着眼点全在于获得、把握、利用系统的整体涌现性。任何系统的功能都是一定的整体涌现性，如果整体功能等于各部分功能之加和，那必定是非系统。陆老的论文集没有使用过涌现这个概念，但对涌现之实质的理解是正确而充分的。他认为："系统的增殖作用，是整体大于部分之和即经过组织综合而上升为新的系统质的体现"这个理解是准确的，科学的。由于没有引入涌现性概念，论文集的有关论述显得深度不够。

我要借此机会向中医界的朋友们宣传一个观点：只讲整体性不够，一定要重视整体涌现性，这才是系统论的要害所在。还原释放性与整体涌现性是一对矛盾概念，决定着向什么方向去揭示宇宙奥秘（本体论），如何认识世界和处理现实问题（方法论），结果形成了简单性科学与复杂性科学的分野。中医的基本概念阴、阳、形、气、神、虚、实、寒、热、表、里等，都是活人体系统的整体涌现性，绝对不能通过解剖、分析、还原去理解，一旦解剖或分析或还原，它们就荡然无存了。所以，从西医和整个西方科学看，这些概念都没有科学性。中医是一种研究整体涌现性的科学，中医的科学性全在从整体涌现性原理观察、理解人体健病关系。对于认识和把握还原释放性，400 年来的科学已经基本上解决了；而当前科学发展的

一大难题，正在于如何把握整体涌现性。传统中医主要靠悟性和经验把握整体涌现性，中医现代化要求科学地把握整体涌现性。

四、以自组织论"发皇"中医学之"古义"

系统科学理论中最诱人的部分是自组织理论，可以为中医学的许多理念、方技提供最有力的科学解释，揭示出中医独具的、西医至今忽视的一种科学性，从而深刻把握中医的本质特征。陆先生的文集表明他看到这一点，并努力用自组织理论"发皇"中医学之"古义"，提出许多精彩论述。

中医虽然没有明确提出自组织概念，本质上是一种建立在人体系统自组织基础上的医学，《黄帝内经》有许多这方面论述，至今仍有启发意义，只是没有用科学术语来表达。张仲景已经提出自愈概念，即人体系统能够自组织地战胜疾病。他基本上是在方技层次谈自愈，实际上也就提出了阐释自愈机制的理论问题。"有病不治，常得中医"，说的也是人体系统可以靠自己的自组织能力战胜疾病。这是中医基于大量实践经验得出的科学猜想，而自愈的机制只有用自组织理论才能揭示，还原论科学无济于事，百年来否定中医者都未看到这一点。陆先生是把自组织引入中医的先驱者之一。

陆先生把哲学界强调的主体性引入医学，是他对人体自组织性的一种独特

理解，有新意。原则上说，凡系统都有主体性。但简单系统、特别是非生命的机器系统实际上无须谈论主体性，普利高津等人的自组织理论就不讲、也无需讲主体性，贝纳德流、固体激光器谈不上主体性。一旦涉及生命现象，特别是涉及人体健病关系，就一定要讲主体性，因为它联系着生命系统的自组织性，能够自组织的生命系统必定能够坚持主体性。主体性也就是自主性，人体系统自主地升降出入，自主地生长收藏，等等。医生必须认识、尊重、信任、依靠、发展人体的自组织性。陆先生反复讲人体系统主体性地出入，主体性地开放，提出中医学要"向自己的服务对象学习，向医药的依靠对象学习，向医学的发展对象学习"。这是对自组织理论的重要补充和丰富，普利高津、哈肯、圣塔菲都没有这种观念。

现有的自组织理论主要是耗散结构论和协同学，它们的基本概念和理论框架是以物理化学系统为标本建立的，用之于生命系统太过简单。宇宙从单纯的物理化学存在到出现生命，是一次非同寻常的质变，产生了非同寻常的新的整体涌现性，耗散结构论、协同学、复杂适应系统理论等都无法描述。陆先生从耗散结构论吸取了自组织概念，但不是简单照搬，而是用中医学思想加以阐释和发展。中国传统文化，包括中医学，靠天才的直觉对生命自组织获得深刻的领悟。中国古代哲学创造了"生生"这个术语，陆老用它来考察人体的自组织，

有首开先河的意义。"生生"一词语出《易经·系辞上》："生生之谓易"。易学又引申出"生生之象"，"生生之数"，"生生之法"，"生生之变"等，中医有"生生之具"的说法。受自组织理论启发，陆先生联系中医人体观，提出"生生之道"、"生生之气"、"生生之效"等说法，并给出这样的阐释："中医学的医学观，是利用生生之具，依靠和发展人的生生之气，以收生生之效的'生生之道'的健康生态实践医学。"就是说，生命是一种过程，生生不已，生而又生，无穷无尽。这就从思想上高出现在的自组织理论，如果能够用现代科学的语言表述出来，那就意味着中医学现代化了。

耗散结构论是 1978 年开始介绍到国内，陆先生 1981 年的论著已有所引用。耗散结构论的一条基本原理是"非平衡是有序之源"，远离平衡才能产生耗散结构这种高级有序。论文集始终不提这一点，估计是信守中医学的阴阳平衡观念，认为普利高津的观点有违中医基本精神。我想这是误解，普利高津讲的是热力学，热力学平衡态是无序态，非平衡才会有序。人体耗散结构远离热平衡态，却是阴阳平衡的，热平衡则是阴阳严重失和，是人体的病危态。阴阳平衡与热力学平衡是两码事，建议陆先生从这个角度把耗散结构论引入中医学，或许能够得出更精辟的见解。

我向陆老和中医界再提一个建议：把辩证唯物主义的对立统一规律贯彻到底，认识和重视自组织与他组织这对矛

盾。这是系统动态理论时时、处处离不开的一对矛盾，真正科学的医学理论和医生事实上是通过把握这对矛盾的辩证关系来认识和处理人体健病关系的。在健病关系中，医生是他组织者，病人身体是被组织者，面对的是治疗措施这种他组织与病人身体的自组织这对矛盾。把病人当成纯粹的被组织者，还是当成自组织系统，代表两种截然不同的医学理念。西医基本上是一种他组织理论，尊奉拉美特利"人是机器"的教诲，像技师修理机器那样看病，不重视人体的自组织，因而发展为一种对抗医学、疾病医学。中医界也有单纯把病人视为被组织者的医生，即所谓"粗工凶凶"。但真正的中医既要求自己负起他组织者的责任，又坚持把病人身体看做自组织系统，把两者辩证地结合起来处理健病关系。我粗读《黄帝内经》感觉到，无论保健，还是治病，都体现了重视自组织与他组织辩证统一的思想，极为深刻。陆老的文集以现代语言反复谈到这一点，讲得更为亲切。但近30年来国内学界出现另一种倾向，把自组织视为

完全正面的、积极的因素，把他组织视为完全负面的、消极的因素，抑此扬彼。这是又一种片面性，要不得，却被一些人当成科学前沿的新思想。自组织与他组织都既有积极的、建设性的作用，也都可能产生消极的、破坏性的作用，问题在于如何处理两者的关系。一切现实存在的、具有持存性和发展可能性的系统都是自组织与他组织的某种辩证统一体，只要唯物辩证地认识、对待、驾驭它们，发挥两者的积极面，抑制两者的消极面，做到两者的辩证统一，相生相克，互补共演，系统就能够正常有效地存续发展，发挥其应有的功能；否则，系统就会呈现病态，甚至消亡。医学界尤其要注意这一点，不要他组织，你还干什么医生？不尊重病人身体的自组织，你就避免不了"粗工凶凶"。

五、总体评价

（1）应当把陆广莘先生几十年来关于医学发展的探索，以及整个中国中医界20世纪以来的演变发展，放在下表所示的人类文明转型、科学转型的大背景下考察。

文明形态 维度	古代文明	工业－机械文明	信息－生态文明
宇宙观	朴素有机论	机械论	有机论
方法论	整体论	还原论	系统论
科学形态	古代科学	简单性科学	复杂性科学
主流医学形态	传统医学	西医学	新型医学
中医状况	成就辉煌	疾速衰落 却大难不死	走向复兴 走向现代化

陆老著作中反复提到西方医学界对西医的自我反思，这并不奇怪，它是西医作为系统进入转型演化的表现，更是整个科学作为系统进入转型演化的表现。说得更透彻些，这是人类文明作为系统走向转型演化的表现，是一种不可抗拒的历史趋势。中医一百多年来的磨难、抗争、变革也是同一历史大趋势的组成部分。用陆老的说法，这一大趋势在世界医学界的表现，就是历史地要求从生物医学前进上升为人类医学，从疾病医学前进上升为健康医学，从对抗医学前进上升为生态医学。我赞同这一观点。在这一演化发展过程中，中医现代化将扮演重要角色，陆先生的探索可能提供了创造新的医学学派的生长点。

（2）陆先生的探索很有新意、深意，但不系统，许多提法含义不明确，或不准确。用专业术语讲，他的医学新观点还是以非系统的方式存在着。不系统就不能获得系统化后才有的整体涌现性。在现代社会条件下，孔子那种语录式的著述远远不够了，中医现代化要求有新的系统的理论著作，从理论上建立未来人类医学的中国学派。应该尽快使陆老几十年艰苦探索的成果系统化，把非系统的零星体会升华为系统的医学新理论。这对系统科学和复杂性科学的发展也很有裨益。希望陆老和中医界抓好这件事。

天地万物的正气模型

刘长林

视宇宙之道、中医之道为生生之道，这一点恰恰就是中国人的世界观、生命观与西方根本不同的所在。生生之道强调天地万物都有生命，生命是一个发生和延续的过程。所以，生生之道就是时间之道，过程之道，自然整体的有机运化之道。

上午听了陆老的学术报告，对我非常有启发，我完全赞成陆老的基本观念。他提出中医之道就是生生之道，而且中医的藏象经络理论是关于人的正气模型，强调"邪之所凑，其气必虚"，"正气存内，邪不可干"，我认为确实是抓住了中医的根本。中医之道确是生生之道，这一观点与中国的传统哲学相一致。中国人认为整个宇宙，不仅中医之道是生生之道，宇宙之道就是生生之道。

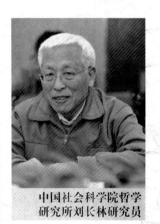

中国社会科学院哲学
研究所刘长林研究员

在我看，中国人对于宇宙，对于天地的基本看法，也是一种正气模型。气、阴阳、五行等，这些关于世界的基本图式，实际上正是关于天地万物的正气模型。

视宇宙之道、中医之道为生生之道，这一点恰恰就是中国人的世界观、生命观与西方根本不同的所在。生生之道强调天地万物都有生命，生命是一个发生和延续的过程。所以，生生之道就是时间之道，过程之道，自然整体的有机运化之道。我们正是以这样的视角来理解世界，理解生命。

而西方人则总是喜欢从空间出发看世界，看万物，包括人的生命。他们以空间为本位审视世界，就会从构造的角度思考，最终以某种有形的实体为万物的本原。这就是为什么西方科学总是用各种物质元素、各种原子粒子来解释世界，甚至以此为生命的本质。

中国传统是以时间为本位看世界，把天地万物看做一个生生不息的过程，于是沿着时间的脉络追踪万物的终极，自然就要去寻找生化万物的那个最初的原始本根、本源。由此发现了"道"或"元气"。

中国人与西方人的思路不同，一个是空间的思路，一个是时间的思路，因此对世界本原（源）的观察点和答案也就不同。可以说，各种实体（包括物质实体）所显示的主要是宇宙的空间本性，而道或元气所显示的则主要是宇宙的时间本性。

"道"或"元气"，在本质上与物质实体根本不同。它"细无内，大无外"，无形，没有任何规定，没有任何限制，却又是实实在在的存在。其本性则在于"化"，在于"生"，在于实现无限多种的信息功能联系。惟有这样的一种存在，才可以承担起万物和一切生命的生生之道的最后根源。而一切有形的物质实体，永远是还原后的存在物，只能说明生命的形体支撑，却不能说明生命体是怎么"活"起来的，不可能说明生命的最后根源和本质，而生命的根源和本质一定存在于生命的过程之中，存在于某种自然整体的整体关系之中。

以生生之道的观点看万物、看生命，一定是原本的彻底的整体观，因为生命的整体、时间的整体不可切割。所以我们的传统的系统论，传统的整体观，包括中医学的整体观，和刚才几位老师提到的现代西方学术所提出的整体论有本质区别。他们所说的"整体"虽然也"大于局部的总和"，但不是原始的、完全的整体，从根本上说，仍然是分解以后再综合起来的整体，没有也不可能把原本整体所包含的所有关系和内涵都包括进去。总之，我们中国哲学和中医学所要把握的整体，是自然的原初的整体；他们尽管强调复杂性、非线性、过程性等等，却仍然不是自然的原初的整体。因为他们的出发点和所使用的概念体系是以空间为本位的，是主客二元的。

批评中医学是"伪科学"的一些学者，他们除了诬蔑、不理解和瞎说一气以外，我认为有两条是有学术价值的，而且切中"要害"。一是指责中医始终没有找到自己的物质根据。二是，批评中医理论没有明晰的因果关系（实际是指实体层面的因果关系）。所以，即使你把病治好了，还是不科学。

现在我来回答他们：你们说对了，中医正是这样。但是要清醒，当您找到生命活动的所谓物质根据的时候，当您明晰地理出实体层面的因果关系的时候，您已经走进了还原论。表现在西医的病理学和治疗学上，那就是准确地找出病原体和病灶，并加以铲除。现在很多人都觉悟了，即使你找的很对，界线很清楚，治疗也特别适当，没有丝毫过度，你仍然是片面性治疗，而不是整体性治疗，肯定会带来很大的副作用。个中道理就不用细说了。

每一个具体事物，作为自然的整体，都集合了无限多的内外表里关系、要素于其身。西方人发明了很多方法，能够在无限复杂的关系中寻找到、分离出认识主体最感兴趣又相对重要的关系和要素，加以研究和把握，建立起明晰的因果关系。简言之，在认识和实践过程中，把无限变为有限，把复杂变为简单，这是西方人的大智慧、大成就。

而中国人出于不可切割的"生生之道"，给自己提出的任务则是直接把握那个自然的原本的无限复杂的整体。这就是"观物取象"、"意象思维"以及一系列相关方法所做的事情。其奥妙即所谓"以简御繁"、"易简而天下之理得矣"（《系辞上》）。中医的阴阳五行、"以象定藏"、辨证论治、药物归经，就在人之生命科学上实现着这一目标。

中医诊治的关注点——"证"，是人之生命系统异常的整体机能反应。而决定生命系统整体机能反应的因素是极多的，有直接原因和间接原因、体内原因和体外原因、一般原因和个体原因，等等。生命系统自身的关系以及生命系统与生活环境所发生的关系极为复杂，具有无限性，所以辨清"证"之形成的所有因果链条是不可能的，对于中医也是不需要的。因为中医治病不是直接针对实际的病因，而是针对证候。中医的病因学说"审证求因"，其实质并非寻找实际的病因，而是辨证的一种方法，是为了对证候进行更细致的分类，以求准确依证处方。

中医所辨之"证"，作为人之生命系统遭到破坏时的自然整体机能反应，其具体的因果关系虽然不清楚，但无论内外表里、有形无形、直接间接，所有相关因果联系却无一遗漏地全部涵盖其中。这是由生命机体自己做到的。因此，只要正确地把握了"证"，也就把握了一切相关的因果联系和人之生命系统的全部信息。可见，辨证论治正是针对全部相关因果联系和信息加以整体性治疗，而不是专门针对哪一个病因病果进行处置，具有完整性、协调性、顺势性的长处。其治疗不是也不可能是对抗病因病果，而是在顺生赞化的过程中，由生命系统整体的自我痊愈机能驱祛病邪。这一过程，既包括适当调整机体所有异常关系，又包括解除病原体和病灶，而且两者能够相互促进，协同进行。这一过程无论多么复杂细微，也不过是在治疗手段的"宏观"辅助下，由生命机体自己完成的。

不须一一清察因果关系，却能用十分简洁的方法把握和合理处置无限复杂的全部因果关系，乃是中国哲学和中医学的大智慧、大成就。

坚守生生之道，在诊断和治疗的过程中秉持自然整体的原则，就会把患者的生命视为自为、自治的主体，而不单纯是医生治疗的客体。而彻底的全面的整体性治疗就一定会走"自我痊愈"之路，医事只起辅赞"正气"的作用。这就是"无为而治"。"无为"不是不作为，是"法自然"而无干预之为，是顺促万物"自化"之为，是彻底整体性的大作为。故曰："道常无为而无不为。

侯王若能守之，万物将自化。"（《老子》第 37 章）所以《黄帝内经》强调："化不可代，时不可违。"一旦你去"代化"并"违时"，就必定陷入片面性的治疗，就会破坏患者生命的自然节律，破坏其自然整体状态，就有可能走向反面。这就是老子所说的"以辅万物之自然而不敢为。"（《老子》第 64 章）"不敢为"之"为"，即"代化"之为，"违时"之为，也就是干预之为。"无代化，无违时，必养必和，待其来复。"（《素问·五常政大论》）只有这样，才是真正彻底的整体性治疗，原则上也最有利于复杂生命过程的康复。

（2011-12-22 发言，2012-1-7 修订）

中西医诊疗过程中的身体与空间

吴 彤

很多很多的东西，都是我们科学实践哲学可以从科学的角度去加以阐释的事情。我觉得从我们科学哲学的角度来说，关注中国的、自己的地方性知识是我们的责任，也是做出有中国特色的科学哲学的地方。

我的发言比较短，插在两个比较长的发言之间。我想讲两个事。

第一点，想谈谈陆老和清华大学的关系。陆老先后四次到清华大学做讲座，和我们科技与社会研究所的师生有很好的互动，在全校的博士生论坛做了很好的报告。清华大学的理工科博士生和清华大学几乎所有的学生，非常受益于陆老中医学的思想。更广阔地说，是受益于他关于中国传统文化思想的影响。因为虽然清华大学正走向一个综合性的大学，但还是以工科为主的多科性的大学，人文的东西还是缺失的、不足的。在我们经历综合大学—工科大学为主，而如今再次走向综合性大学的百年过程中，陆老给予了我们非常卓越的文化贡献。这里我要向陆老表示衷心的感谢。

我的一位博士生叫做张姝艳，因陆老与清华的关系而结缘，成为陆老的半个弟子，跟着陆老坐堂了一年多，几乎每个星期都来，跟着陆老抄方子、坐堂，以一个局外人的身份研究中医学的实践方式。实际上，这个时候我们又把陆老放在另外一个层面了，就是当做我们科学哲学研究的一个对象。陆老并没有在意我们把他作为研究对象。为我的学生能够到陆老这里做研究，我也要感谢陆老。

我介入到中医学界，今天能坐在这里向中医学界的各位元老们、各位先生、各位同行一起讨教，一起来领

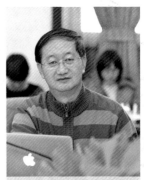

清华大学科学技术与社会研究所吴彤教授

① 陆广莘：论中医学特色与治则学研究，载陆广莘：《中医学之道——陆广莘论医集》，北京：人民卫生出版社，2001年，第108页。
② 杨念群：《再造"病人"——中西医冲突下的空间政治（1832-1985）》，北京：中国人民大学出版社，2006年，第243页。

会中医学——这一包含着我们中华民族博大精深传统的文化，也得益于陆老。由于陆老，我开始跟中医学界有了很好的联系。当然，这里也有中医学界其他学者的影响。除陆老外，第一个是广西的名中医刘力红。他曾在我那儿做了一年的访问学者。那个时候我基本上是一个物理主义者，天天跟他辩论，比如说你有没有重复性实验，你怎么能够把中医的这套东西标准化，如果不标准化还是个体的，这个发展和西医比起来确实有问题。在交锋辩论的过程中，他的一部分思想影响了我，我的一部分思想影响了他。他在写《思考中医》的时候，关于中医有没有重复性的东西，他就写进去了。第二位呢，就是马晓彤。他到我那里做了一段的博士后，我们也经常交流。那时我正在从自组织的、复杂性的科学哲学走向科学实践哲学。他正好在我转变的中间，他是两个东西都得到了，一个是复杂性自组织的哲学思想、一个是科学实践哲学的观点立场。当然，我不能在这里说他完全得到了，得到的东西里面还是有他自己的理解和些许不同的见解。然而不仅从这个渊源开始，跟陆老有了更多、更深的接触，也使得我开始转变立场和观点。

我想说的第二点是，最近十几年，国际上和国内对于"身体（body）"的关注越来越多，对于身体的重视使得这个议题在哲学和人文社会科学领域上也变得越来越重要，越来越有影响。比如说，人类学视野对身体的关注、社会学视野对身体的关注、认知科学视野对身体的关注。因为这种认知中，需要embody，涉身地，或者叫做具身地进行认知，因为科学家发现，不光是大脑在认知，身体也在认知上起作用。我觉得这个在中医学里更有意义，而且对于中医学的医学实践具有重要的说明作用，因此有重要意义。

下面我讲一个例子，有关身体和空间的关系，以请教于各位。这是一个还没有完全想好和写好的不成熟的观点，包括我的学生现在也都正在做，就是"中西医诊疗过程中的身体与空间"，我讲我的一些基本观点，请各位批评指正。

首先，我们看西医诊疗的空间。现在的西医分科过细，西医的分科首先体现在空间上，你到西医院，他把诊疗空间拆分成了各种科室的空间，这个空间就变成了一个部分的空间，而不是整体的空间，这种空间是排列有序。这个被拆分的空间干什么呢？我们认为它是分别处置身体不同部分的空间。

其次，通过这种诊疗空间的拆解，实际上已经开始把身体拆解为各个部分，依次来定位疾病和病灶，以及病灶所处的身体位置。此时的身体不是一个身体，它仅仅是承载疾病的一个载体，而且是被拆解的，是某个部分承担了某种疾病的这样一个部分。所以，在这些被拆解的空间当中，西医的医生也被归结为只能处理、只会处理不同身体部分的一个专科医生。有没有好处？有，就是像陆老所说的治病求本的医学，它努力地找出特异的致病因素、病理变化和病灶病位，是一种努力找病，除恶务尽的诊疗方式。这个诊疗方式决定了它的空间，反过来，这个空间又深化了、强化了它的这种诊疗方式。

在这种分科中，专科医生处理的是部分的身体、拆解的身体，承载着某种疾病的人类器官的载体。所以，西医的这个诊疗空间是分科的，中医是不是受到了影响？我想，这样的空间，由于它排除了整个身体，是有利于诊查疾病、去除疾病和病灶的空间，就像物理学的隔离法，刚才苗老师也讲到了。西医在分科的空间当中，只看到了捕捉在局部身体上的疾病，以及引起疾病的病变和余留的病灶。所以，西医的这个分割空间是陆老讲到的"性恶论"的空间、是心身二元论的空间。

如果向前延伸，我们看西医的空间是什么样的呢？当然，按照陆老的说法，西医的空间是医者、医药和疾病（病患的身体作为载体）的一种对抗性的空间。我觉得我们在做这个研究的时候也深受陆老的思想影响。如果再向前延伸一步，西医的空间更是国家政治意识控制下的医疗制度规制了的一个标准化的空间，这个标准化空间体现了西医规范的一种行政的范式，是一种针对大规模人群诊疗而设计的标准化空间。在这样的空间当中，身体就必须被标准化为分开的各个部分。

我们知道，这样空间的推行，实际上在民国期间和新中国成立之初是通过国家意志来完成的。人民大学清史研究所的杨念群在《再造病人》的书里讲过这样的话，影响中医生存空间和使之西化的，是两个意识形态要素：一个是建立在唯科学主义基础上的西医至上观，一个是建立在政治敏感度基础上的阶级分层观。我觉得，这个空间已经和权利、政治有密切的关联了。

对于中医来说，中医诊疗的空间是什么样的一个空间呢？中医的诊疗空间和西医有什么不同？另外，在这个空间中身体是如何被给予不同处置的呢？假如说，全科的中医院，中医学诊疗和研究对象，按陆老的说法是并不局限于疾病的实体，而是关于天人之际中的健病之变。那么，中医诊疗的空间应该是一个整体的，处理身体、包括心身关系的空间。在这个整体空间中，不仅处理心身的理性关系，还应该处理心身的情欲关系，甚至包括价值关系。我们看到的北京这样的大城市的中医诊疗空间，其实已经被西医规范有部分的改造了，它虽然还是整体，但是这个整体也是有变化的。当然这个整体当中，应该还包含了医患关系、心身关系、人与环境等。

因此，中医诊疗的物理空间虽小，但我们认为它的功能是外扩的。如果我们追溯历史，中医的行医方式里是坐堂诊疗的空间，按照杨念群的描述，在民国期间，它是"渗透着家庭感的空间"。我觉得这个词用得非常好，我看介绍陆老的材料里，前面有图谱，最后一张图，陆广莘教授坐诊，那个诊室就像有一个家的感觉。我们在北京的民俗百图中也看到中医诊室就像一个家，能不能恢复这样家的空间？我觉得中医其实是蛮重要的。为什么？中医诊疗的时候，在中医全科诊室里，中医仍然是以个体的方式，与病患通过身体的整体相接触，使得医者和患者之间有一个亲密的沟通，患者深感能够得到理解。医者通过"望闻问切"和直接的身体接触的方式，获得了非介入性的患者证候的信息，并且通过医者的揭示和解释，让患者在心神、心身的理解上得到很好的启迪，从而使身体安定、和缓，这不是一个很好的方式吗？假如说，我们不能够在所有的中医医生里面实现，至少能够在国医大师这儿实现，能够让国医大师有一个像家一样的诊疗的空间。我觉得这是中医走向独立性、从空间外在性的角度可做的。虽然是操作上的事情，但是，是很好的事情。我觉得这个空间就是让人感到温暖的空间、让人容易沟通的空间，这种空间就变得更自然，当然容易调动心神和环境相互结合。我觉得西医就是三无，西医当中的身体没有心、没有神、没有环境。中医恰好跟它的相反，中医处理的身体是有心的、有神的、有环境的。这三点你离开了这样的空间，我觉得可能是有问题的。因为这个身体不是冰冷的机器，而是有情欲的机体，和心脑沟联的，是所有部分通过类似像经络这样的联系一起变化的，如果用现象学的话来说，是瞬时身体状态在"此在"的空间中一种征候性的"存在"。上午最后

的发言讲到，怎么去判断中医它的规律性的东西？不能按照物理的实体来说，是按证候演变的方式来做。

我们今天非常提倡医学走入社区，可能在医学走入社区这个背景下，中医这种家庭式的诊疗空间可能大有作为，而且重建家庭式的诊疗空间，是不是可以列入中医发展的议题呢？当然如果这个空间议题向上延展，中医的诊疗空间也有重要的意义。比如说国家通过政策开始扶持中医，但是中医赖以生存的空间方式发生了改变吗？没有。如果这个空间不发生改变，中医诊疗仍然会出现问题。原来在废中医的时候说，中医什么上有问题呢？当时西医说，你不利于大规模诊疗病患，对于中华民族立足于世界民族之林不利。今天，我们面对的是人的健康，对中医这样一种家庭式的诊疗空间的改变，我觉得恰好有利于人的健康发展，反而更加有利于中华民族身体的健康。在这一点上，我觉得可以做得更具有操作性的一点，也是我们从哲学和科学实践哲学，或者说是现象学的角度来切入空间和身体。

以上只是我们很粗浅的认识，很初步的认识；然而，我们还在继续做，比如说有很多方面，像仪器和身体的关系，前面北大医学部王一方教授讲到的"针"，一个是要注入药物的针，一个是什么都不注入，而是调动气的针，还有其他的，很多很多的东西，都是我们科学实践哲学可以从科学的角度去加以阐释的事情。我觉得从我们科学哲学的

角度来说，关注中国的、自己的地方性知识是我们的责任，也是做出有中国特色的科学哲学的地方。

当然，在科学实践哲学当中，西医一样是地方性知识，它不是普遍性的知识，它的地方性就体现在它只能适用于实验室的那个条件，就是其他条件情况均同下，它才可以应用。所以，它是把世界变成了实验室，推行了它所谓的标准化。没有实验室，它其实也是无能为力的，实验室就是它的适用条件，即理想化条件，也就是自然不存在的条件，这在科学哲学上称为反事实条件。

西医无法分析复方，分析出来的"复方"也在实质上离开了复方。为什么？是因为事物演化有涌现，整体一定具有涌现性，不可还原为部分的特性。这就是为什么要复方，今天要重视复方的地方。在我们看来，西医一定要对复方进行要素的分解和分析，是一种并不完全的非整体的道路，是西医及其基础的现代科学的局限性，西医和现代科学不适用于真正的自然之地，而只适用于实验室之地。

我的发言到此结束，谢谢！

陆广莘与中医人文社会科学

张　南

我们从事中医人文社会科学的研究，最初主要考虑是中医药涉及国计民生重大问题，从经济学角度和国家战略发展为出发点，后来看到了，作为华夏原创学说体系为代表的中医理论，它对人类社会发展赋予了整体观的引领。因此，补"中医学之道"课，是我们这个民族的整体的需要。

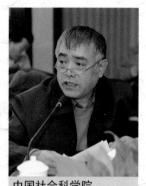

中国社会科学院
张南研究员

中医人文社会科学的事实形成与陆广莘教授的帮助是分不开的。今天我和刘长林老师被邀请参加陆老的学术讨论会，一方面是来学习，另一方面也代表中医典籍研究与英译专家、中国社会科学院荣誉学部委员罗希文，中国社会科学院中医药国情调研课题组的陈其广、邢东田、张超中三位教授，祝贺陆老几十年来取得的学术成就。

前一段时间社会上有一些疑惑，为什么社会科学介入中医的学科发展？这是中医科学自身属性决定的。中医科学具有鲜明的自然科学和人文社会科学双重属性，这是大家共识的，自古至今，对这两方面的探讨，人类一直在进行。但是到了20世纪50年代，由于我国院校调整和学科划分，人为地把中医科学划分为自然科学的范畴，院校也并入了理工院校，学科以技术类为主。但谁也没有想到，它的负面作用是明显的把中医的人文社会科学发展弱化了，造成了中医学科两个属性，在体制上就分隔了。中医作为几千年已经形成的一个成熟的、原创的科学体系，逐渐地从属于被"现代化"改造的地位。由此中医科学无论是在理论方面，还是在临床实践，处在一个被消解或被解构、一个去"中医"化的趋势。

当今社会，人们对中医人文社会学科研究关注，能形成一点小气候，我个人认为主要有以下几个方面的因素。

（1）改革30年，中国取得了举世瞩目的成就，中国的因素影响，包括中国文化和中医文化的影响，越来越被重视。21世纪前10年，世界爆发了三大疫情：非典、禽流感、猪流感。在应对疫情的危机过程，中医再次彰显她的力量。所以，人们对中医的认同、对中医原创理念系统的渴望了解和文化求知的欲望，越来越成为关注的热点，从事这方面研究的科研机构、学术团体和民间群体也越来越多。也就是在这背景下，中医的人文社会科学发展成为振兴中医药事业发展的不可分割的组成部分。

（2）具体到中医人文社会科学研究的范畴是什么？2010年，我们以国家社科基金《中医典籍研究与英译工程》、中国哲学史学会中医哲学专业委员会、中国社会科学院中医药国情调研课题组三家名义，联合向全国哲学社会规划办公室汇报，认为5~10年内，中医在人文社会科学领域，急需在五个方面解决问题：医藏的整理出版；中医哲学与科学文化的研究；中医药的第一、二、三产业的研究；中医发展的体制改革与管理、法规建设问题；中医药的国际交流与博弈问题。这五个方面构成了中医人文社会科学专业范畴与研究方向。

我对中医人文社会科学专业范畴与研究方向，具体的认识如下。

1. 医藏整理出版

中医哲学，与儒、释、道之学，构成了中国哲学的核心内容。近几年社会科学界对中医哲学的看法，认为过去强调中国哲学文化核心价值是儒、释、道三足鼎立，逐渐认识到对中国哲学的研究存在不足之处。中国哲学不光是儒、释、道，还有医，由此把中国哲学的儒、释、道三足鼎立局面，转变成儒、释、道、医，四大金刚之撑，构成一个完整的中国哲学体系。中华大藏经、道藏经整理出版已完成，儒藏即将在2015年整理出版。儒、释、道、医的藏经的整理出版，只有医藏整理出版没有进行，所以医藏理所当然应该作为我们国家文化大的建设工程来实施。为此我们写了《要报》上报中央，中国社会科学院"两会"代表、委员在去年"两会"期间为此也作了提案。经中央领导同志批示，现在文化部已经把医藏整理出版，列入了"十二五"规划之中。

2. 中医哲学与科学文化研究

对于中医哲学与科学文化的关系，从我们的认识过程，我们多年的总结，认为以中医为代表，构建成华夏文明的整体、系统、天人合一，一个原创、完整的科学体系；它与地中海文明的分析还原论，形成了人类社会发展过程的两大文明，而这两大文明现在还在延续。事实上，我们对中国原创学说研究——以中医哲学为代表的研究，远不如像地中海文明的历史发展那样，经历过文艺复兴、科技革命、工业革命，还有19世纪欧洲古典主义哲学时代，对科学的发展，做到了如此的分类细化。我们并不是否定中医本身原创学说的价值和理性构建的体系，只是想强调我们在这方面研究显得缺失和空白多一些；也就是说，我们要搞好中医这个学科发展，对中医哲学研究，是一个前提；这一点，我们是应该强化的。

3. 中医药的第一、二、三产业的研究

围绕以中医这个学科理念发展形成的中医药第一产业、第二产业、第三产业的研究，存在着严重的缺失。中医药的第一产业是中草药的采集和种植，第二产业是中药的炮制加工，第三产业是公共医疗卫生服务和药品的流通。从来没有一个能像中医药学科，把三个产业的发展紧密地衔接起来。但是对中医药的三个产业发展的指导思想，长期有一个错误的路径理论指导，就是完全按照资本的投入产出，争取市场最大效益化方式去做，结果出现了严重的社会和生态问题。以中医原创性的原理出发，研究中医药三个产业的发展，有益于化解人类社会和生态环境保护出现的危机，也为今后的发展的模式，寻求新的出路。

4. 中医发展的体制改革与管理、法规建设问题

由于长期对中医的偏颇认识，把中国原创思维学科发展，放在地中海原创之下的从属地位，出现了"牧师管和尚"、"用基督教教义解析佛教教义"的事实，对中医药事业和产业的体制管理、制度设计和法规建设都是违背中医原创的原则，甚至强化所谓"现代化"的标准，对中医不是发展，而且更多是消解、甚至事实上是去"中医化"的过程。如何纠正长期存在于体制上和管理层面的问题，必须以中医原创学说为出发点，对现行的中医药的体制与管理出现的种种问题，需要认真研究；对中医药的法规和标准，需要重建。

5. 中医药的国际交流与国际博弈

把中医药事业的发展放在国际背景考虑，是发展中医药无法回避的。我们中国人都希望中医药走向国际，为人类再次做出贡献。这几年，我们在中医药国情调研过程中，对中医药国际化的问题，看到的是这样的事实：国际上对于中医药的认识有很多方面比我们要强得多。去年，全国人大常委、中国社会科学院李慎明副院长在人大的"两会"上提案，要把中草药纳入国家安全战略资源考虑，也就是把中草药要像粮食、石油、黄金、稀土一样的重要性，视为涉及国家安全的角度考虑。中药资源虽然是可持续的资源，但是目前对它的开发仍然是采取一种掠夺式的，破坏性非常大，出现了很多的问题。比如说为了追求规模化效益，大批量单一专业化地种植和采集中药资源，造成了对中药生长过程的原生态被破坏，包括大量使用化肥、农药等方面，使中药原料一方面本身的药效急剧下滑，另外更多的不能人工种植的中药材的物种面临濒危的局

面。用违背中医原创学说来发展集约化的生产方式，开发现代化的中医药，使得中药资源，支撑不了多久。造成这样的局面，背后反映了围绕中医药的发展，是一个利益的博弈过程；因为谁掌握中医药学，谁控制了这个资源，也就掌握了今后医疗卫生的市场。所以，在十年前，国际著名医药集团早就和我们国内很多机构联合开发中草药。在我们努力使中医药走国际化，实际上中医药这块蛋糕早被国际瓜分了。我们国家既然加入了世界卫生组织，我们也就不用忌讳，博弈争取民族利益最大化是天经地义，这不是狭隘的民族主义，这是从市场经济和自由主义经济学的观点来阐释的，没有什么错误。中医药的国际博弈，也是中医药人文社会科学的重要研究方向。

中医人文社会科学专业的五个方向，得到了有关部门认可，从我们的工作，引申出一个新兴学科，也是我们多年来的一个收获。开展中医药国情的调研和从社会发展的角度看中医，最早应该从科技部贾谦老师他们开始的。2004年，罗希文老师的中医典籍研究与英文翻译工作，纳入到全国哲学社会科学规划的工作之中，标志中医人文社会科学的探索开始启动。2006年中国社会科学院、科技部的中国科学技术信息研究所、中国中医科学院等单位的专家学者，经中国社会科学院、国家民政部批准，登记注册了中国哲学史学会中医哲学委员会。2008年，中国社会科学院将中

医药国情调研列为"十一大"重大的课题，委托以中医哲学专业委员会成员为主体的"中医国情调研"课题组承办。通过开展中医药国情调研的工作，推动了中医的研究从人文社会科学专业视角的思考，我们的工作有了很大的收获，但也有缺失。缺失是什么？科学的发展、哲学的前提搞清楚很重要和很困难，我们本来想开始先研究点"形而上"，但是涉及国计民生、加上社会科学工作的特点，规定它也要成为党中央思想库国务院的智囊团之一，所以一下子又落到"形而下"了。好在有陆老对我们帮助，我们的工作可由"形而上"进入到"形而下"，落地了，对中医药整个的事业发展起到了推动的作用。我们曾经上报了16份《要报》，被中办采用和领导批示占了80%，这是我们没有想到的。

所以说，我们的工作取得了成就，确实离不开中医基础理论的专家学者，特别是陆老大力支持。我们每次科研工作进展到新的程度，我经常向陆老汇报。陆老一方面充分肯定我们的工作，一方面他把自己总结的理论反复强调予以我们。正是在陆老的帮助下，今天，我们对中医的发展，有了一个全新的认识。

2010年8月，世界中医药学会联合会、中华中医药学会、中国中药学会、中国民间中医开发协会、中国民族医药学会、全国兽医学会中医兽医分会、华南农业大学中药农药项目中心、北京市饲料工业协会与中国社会科学院中医药国情调研组、中医哲学专业委员会，在

中国社会科学院召开了纪念国务院颁布促进中医药发展的22号文件3周年的研讨会。全国人大法工委副主任洪虎、中国社会科学院副院长李慎明、国医大师陆广莘等与到会的专家学者、负责人，就中医药发展阐述了各自观点。对中医发展，到会的专家学者不仅仅局限在"人"医的问题，还涉及"动物医学"。在我们的食物中，肉、禽、蛋、奶、鱼、果蔬、粮食七大类中，前五类是动物养殖。由于在现代化规模养殖模式的影响下，为保证经济成本降低和效益最大化，大量的使用抗生素、激素等化学药品是一个必然的过程，造成了养殖动物的健康和产品的污染，成为食品安全不能回避的问题。与中医共生千年的"中兽医"，是化解现代养殖业危机的重要途径。同样农业中的种植业，用以中医原理和中药作为原材料的"中农药"，也将改善化学农药给农作物带来的严重污染。改革开放的30年，我们的农业等社会经济取得了举世瞩目发展的成就，但是以分析还原论作为发展唯一的路径方式，造成用"化学化"为手段的农业发展，超量的化肥和化学农药的使用，甚至生物化学的转基因技术滥用，造成了我国的农村农业的污染超过了城市工业的污染严重局面。人们得不到安全的食品，人畜共患疾病的威胁日趋严重，已危及到人类的生存。国外的科学界的有识之士，早已指出了以分析还原论出发点的现代科学作为终极标准，给人类社会发展带来的负面灾难，是有目共睹的。在

这次会上，大家一致认同杨志勋教授的提法：人类社会的发展，将由工业文明转向生态文明，中医的系统理论是指导社会发展转型的"智慧"资源之一。

21世纪，全球迎来了后工业社会，生态环境保护中的低碳经济、人与自然的和谐、可持续的循环发展，成为当今人类关注的新焦点。以分析还原论发展至今天的"现代化"，对生态环境保护成为头等大事，成为一个新的探索领域；而解决人类社会发展与自然界的和谐关系，在两千年前，中医学说中就已有系统的理论和应对的手段。通过吸收和总结到会专家学者阐述的学说理念，我们进一步认识到，对中医的发展，不能看成是中医自身学科的事情，不能仅从"人医"的角度考虑。

从文艺复兴到20世纪，人类在科学探索中，以分析还原论为出发点，无论是在物理学、化学、计算机、航天技术等，整体的理论、学说、构架基本上比较完善了，它的继续发展，无非是追求更加精细化、效益最大化。对于生命，也就是说人类对自身的认识，远不如对其他的学科认识的更全面和清晰。面对生态环境的破坏，如何提高人类生命生存健康质量，是21世纪人类对科学探索的重大领域。人类社会发展进入了生命科学的时代，选择什么样生命科学发展路径？一是英国著名科学家霍金认为，继续以分析还原论为基础的基因科学发展为主流，一是我国著名科学家钱学森认为以整体系统论为基础的中医

科学为重点。中国社会科学院罗希文教授总结这两大学科系统，认为这是支撑生命科学的两个分支，决不能把用分析还原论为基础的基因科学看成是唯一的发展，不能让这种观点误导全世界。

以地中海文明形成的分析还原论的原创学说体系，以华夏文明形成的整体系统、自主再生的原创学说体系至今还在继续发展。人类历史进入到21世纪前十年，以分析还原论的转基因科学发展和应用的技术、去取得突破性的发展；但人们看到更多的是生态环境保护并非改善，人的生命健康又面临更多、更严重的疾病威胁。以整体系统、自主再生的中医科学，并没有回归到原创学说的地位，而是继续放在从属于被"现代化"改造的地位，实质上的去"中医化"的步伐加速进行。

出现这种现象，有其历史原因。

结合王永炎院士上午讲到的，如何坚持民族文化的自觉性，希望年轻人更多地回归到中国传统文化当中去，学习包括中国哲学、老子、易经，包括对农耕文明取得的成就了解，反思与回归。实事求是地讲，从我们1950年后出生的人，其实一开始接触的所谓科学系统的培训教育，我们已经和中国原创文明、文化没有直接的关系了。1940年代以前出生的人还对中国传统文化有些了解，到我们已经没有了。所以，从我们开始的学习知识一直这么延续，从"50

后"就是这样了，现在更不要指责"80后"、"90后"。因此，它造成了一个什么事实呢？除了搞中医专业和中国传统文化专业的这些专家和学者、爱好者，甚至是乡村民间的郎中，他们还能掌握以中医为代表的原创的知识体系能力，其他的人都做不到了。从整体上讲，我们有了是一个失去记忆的过程、失去记忆的时代。你失去了记忆，就不可能有对自身原创学说体系认知的文化自觉。今天，我们这个民族进入了开始回忆的时刻，大家正在渴望回归华夏原创学说体系的时代到来。

因此，对于像陆老研究的"中医学之道"，这种"超前"的理论体系，在今天来讲，普及它、运用它，是我们民族的每一员应该补的课。对中医研究是半路介入的我，确实感受到了从陆老的传授之道，提高了我对中医理论认识的水平。我们从事中医人文社会科学的研究，最初主要考虑是中医药涉及国计民生重大问题，从经济学角度和国家战略发展为出发点，后来看到了，作为华夏原创学说体系为代表的中医理论，它对人类社会发展赋予了整体观的引领。因此，补"中医学之道"课，是我们这个民族的整体的需要。

这几年，陆老给我们的指导和帮助非常大，我们今天取得的成就与此关联。我们社科院的同志感谢陆老！

中医学对生命的认识引领健康医学的发展

罗卫芳

陆老要传达一个什么理念？那就是：中医学之道是远远领先于西医学理念的。他不断地给我们讲，就是要让我们在头脑中刻下这样的一种观念：中医学对生命认识的层次，是现代医学所望尘莫及的。

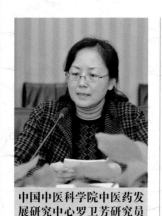

中国中医科学院中医药发展研究中心罗卫芳研究员

很荣幸受"娘家"基础所的邀请，回来参加这样的学术活动，在这儿也有机会表达一下对陆老的感激之情。7年来，陆老对我耳提面命，谆谆教诲，使我获益良多。离开基础所后，对陆老的为人、治学越发有了清楚的认识，当初真是"不知庐山真面目，只缘身在此山中"。

陆老是我学习的榜样，不仅是治学态度，更在于陆老的为人。陆老最值得我学习的是他的坚韧不拔的精神。半个世纪以来，他苦思冥想、奔走呼号，完全不是为了自己，而是为了中医的发展，为了中医药行业。他的不屈不挠很值得我学习。

陆老的真诚宽容也值得我们年轻人学习。以前对陆老的谆谆教导，有时会爱听不听的，但是陆老也不会怪罪，还是一遍一遍地讲给我听。这些年，我差不多每个礼拜都能听到陆老的谆谆教诲，这对我做中医发展战略研究非常有帮助。也曾跟陆老沟通过为人的问题，陆老的一句话很令我深思："志向要高远"。就是说，人的志趣高远，一些细枝末节的问题就不会放在心上。

通过7年多来跟陆老学习，深刻地体会到，陆老的学术观点，的确是高屋建瓴、高瞻远瞩。我很同意前面一些老师的评价，从事临床已经60多年的陆老，不仅是医学家，他更是医学界少有的思想家、一位哲人。所以，我对陆老很敬佩。

我分析陆老半个世纪以来的一些行为，他是为了什么？刚才听了苗东升老师对陆老学术思想轨迹的研究和分析，我的认识更为清晰了：陆老半个世纪以来的学术思想轨迹，是和中国医学半个世纪以来的社会环境、学术环境密不可分的。苗教授的研究也清晰地表明了这一点。陆老这么不懈思索、奔走呼号为了什么？他不是为了个人的利益，而是为了整个行业，他不是为了研究而研究，他的目标很明确，就是为了改变中医的处境。通过什么方法来改变中医界的处境？就是通过以他的一些思考所获，来影响更多的人。他希望能够改变行业内外对中医的认识，让我们这些中医学人，以及社会上其他行业的人，重新审视祖国的医学、重拾以往对本民族文化的自信！

陆老在很早的时候，在青年时代就很不一般，他已经深刻地认识到中医近现代以来陷入困境的根本的原因、深层次的原因。虽然有外在原因，但是深层次的原因，还是在于错误的观念。所以，半个世纪以来，他就是致力于改变、消除这种错误观念的影响，把中医从自我矮化的困境里拉出来！这个令我深受感动。

苗教授的研究，也反映出了陆老的学术视角非常敏锐，他能够及时地捕捉科学界、哲学界最新的观点，从而不断地发皇古义。陆老不是为了"建立"一个理论体系而研究，他不是为了学术的成果而研究，他是为了改变中医的处境，启迪中医现代发展而思索、而探究的。就是为了这个高远的志向，陆老这么多年来置自己的私利于不顾，矢志不移，有时候甚至是忍辱负重。比如，我以前对陆老就有些不恭敬的地方——有时会有些不耐烦。但作为一个学者、作为一个长者，他始终不以为意，他的宽厚、仁慈令我感动！

关于陆老学术思想的内容，前面的前辈们都讲到了，这里我就不再复述。我要谈谈陆老时时在传达着的理念。他要传达一个什么理念？那就是：中医学之道是远远领先于西医学理念的。他不断地给我们讲，就是要让我们在头脑中刻下这样的一种观念：中医学对生命认识的层次，是现代医学所望尘莫及的。

现代医学的认识方法、研究方法，主要移植于经典的自然科学，这种分析还原的方法用于研究生命这个"复杂的巨系统"，它是力不从心的，是会缺失很多信息的。我也跟陆老沟通过，现在西医学对人体生命的一些认识是很浅薄的，直到目前，还基本把人体当成一个物体、物质来认识，而没有像刚才一些老师讲的，把人当作一个有情感的、一个活生生的生命来认识。现代医学对生命的认识，还远远没有达到我们中医学所认识的"神"的层面。因此，中医在这方面有着非常明显的优势，这个优势，使得中医学当之无愧地成为现代医学发展的一个引领者。陆老近年来一直在呼吁健康医学模式，5年前，在陆老80岁生日的时候，我曾写了一篇文章："弘扬健康医学，迎接中医学的春天"。中医学的健康医学理念，真是当之无愧地堪为现代医学、我国医学现代发展的引领者。

最近也跟陆老沟通了，既然美国呼

吁了那么多年医学模式转换，为什么还是没有转换？陆老也分析了这个问题，一方面，是因为西医固有的理论模式的局限，让其很难转变；还有一个重要的原因，美国的政治是受大财团来控制的，高额的医药费用背后隐藏着各个财团的利益，所以，政府也不好下手。而我们中国不同，中国政府现在急于降低医疗费用。所以，现在正是弘扬我们中医健康医学模式的一个很好的契机。

我们应该怎么弘扬？以前我也有一种想法，认为陆老的理念是"理念"层次的，而不是技术层面的，不好操作。现在，通过思考我明白了，理念虽然是无形的，但是它的作用无处不在。什么叫具体操作？"具体操作"就是具体地改变自己的理念，改变理念就可以改变中医的命运。因为，只要理念一转变，行为就会转变，我们行业就可以重拾自信、重振优势，在这种精神力量的驱动下，我们就可以积极地争取到发挥作用的更大平台。

我们做中医理论研究，应该向陆老学习，他这些年不是为了研究而研究，他是为影响政府、影响社会而思考。我们应该用我们的研究成果不断地影响社会、甚至不断地影响政府、来引导政府政策的制定。因为刚才也有老师说，近代以来中医学处于劣势、西医学逐渐地处于优势，很大程度上是政策作用的后果。我写过一篇文章，谈到中国在确定西医为主体医疗方式的时候，并没有经过充分的论证，只是步西方的后尘，觉得应该发展"现代医学"，以为发展"现代医学"是理所应当的。所以，在政府政策的主导下，西医的力量不断地强大。因此，我们做理论研究，要通过自己的研究来影响政府决策、来影响社会对中医的看法。

北大有一个学者做过研究，一种外来的意识形态要在一片国土上占主导地位，首先一个方式，就是先影响知识界，由知识界的非主流变成知识主流，然后再通过知识界影响政府，使这种新主流话语渗入政治领导集团，政府认同此种话语系统，并使之成为社会主流。于是，这种意识形态就可以在一个社会里处于主导地位。我们回头想一想，西医学的发展不就是这样吗？它就是通过留学生先影响中国的文化界及学术界，然后又通过文化界造势影响政府决策，在政府政策的扶持下，西医学一步一步地壮大起来，取代了以往中医学的主流地位。这其中尽管还有其他的原因，但是一个不可忽视的重要原因，就是政策在起作用。

从陆老这半个多世纪的学术轨迹，我得到这样的一个启发：我们这一代搞中医理论研究的人，一方面应以完善中医理论体系为己任，还有一方面重要的使命，就是向政府、向社会展示"中医是什么"、"中医为什么堪为当代医学发展的一个引领者"，以此来影响政府、影响社会，促进整个社会，主要是政府转变观念，这样，我们中医的命运就会有一个比较大的转变。

这是我跟陆老学习这么多年的一些体会，再次感谢陆老！谢谢大家！

先生阅读、阅读先生

孟庆云

陆老是真实的学术大师，因此他能够取得成就，就像他所说的，他常用的口头禅是司马迁的"究天人之际，通古今之变，成一家之言"，可以说陆老做到了成一家之言。

我从读书的角度，谈一下自己的体会。我想了一个标题"先生阅读、阅读先生"，这是陆老常用话语的套式，我们研究所的学人都知道，而且《读书》杂志不少标题也是这样语式。陆老"一生三变"：一变由孔孟而学机械，二变由机械学中医，三变由中医学西医，在行业之变中，也有治学方法之变。三变有"两大创新"：一大创新就是创立了基础理论研究所，这个功劳不小，从此研究院多了一个研究所，这是第一大创。而且在词汇上、在术语上又增加了一个词汇，就是"中医基础理论"。第二个创就是学术上自立一派，跟谁也不一样，跟他的老师陆渊雷、徐衡之等人都不一样，跟其他人也不一样，他有他自己的见解，也有他自己很多的著作，另外还有弟子，这样构成学派的三大因素宗师、核心著作、传承人具备了。因此，陆老是自称一派的，这点最为突出。

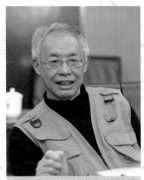

中国中医科学院中医基础理论研究所原所长孟庆云

我们不愿意叫大师，咱们天天都见，你叫大师反而远了，就叫陆老。陆老自幼读书很勤奋，现在还常引用《孟子》"人病舍其田而芸之田"等语句，而且到现在他也养成一个记笔记习惯，他记笔记一笔一画、非常清秀，养成很好的阅读习惯。陆老现在也是不懈读书的，对事情很敏感，很容易接受新事物，这是陆老的特点。陆老以前经常读《医学与哲学》杂志，又读《新华文摘》、《读书》杂志等。陆老一生就是读书的一生，是学人的一生。一个人不见得当了60年大夫就怎么行，也有当了60年大夫水平一般的。演员们也如是，有人唱了一辈子戏没有"坐过椅子"、没有当过主角，不乏其人，出来一个有建树的人很不容易。所以说，陆老是真实的学术大师，因此他能够取得成就，就像他所说的，他常用的口头禅是司马迁的"究天人之际，通古今之变，成一家之言"，可以说陆老做到了成一家之言。

陆老有两篇好文，没有收录到书里面。一篇是1963年"命门源流考"，发表在《中医药研究资料》上，两万字全文发表。到现在阅读的时候，还能够得到很多东西。而且我认为这么多年研究命门的，到现在还没有超越这篇文章的文献视野和理论阐述。这篇文章就是从《内经》、《难经》如何论命门，命门如何转化，特别是到了金元四家命门怎么又跟相火说联系到一起，命门学说对温补派赵养葵、薛己等人的影响；命门学说怎么跟经络联系在一起，以及三个命门学说如水火命门、肾间命门、动气命门等各说的关系，都阐述得非常清晰。

我认为现代研究命门越来越走回头路，看现在《中医学基础》教科书，命门又回到《难经》的右肾水平了，这是60年代全国命门讨论以后直到现在的情况，中医经常是走回头路，他不了解命门学说实际是对五行的超越，其内容是五行学说解决不了的，而且不能够光用五行来类分，五行是需要统帅的，医学上就有一派，道家一派提出脑统元神，脑为统帅，另外一派就是用命门来统帅，就是中医不断发展。应该说，明代中医

有很多突破，有一本书《儒医精要》（赵继宗著）就是明代的，现在绝版了，在日本找到了。作者就敢于批评张仲景、朱丹溪等人。明代有很多新的思潮，到清代的学术思想倒是保守，甚至受朴学的影响，又钻到故纸堆里了，医学研究对象变为用故纸堆代替医学。清代是一个很保守的朝代，但是也有成就，如温病学派，但总的来说是保守的。陆老的"论命门"那篇文章，其科学发展观别具只眼，到现在也有启发意义，而且值得深读。

另外一篇文章就是关于王履，文题是《王履医学思想的成就及其对明、清医学的影响》，发表于1963年5期《中医杂志》上，此文论及昆山人王履，如何既研究医学，又研究绘画，在画论上有什么突出成就。我读很多绘画的理论书如《中国绘画史》等，有几个人引用了王履的名言，但是没有一个像陆老论述的这么深的。恐怕这篇文章被画界也给遗忘了。从这两篇文章看陆老的文献学功底，而陆老治文献，不是为文献为文献，是由文献理出来一个理论发展的路线，怎么源起的问题、怎么发展的问题。我认为这两篇文章亮点殊多。

关于"道"，陆老的道很含糊。老子的道是本体论，道生一、一生二，得顺着本源。当然我们以前不叫本体论，任应秋先生叫本根论，20世纪80年代以后都称为本体论，是本源。《庄子》就不一样了，庄子的道既是规律、又是方法。陆老的"生生之道"确实是名言，

我看这句话将来也得写到中国医学史上，因为讲得很深刻，是中医的主旨。中国的哲学、中国的一切学问都是生的学问，好多人这么说，就是围绕"生"，这是很现实的。过去进士举人的家庭都有本《素问》，都研究生命科学，《素问》里的这些东西确实是创意造言，每句话都是真理。所以说，中国的学问就是生命学问，因此人人都重视，而且永远重视。

关于中医的发展，经常被一些人越讲越玄了，玄之又玄。我们怎么回到中医？半个世纪以来，我想起丁文江的一副对联，他是威望很高的地质学家。上联是"爬山、吃肉骂中医，年老心不老。"下联是"写字、喝酒说官话，知难行也难。"这是民国以来的名联，可见当时的中医处于什么位置，中医的身份到现在也不完全很乐观。大概有五派：科学化派、中西结合派、独立发展派、综合创新派、陆老的自主创新的主体派。现在有的报刊对此事阐述并不明确，有时候你在报上看到说师带徒是最好的教育形式，有的说坐堂是最好的临床形式，实际上这违反历史认识规律。师带徒逐渐地变成了学校，学校对师带徒的突破，连仲景《伤寒论·序》里面都说"各承家技，始终顺旧"，不能带出高徒来，怎么师带徒都比博士高，我想这个报上怎么还能登呢？另外，坐堂是最好的发展中医临床方式的提法，也是浅薄之见。当年叶橘泉先生竭尽脑汁想怎么有中医自己的医院病房，在病房间观察病人是最佳的临床形式。所以说应该从发展的角度审视，从创新的主体意识去弘扬、去论述、去思考。

我觉得现在对中医走什么路并不清楚，包括一些做法都有值得进一步思考之处，例如"以药养医"就非改不可。改革开放，降价29次了，降了多年也解决不了，关键是不能寄望"以药养医"，得换个角度解决问题。中医走什么路，不仅是我们今天要讨论，还要永远讨论。科学理论可以独立于政治、意识形态之外，但中医不然。中医总是跟政治结合在一起。什么朝代就有什么朝代的医学、有什么朝代的理论。周朝重视九，有九脏；秦代重六，有六脏；汉代重五讲五行，魏晋至唐可以说是最开放的时代，但是医学也有很多政治影子，编书的形式多方面，宋元明清的医学都和政治及意识形态有关，研究当代中医学的发展，从哲学层面认识很有必要，这是我对陆老以医学哲学为切入点的解读。

什么叫医学？说医学是科学也不全对，说不是科学也不对，医学是可能性科学，医学不能说百分之百的科学。在医学的组成里面是非常复杂的，医学还有经验，经验也治病，他说不出道理、也没有理论，但就是治好了，经验也是医学的重要组成部分。另外，技术、工程、人文，包括医德都是治病的，医德好也照样把一些人给治好了。

英国既有科学院，还有皇家医学院，二者并列，各有各自的院士。所以说，医学本来就是一个包括人文、医德、科学、技术、工程、经验的一个综合性的门类，但是应该不断地增加它的科学程度。这个事真应该让广大的老百姓明白，比如梁启超丢了肾，家属也没有闹事。医生有的时候拿自己的鲜血为病人献出来，为病人承担风险。现在在报刊上看不到这样的事，都是怎么打官司的报道，甚至于有些人看病的目的都不一定就是为了治病。所以说，现在对医学解读很不够，媒体报道常有偏颇。宋朝的时候，名医都是"大夫"级别，县官见到大夫都很尊敬，要马前唱喏。现在往往把医生当做反面人物，医生得戴着钢盔上班，所以，对医学很需要理解。说中医完全科学和现代医学一样，当然说得不对，说中医不科学更不能同意。

中医讲辨证论治，中医怎么走向辨证论治的？中国传统医学为什么就是辨证论治，西方人就是辨病呢？中医有病的概念，但是不如证候即"证"重要，病是共性的符号，证是具体病人具体时间的表象。而且，在西方医学里面没有明确的病因者，只能叫综合征，现在有4000多个综合征，神经病就叫做神经障碍，不能叫病，一旦叫病了就要明确的病因和临床表象。

但是为什么中医就走向辨证论治？大概有这几个原因。第一，中国的哲学，老子讲"道可道非常道"，非常重视疾病的不确定性，认为病是不断变化的，有不确定性，论治时要以当时的证候为主。第二，贵时，重视人体的时间结构。比较而言，古代地中海沿岸的文化对空

间的了解比较好，东方的中国对四时、时间的结构更为重视。第三，就是动态观念，"成败倚伏生乎动"。第四，任其物宜，是《考工记》里面的方法。根据这几条，中医就走向了辨证论治。这个证应该叫证候，咱们以前对证候是什么有多种解读，包括证候群说、证素集合说、证据说等，我倒同意证据的说法，因为辨证论治时有是证用是方。实际上，证候可以说是医生看病时间的病人的具体表现，可以说就是状态，就是看病时候的即时状态。中医认识状态是非常高明的，上海的名医夏仲方说过，"但求证之切当、不求病之命名"。他强调是证，中医就是辨证候，这个证就是状态。有一个很典型的例子，有一个肝癌的患者，就是国家计算中心的某主任得了肝癌，给他全肝切除，换一个新肝，几个月后，新肝又得了肝癌，这是非常明显的一个例子。

中医就是抓住证候来处理问题。遗憾的是，现在你用辨证分型来代替证候，这个辨证分型的实质是共性"病"的细化，尽管有的证型有几型是统计出来的，统计出来的东西也有界面，界面之间也有交叉和空白，统计决定论是有一定问题的。社科院金吾伦教授1980年代就把统计决定论称为"麦克斯韦妖"，中医抓住证候这一点来解决处理问题，这是中医的特点，而且是这也是辨证论治的长处。遗憾的是，现在连教材都变成了辨证分型，这样就把中医很多的东西就丢失了。原来我愿意说中医是生生论，

西医是构成论,后来我又常说中医是生成论,西医是构成论。二者一个意思,前者来自《易传·系辞》"生生之为道",说是"生成论"是因为《素问》有一篇名叫"五藏生成"。

中医认为机体一开始就是完整的个体,这个个体不断地生长壮大。这是从这个角度理解事物、理解万物的起源。西医也认为人体是一个整体,这个整体是由各个系统层次构成的,是一个有机的整体,远比梅里特的"人体不是别的,就是一架钟表"有天壤之别的进步,但仍用还原论的方法研究人体。我也不赞成说还原论没有前途,可以这样说,现在构成论的人体观仍然生机盎然,尽管90多岁的某人身体已经戴了18个支架了,但他还能参加社会活动。可以说,还原论目前还是生机勃勃的,还能解决很多问题。还原论有它的道理,刚才刘长林教授说,这个是化简法,把复杂的东西化成简单的东西,尽管有误差,但仍不失为高明的处理办法,这是《周易》三易,即变易、不易、简易中的简易,从目前看,研究人体,在整体论尚未找到成熟的方法之时采用还原论,是最好的方法。我也不同意朱清时院士说的,中医把人体看成复杂系统的说法,复杂系统还不属于生命,钱学森先生曾说人体是超复杂系统。中西医学走的道路不一样,而且这两个道路还有交叉,关键是我们自己沿着老祖宗开拓的路走,而且怎么把这个路走好,这才是我们中医未来发展的关键所在。

陆老常说:"人生马拉松",此语很有哲理,也是他对人生的感悟。在探讨学术的同时,学习他在人生旅途中,如同马拉松一样持久向前,也很有意义。

这是我学习陆老的体会,谢谢大家!

中医基础理论研究的重要性

胡镜清

我们现代人所了解的很多基本概念和所接受的思维方式，与老中医所说的用于指导实践的中医理论之间显得格格不入。我们现在毕业的这些学生，受还原论的影响太大了，还原不是不好，但所有的东西都还原就可能失于偏颇。

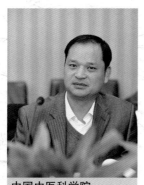

中国中医科学院
胡镜清研究员

我今天是怀着崇敬的心情来学习的。首先我特别感谢陆老学术上的成就，这个成就对于我们这些人，对于中医学术，像在座的各位说的一样，都是影响深远的。尤其对我们这些年轻的人来说，有非常大的指导作用。我经常注意读陆老以及在座专家的文章，每次都能从中学到很多东西，像刘长林教授写《内经的哲学和中医学的方法》就是我上大学期间最喜欢的一本书，有这样的好书，对于培养中医药后学来说应该是非常有益的事情。

我也非常同意陆老关于"生生"中医本质特征的描述，今天会议的请柬特别有用，因为上面印了"中医学之道"和陆老提出来的四个要求。我们有很多的概念在大学学完后仍然不清楚。我是1980年上的大学，算是恢复高考后比较早的，家里是四代中医，祖父当时看病的一些观念，我那时无法理解和接受，记得在学校读书时他天天拉着给我讲这些东西，我觉得特别玄，不愿意听。但是，现在当我带着自己的研究生在做中医研究的时候，每每遇到基础理论的问题而无法前行。我们现代人所了解的很多基本概念和所接受的思维方式，与老中医所说的用于指导实践的中医理论之间显得格格不入。我们现在毕业的这些学生，受还原论的影响太大了，还原不是不好，但所有的东西都还原就可能失于偏颇。我在医院工作了很多年，在做研究之前是当临床医生的，最近这几年又在医院查房和出门诊。现在的中医院病房里医生查房时谈的主要是这个抗生素怎么用，这个受体阻滞剂怎么用，谈中医辨证论治不多，中医药临床服务能力下降了，服务范围变窄了，让大家非常忧虑。分析个中原因，到底是中药的优势在下降，还是中医理论本身就有问题呢？我想，其中有一个很重要的原因就是理论研究不够，我们习惯拿一些西医的观点去削足适履地论证解释中医，把我们中医整个束缚了。像今天所说的"生生之道"，我们学习了"一阴一阳谓之道，道生三，三生万物"，觉得不理解，三是什么？三怎么生万物呢？其中的中医哲学思维及其对现代临床的指导意义是什么呢？我觉得这样的诠释研究应该是非常关键的也是非常有意义的。

我一直特别希望有这样的学习机会，能跟各位专家学习。我主要是研究中医方法学的。但是在实际研究过程中，任何具体层面的东西都遇到了理论上的问题。比如，我们做证候的量表，首先要讲证候概念的内涵有哪几个方面、哪几个维度？现在在理论上说不清楚，我们概念的操作化做不下去。很多时候如果理论问题不解决，我们操作层面都做不过来。所以，我们现在在开展许多即使是临床研究方法学研究的时候，都不得不去先搞相关的中医基础理论研究，甚至占我们工作量的一半以上，否则后续的研究根本进行不下去。像我们基础所的专家，孟庆云教授、潘桂娟所长等，我现在非常关注他们的文章，总是能有所收获，常读常新。大的为"道"、小的为"路"，我想我只能在"中医之道"的指引下，先做一些"路"的研究，再回复到"道"上去。

我正在看一本书《科学——没有止境的前沿》，讲的是1944年二战快结束的时候，美国总统罗斯福给他们国家科学发展局的主任写了一封信，说战争马上结束了，未来美国的科学构架怎么做？当时的主任万尼瓦尔·布什就组织专家历时一年研究后提了一个报告，这个报告的主体是强调基础研究。现在，有人把美国布什的科学报告又重新印出来了。其中，布什对当时的美国科技有一个判断，说美国科技之所以在二战后期有比较大的发展，是因为基于前期欧洲的基础研究给他们提供了支持，现在欧洲不行了，得靠美国自己，如果美国永远依赖别人的基础研究来提升产业化水平，这是没有希望的。其中他用黑体字写了这么一句话："一个在新基础科学知识上依赖于其他国家的国家，他的工业进步将是缓慢的，他在世界贸易中的竞争地位将是虚弱的，不管它的机械、技艺多么高明"。我觉得基础理论研究对今天的中医来说是非常重要，刚才苗教授说的话特别到位：近代中医地位急速衰退，但是大难不死。应该承认这样的现象。要解决这个问题，没有基础理论的突破，可能我们真的只能解决一些器物表浅层面的东西，甚或一无是处。我想中医的发展只能靠我们自己了！

再次感谢有这样的学习机会！

陆广莘先生的意义

于智敏

陆老用自己的实际行动、用他的学术思想告诉我们中医的真相、中医学问的真相和做人的真相，应该是我今后做人做事的一个榜样和楷模。我们搞基础理论研究的，应该以陆老为榜样、为楷模。

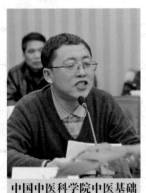

中国中医科学院中医基础
理论研究所于智敏研究员

笔者对于陆老的学术思想仰慕已久，虽多年遥闻高论，但"心向往之而不能至"，对先生之学说，不敢有丝毫增损，只能是"坐观垂钓者，徒有羡鱼情"；对先生之意义，虽敢斗胆探寻，但又"谈何容易"？"断流治水，可以鉴形；柱头木屑，曾利兵家"，是所愿也。

所谓意义，是人对自然或社会的认识，是人给对象赋予的含义，是人类以符号形式传递和交流的精神内容。人类在传播活动中交流的一切精神内容，包括意向、意思、意图、认识、观念等，都包括在意义的范围之中。

意义又分一般意义和重大意义，本文对陆广莘先生意义的研究，主要限定在一般意义上。

1. 理论彻底才能征服人

我认为陆老所发明、提出的健康医学也好、生生之气也好，是一种成熟理论、是一种彻底的理论。他诠释了中医学之道，指明了中医学发展之路，即健康医学之路，分析了现代医学发展出现的危机，指出单纯补充、对抗这种除恶务尽做法带来的弊端，揭示了"与万物浮沉于生长之门"的自然生态奥秘，印证了"理论彻底才能征服人"的论断。

今天，陆老的生态医学思想、"中医学之道"、健病之变思想等等之所以能够得到学界专家的认可，能够以"中医哲学家"荣膺"国医大师"称号，说明这几十年来陆老淡泊名利，在理论探寻上进行追求，使这个理论做得比较彻底、深刻和完善。

2. 没有理论思维是可怜的

恩格斯说："一个民族想要站在科学的最高峰，就一刻也不能没有理论思维"。长期以来，社会一直有一种观点，认为中医是经验医学。陆老坚持认为，中医不是单纯意义上的经验医学，而是理论医学。中医学作为理论医学的突出特点，就是把以往医学实践中成功的经验和失败的教训进行总结归纳，最后上升到理论，形成这一学科的概念、原理、规律、法则，使我们能够应用理论的指导和推理，来解决实际问题，其中包括以往还没有出现的问题。

为此，陆老进行了深入的思考，并提炼出一些相关概念作为理论支撑。这些概念对提升我们这个学科的理论水平是一件大事。因为对于任何的学科来说，没有一种理论思维是非常可怜的，它的整体水平、整体层次是提高不上去的。

陆老的《中医学之道》里可谓俯拾皆是，我们可以清晰、明显地感受到。陆老这个学说的提出，对提高中医的理论层次起到了很大的作用。

3. 概念误解会影响整个理论体系

在研究中医的过程中，如果几个重要概念发生了错误，整个的理论体系都会出现问题。陆老提出的"中医研究"、"研究中医"问题长期以来被人议论。实际上，对这个问题的明确，关乎中医学的发展方向。一段时间以来，正是中医研究失去了主体自我发展，才处于一种"被研究"、"被发展"的尴尬境地。从这个意义上来说，这是陆老的远见卓识与高明之处。

此外，关于中医是健康医学还是疾病医学，中医科学还是不科学之争等诸多问题，这些都是对中医发展非常重要的概念。陆老在提出健康医学概念的同时，对这几个概念进行了一个清晰的辨析，使得整个理论体系大厦的根基都建立得牢固和深刻。

4. 概念研究要求新求准

陆老早年侧重于读书、思考、做笔记，不以论著数量见长。成为"国医大师"后书出了很多。我仔细研究了一下陆老，陆老在早年是很少写东西的。但20世纪60年代初期发表的"命门元气"问题、"王履学术思想研究"两篇论文，目前已经成为陆老标志性成果的扛鼎之作。通过学习陆老的思想我体会到，陆老所从事的研究，突出特点是强调概念不刻意追求创新，但是要求绝对追求准确。有了准确的概念，就不用创造新的概念了。所以，生生之气、生生之道、生生之效、聚毒药以供医事之"聚"等，其实都是原有的概念。但是，通过陆老的思考和理论重建，对其进行一个精细的表述。他没有提出新的概念，而是对原有的概念赋予一个全新的内涵。

这一点给我们一个启示：理论研究如果没有新的见解，写那么多的论文是没用的。理论研究追求创新，但不能刻意求新。

5. 理论的地基要打到单细胞水平

构建一个学科，提出一种学说、一种假说，理论的根基必须牢固坚实，这是根本。陆老对理论认识的深度、对健康医学概念的描述，他的地基可以说达到了单细胞的水平，单细胞是细胞生存的一种，它没有复杂的结构，只有一种应激反应。

单细胞生物只由单个细胞组成，个体微小，全部生命活动在一个细胞内完成。根据"细胞→组织→器官→系统→个体"这种层层的递进与进化关系，我觉得中医理论就像是单细胞生物。因为它对外界的反应非常简单迅速，不会对外界来的信息做以什么加工与探讨，不会分析一件事情的更深层次的东西，它的逻辑通常像单细胞的结构一样简单，有刺激即反应，有需求就提供。根据其既有的理论推演与诊疗经验解决实际问题。

对于许多问题的解决，常常因为简单的思考而成功，也会因为复杂的思考问题而失败。这一点，可以从中医治疗艾滋病、非典、甲流等诸多现代难治病中得到验证。中医学是个整体，需要全面系统的继承。不经过全面系统的继承就试图实现跨越式的创新，基本上是不可能的，除非你是个天才。

6. 专业技能是利益众生的增上缘

孟庆云所长对陆老的工作经历总结为"三变"，这一点我也深表敬意。陆老的工作经历也印证了佛学所说的一句话："专业技能是菩萨利益众生的增上缘"。陆老早年从事临床工作，后来又转为理论研究，现在当了国医大师，特别是当了国医大师以后勇于临床，他也告诉我们，我们在从事医学这个行业的同时，光有理论、光有理念而没有技术是不够的，一定要做到理论和实践结合，这一点在陆老的身上可以体现得尤为明确。

陆老也以实际行动回答了某种观点："理论是高层次的，临床是低层次的"；"理论研究没有出路"；"理论研究就是钻故纸堆"等等。几十年来一直为中医的事业、为健康医学构建奔走呼吁；每周出门诊，挂普通号，为大家谋福利，这一点是体现得特别明显。

7. 至道无难，惟嫌拣择

昔赵州禅师有云："至道无难，惟嫌拣择。但莫憎爱，洞然明白。"意思是说，要证悟至高无上的大道没有什么难处，只要我们在日常参与中不去分别挑选，不受爱憎取舍，直心而应，无所住著，大道就在眼前了。

陆老之于"中医学之道"浸淫数十年，其间历经困苦与磨难，真可谓："一路行遍天下，无人识得，尽皆起谤。"（义玄禅师）但先生处世治学，不以无人而不芳，不以窘困而改节。印证了"天下事有难易乎？为之，则难者亦易矣；不为，则易者亦难矣"之理。

对于陆老的人格，我觉得陆老这么多年不求名利，追求学术，一心向道，体现了"知识无涯，可多可少；灵魂只有一个，不能让它枯萎"的大医之"神"。

"重筑中华医魂"、"中医学之道"的提出，实际上这是陆老思想永不枯萎、思考永不停滞的体现。

陆老一生很坎坷，但是陆老有一种坚定的信念，把这个事业一直开创出千千万万的大道。这是对他人格的探寻。

8. 心通于道，神会心解

实际上，我们在对陆老意义的探寻上，往往注重他的学术思想与学术观点，对于其心性、心灵的探寻未受到关注。"心通于道，神会心解"或为陆老的不传之秘。

《黄帝阴符经》："天性，人心；人心，机也"。大智慧的存在应该是将自己融入自然万物中，所以圣人以百姓心为心，以慈爱万物为自己存在的根本。所以要想立于天地之间而长生久视，首先在于对自身的心性认识和把握，不可以离开人心和人性。

陆老之于"中医学之道"参悟既久，心驰神往，心旷神怡，心领神会，心悦诚服，心甘情愿。心者道也，体悟日深，淡泊宁静，心无杂念，心通于道，以至心愈远而道愈近，心愈舍而道愈得。此之谓也。

陆老对自己坚忍不拔的精神，吃苦耐劳、勤奋思考、读书善变、继承创新等方面说得很少甚至缄口不言，我觉得这是我们最需要了解的。因为榜样楷模能够起到的作用就是澄清事实真相，陆老用自己的实际行动、用他的学术思想告诉我们中医的真相、中医学问的真相和做人的真相，应该是我今后做人做事

的一个榜样和楷模。我们搞基础理论研究的，应该以陆老为榜样、为楷模。

总之，探寻陆广莘先生的意义是件难事。然葛洪《神仙传·蓟子训》有云："性好清澹，常闲居读易，小小作文，皆有意义。"陆广莘先生的学问，"如燕处幽堂之深邃"。愿本文如泰山之抔土，江河之涓滴，亦所谓"小小作文，皆有意义"。《左传·襄公二十四年》："太上立德，其次立功，其次立言"。探寻陆广莘先生的意义，较之研究国医大师的意义要有意义得多。这也是本文研究陆广莘先生意义的意义所在。

古之学者为己，今之学者为人。学习的终极目的是提高自己的精神境界，使自己成为一个真正的人，使自己的德行提升，这是"为己"。如果学习是为了取悦于人，追名逐利，沽名钓誉，哗众取宠，则是"为人"。真正尊崇学问的人，是为了心灵的建树；真正做学问的人，是学会一种把握幸福的能力，学会让自己成为一个有知识、有教养的忠诚的公民，让自己在这个社会上安身立命，完成自我角色的建立和提升。陆广莘先生为学甘之若饴。而当今学人工作身心俱疲的根源概源于此。

意义就是一件事情对其他事物的影响；重大意义就是一件事情对其他事物的重大影响。因此，对陆广莘先生重大意义的探寻，有关陆广莘先生此重大意义的研究，则留待先生的门人弟子阐扬发挥。

陆老在国医大师中的独特性

海霞

陆老豁达的胸怀、锲而不舍的追求、一丝不苟的治学态度，不但使他成为国医大师、一代中医大家，也使他虽年逾八旬，但身体健康、精神矍铄，思维敏捷。

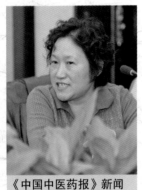

《中国中医药报》新闻编辑部主任海霞教授

近些年来，我与国医大师陆广莘有过一些接触。在采访、开会等活动中，我感触最突出的一点是，陆老在国医大师里面是非常独特的一位。

1. 陆老独到的学术思想

我于2002年第一次听陆老讲课，其后多次在不同场合听陆老讲他的学术观点，一直到现在，这方面的体会很深。最早听陆老讲课，他的许多观点是以前没有听到过的，觉得非常深奥难懂。我也了解到，有不少的编辑、记者采访过陆老，他们按照已有的思维方式和知识内容去理解陆老的观点，许多地方领会不了。

我是学中医出身的，在中医药院校从事中医基础理论教学、科研、临床近20年，在报社从事中医药新闻宣传工作后，也时刻关注中医药学术发展，尤其是中医基础理论学科。陆老曾送我一本2000年由人民卫生出版社出版的他的中医理论专著《中医学之道》，我经常翻阅，尤其是在编审稿件时当有文章提及陆老及其学术思想时就拿出查对，这样在不知不觉中对陆老的学术思想的理解有所加深。

2008年，当代中医药发展研究中心组织撰写《中华中医昆仑》丛书，为我国近现代百余年来150位有建树和代表性的著名中医药学家出版传记，我接受了采写陆老的任务。2009年，人力资源和社会保障部、卫生部、国家中医药管理局三部门组织评选首届"国医大师"，陆老获"国医大师"称号。我报组织策划了《走进国医大师》系列报道，我由于正在写《中华中医昆仑》丛书中陆老的传记，所以主动承担了此系列报道中采写陆老的任务。

由于这两项任务，我多次到陆老家和诊室，反复聆听陆老讲他的学术思想，看他的临床诊疗过程，同时迫使我静下心来一点一点看他的学术文章，想从中学习和理解其学术思想的核心、层次和发展脉络。这个过程很"折磨"我，因为陆老知识渊博，学术思想超前高深，一些见解很难被我们这些已被固化了思维的人接受。如他高屋建瓴地指出中医学的本质属性为健康医学，尖锐地剖析百年中医困惑的根结，勇敢地提出重建中医主体价值体系的主张，等等。这些观点的提出确实像陆老一生坚守的信念"卓然自立"一样使他有别于其他人。

虽然我说这个过程很"折磨"我，但在这个过程中我学了很多东西。我在中医药新闻宣传工作中，对中医学术内容的了解多是蜻蜓点水，虽有涉猎宽度但缺乏深度。陆老对中医非常独到、深刻的认识和挖掘，经今天来的多学科、多领域院士、专家的解读、评价，又使我收获巨大。

2.陆老的人生经历和治学精神

陆老的学习经历、工作经历不同于其他国医大师，成为一代国医大师的人生历程能给我们许多启示。

张伯礼院士说，陆老始终坚持中医临床与理论研究相结合，坚持中医研究与中国文化、哲学研究的结合，坚持中西医并重，倡导继承并勇于创新，长期致力于中医学在现代环境中的卓然自立和主体发展。陆老的这一学术特点与他师出名门、汇通中西的学习和工作经历密不可分，是他对中医、对真理执着追求的体现。

陆老善于思考，勤于思考，也很敏感。他政治敏感性很强、政策敏感性很强、学术敏感性也很强，可以说陆老是忧国、忧民、忧中医啊，这一点我们很多中医专家做不到，许多人仅仅满足于埋头做学问。陆老有宽广的胸怀和超前的眼光，这点是他成为大家的重要素质。如果我们在培养和发现人才时注意这方面的重点培养和挖掘，我们可能会出更多的国医大师。

陆老的成长之路对我们有很多启发。有同样经历的人也有，但是为什么没有成为专家、没有成为大师呢？我们应该总结一下，找出陆老成为大师的外在、内在因素，也是我们研讨陆老"中医学之道"的另一个收获。

3.陆老的为人和养生方法

陆老的学术成就和治学精神让人敬仰，他的人品也是有口皆碑。陆老在为人处事上也具有大师的风范，是我们的楷模。他平易、和蔼、热情、细心，有一年冬天我去见陆老，陆老首先关心地问我冷不冷、有没有穿大衣。这个细节体现了国医大师的风度，也体现出国医大师的胸怀。

陆老在学术上追求的标准很高，在

个人需求上却很低。可以这样说，他的个人需求是向下、向内、向俭，就是节俭和低调，而在学术追求上则是向上、向外、永无止境。这可能也是他取得成就和健康长寿的一个重要因素吧。

陆老豁达的胸怀、锲而不舍的追求、一丝不苟的治学态度，不但使他成为国医大师、一代中医大家，也使他虽年逾八旬，但身体健康、精神矍铄、思维敏捷。陆老的养生态度、方法与他的为人、治学都有关联，他把中医理论贯穿到自身养生实践中，他本身就是中医健康医学的倡导者、实践者，也是受益者。

另外，一些不了解陆老的人以为陆老只是一个理论学家，其实陆老还是当代卓有成就的临床家。如果将陆老的一病一案及时记录、整理、分析、出版，可更好地继承、挖掘、弘扬陆老的学术思想，使更多的人学习和运用陆老的学术思想。

以上是我的一些粗浅体会，以后我有机会还要继续向陆老学习，并借助《中国中医药报》这个平台大力宣传国医大师、宣传中医专家、宣传中医理念和中医药文化。谢谢大家！

中医学人需要内在超越

徐世杰

陆老的"生生之道"、"中医学之道"，一讲就是几十年，陆老仍然自称是少数派，可见一个学说，尤其是具有前瞻性的学说、理论，往往不会马上得到大家的认同。不光是我们中医界，很多学科都有这种现象。

很羡慕陆老有这么多的朋友来参加"中医学之道"的学术论坛，也很高兴有这么多的人关心中医学的发展。包括两位院士在内的各位老师谈的都非常全面，好的方面我就不再赘言了。这里我主要想谈谈自己的一点想法。大家都非常关注陆老的学术成就，我想陆老取得的成就也有一个过程，他的成长过程、取得成就的背后是什么支持他的？我觉得这是个非常有意思的话题，也是应该加以注意的，对这方面的探讨，包括他的历史背景和学术背景、成长历程，对当代，甚至对后世，对我们这些年轻人有什么启示，我觉得这个是非常重要的。我一直坚持认为中医学要发展，或者新理论的建立，都是需要积累的，可能不是一个人，也可能不是一代人，甚至是几代人、几百年，需要众多中医学者的积累才能做到，我觉得不应该是急功近利。陆老的"生生之道"、"中医学之道"，一讲就是几十年，陆老仍然自称是少数派，可见一个学说，尤其是具有前瞻性的学说、理论，往往不会马上得到大家的认同。不光是我们中医界，很多学科都有这种现象。

现在大家都非常提倡多学科，包括清华大学、社会科学院的老师都参与到我们中医的研究当中，我觉得这是一件值得高兴的事。不过我个人认为：再多的其他学科的努力也代替不了中医行业自身的努力。有一本余英时先生的论著辑要叫做《内在超越之路》，中医学需要

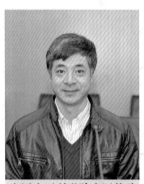

中国中医科学院中医基础
理论研究所副所长徐世杰

内在超越，中医学人需要内在超越。陆老和我们不一样，他先学了中医，然后又到北医学习西医，而且在西医圈儿里一呆就是30年。我们周围很多学中医的人，一有机会就转行了，甚至想方设法"漂白"自己的中医背景，而陆老能矢志不渝，后来又回归中医队伍，是一种信仰在支撑他，是一种使命感在召唤他！没有这种自觉，没有这种自信是无法做到的。北京大学出版社的"美学散步丛书"中收有方东美先生的文集《生生之美》，其中"哲学三慧"一章有一段话，用以言哲学可，用以言中医亦觉恰当：

民族之气运有盛衰，哲学之潮流有涨落，盛衰涨落均非出于偶然。民族生活可划分哲学鼎盛期与哲学衰微期。复兴民族生命，必自引发哲学智慧始，哲学家不幸生于衰世，其精神必须高瞻远瞩，超越时代以拯救时代之隳堕。

上午王永炎院士提出圆融和合，其中颇多精深之意。方先生文中多有精彩论述，请看下面这段话：国历代圣王明君，建国治人，立政教众，必尚中和。自唐尧以降，内之平章百姓，外之协和万邦，皆以允执厥中，保合大和，顺天应人之道本为榘矱。《易》所垂诫，《诗》所歌咏，《书》所诏诰，《礼》所敷陈，以及《春秋》之训示，诸子之阐述，莫不以中和建国为盛德，其故盖可知矣。

他还说："中国慧体为一种充量和谐，交响和谐。慧相为尔我相待，彼是相因，两极相应，内外相孚。慧用为创

建各种文化价值之标准，所谓同情交感之中道。道不方不隅，不滞不流，无偏无颇，无障无碍，是故谓之中。"

他山之石，可以攻玉，"功夫在诗外"，多读一些文史哲的东西对我们学习中医、弘扬中医也有不可忽视的作用。除了生生之道，我们也能联想到生生之德、生生之美。

现在从国家层面提倡文化建设，提倡文化自觉、文化自信和文化自强。我觉得中医学人现在更应该强调文化自信、自觉；我想中医要尊重自身的发展规律，今天很多老师也已提到过。学习书法的人知道，古人有一种说法"人有多高，书有多高"，不只是说你的志向高了以后，你会达到更高的成就；而是说到了一定阶段，这时看的不再是你的技艺水平，而是看你的道德水准，看你的道德情操。我觉得年轻人应该把弘扬中医作为一种历史使命，把我们中医学发展得更好，从研究方法和学术积累，像陆老这样不屈不挠，经过很长时间的积累，我们的中医学才能够得到弘扬。

四年前，陆老八十寿诞之时我写了一首诗以示祝贺，我现在仍然愿意引用这首诗表达我想说的和还没有说到的：

道曰生生力不遗，仁寿健行八秩期。
声播四海传美誉，师从三公筑厚基。
温故何必分唐汉，知新哪复计中西？
勤求博采老弥笃，学究天人称大医。

我没有做充分的准备，上面所说乃临时感言，不当之处，敬祈指正。再次感谢各位专家学者对本次论坛的支持。

中医理论建设与研究若干问题的思考

潘桂娟

中医理论建设与研究，应把服务于中医药学术和事业发展，满足人民群众对中医药服务的需求，作为全部工作的立足点和出发点。我们要遵循中医药学术发展的客观规律，保持和发扬中医药学术的特色优势，推动中医药学术的继承与创新。

陆广莘先生是中国中医科学院中医基础理论研究所的创始人之一。陆老自 20 世纪 80 年代起，就倡导中医学的"生生之道"，并将"中医理论体系研究"确立为本所的主要研究方向。陆老锲而不舍、追求中医学术真谛的精神，是值得我们后辈学人永远学习的。

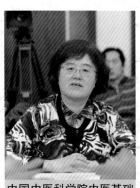

中国中医科学院中医基础
理论研究所所长潘桂娟

清代著名学者戴震指出，"道"就是"气化流行，生生不息"。"生生"，是中国文化生命精神的集中体现，中国文化讲究的是参赞天地之化育，也就是陆老常说的"与万物浮沉于生长之门"，从更为宏大的视角，提出了万物平等，"并育而不相害"。只有在这样的认知背景下，基于生命的特征，才能化害为利，化腐朽为神奇，量疾病之浅深，以物相使，进而实现生生之效，所谓"运用之妙存乎一心"。也只有基于这种中国原创的思维方式，才能真正理解中医的学术本质及陆老所倡导的"中医学之道"。陆老 40 多年来，始终倡导加强中医理论建设与研究。他曾高度评价中医理论建设与研究对于中医学术自立、自强、自信的重要意义和作用——"恢复发展中医学的科学规范，这就是科学共同体对自己的研究对象，对自己的理论体系的共同理解和熟练掌握基础上的，解决疑难问题的共同信念和共同价值观，这是系统凝聚性的基础，也是团结吸引西医和其他学科参加到中医科研中来的关键。"

中医理论是中医学术的灵魂，是中医临床实践的指南。两千多年来，建构于《黄帝内经》的中医理论体系，指导历代中医临床实践与学术创新，取得了举世公认的医学成就。中医药学术发展的历史表明，坚持中医理论指导，并在实践中不断丰富和发展中医理论，是中医药学术发展的根本保证。现代以来，中医理论的继承与创新，在多方面取得了显著的进步，但同时也存在某些亟待解决的思想认识问题。在此，笔者基于既往相关思考和对未来的展望，概要谈谈对"中医理论建设与研究"中几个基本问题的认识。

一、中医理论建设与研究中的"文化自觉"问题

"文化自觉"与"文化自信"，是关系到中华民族兴衰的重大问题。中华民族有着悠久的历史和文化，在新的时代和未来的历史进程中，如何继承和发展本民族的优秀传统文化？如何处理现代化与传统文化的关系？不仅是重要的学术问题，也是关系到中华民族如何走向未来的重大社会现实问题。社会学家费孝通先生，自 20 世纪 80 年代以来多次论及中华民族需要"文化自觉"的问题。所谓"文化自觉"，重要的是弄清本民族文化的历史源流、思想内涵、现代价值、未来走向。联想中国文化与中医的百年沉浮，深感"文化自觉"与"文化自信"，不仅是中华民族文化复兴的基础，也是中医药学术振兴与发展的关键。

1. 中国文化与中医的百年沉浮

自 19 世纪中叶开始，伴随着东方文化所面临的严峻挑战，包括传统医学在内的东方文化价值受到全面的非议和否定。在中国、日本、韩国，传统医学均遭受到或被排挤、或被取缔的命运。近百年来，西方文化冲击和影响并改变着整个世界。就中、日、韩三国传统医学在近代被排挤、取缔的境况而言，"是中西方文化冲突的悲剧，是滥用行政、法制手段以一种文化排挤另一种文化的历史典型，是人类社会在疾风暴雨的冲动年代否定民族传统文化的幼稚病，是科学发展之路山重水复、趑趄进退的折光反映"（《医道与文采》）。20 世纪以来，"现代化"与"传统文化"，在相当程度上被当作相互矛盾、相互对立的两方面来看。迄今为止，在一定程度上依然存在对传统文化的荒疏、淡漠，对中医理论的轻视、曲解的现象。因此，如何认识和阐发中医理论体系的思想内涵与现代价值？如何正确判定中医理论建设与研究的根本走向？可谓至关重要。

2. 在"文化自觉"中溯本求源

中国文化渗透在中医学理论体系和临床实践的各个方面，中医学的思维方式和理论体系，与中国传统文化一脉相承，特别是与道学更有着直接的内在联系。道学，是达古今之变，究天人之际，探讨自然、社会与人生规律的学问。中医学是运用阴阳五行等象数理论，来研究人体生命运动及其调控规律的学科。

中医学之所以能历千年而不衰，是因为它以"道"为本，兼容百家，执形而上之"道"，用形而下之"术"，"术"可变而"道"终不变，始终遵循着"人法地，地法天，天法道，道法自然"的基本法则，坚持不懈地研究人类生、长、壮、老、已的生命规律。总之，中医理论建设与研究，若忽略中国传统文化，轻视道学对中医理论形成与发展的影响，则是自行断绝中医药学术传承的根柢。因为，包括道学、中医学在内的中国文化，不是已经消逝的遥远记忆，而是贯通中华民族精神与智慧的千古命脉之所在。

3. 在"文化自觉"中潜心悟道

中医学理论的思维方式，是中医学术的精髓，尤其是中医临床实践的灵魂。思维方式是中医药学术的内核，是中医药学术的真正生命力所在，中医思维方式的存续是中医药学术存续的标志。在中国文化中，居于主导地位的始终是整体思维，"天人合一"成为最普遍的、最基本的观念，构成了中国传统思维的基本立足点。中医学从"天人合一"观念出发，以"整体思维"模式立论，创立了独特的自然观、生命观、人体观、疾病观及养生、防治的圆机活法。中医学与近现代西方医学最根本的区别，是各自文化背景所导致的思维方式的区别，是思维方式导致的认识论和方法论的区别。如果不理解中国文化的思维方式，不研究中医理论与中国文化在思维方式上的内在联系，必然难以真正认识

和理解中医学之道，更谈不上运用中医理论去解决临床问题。研究中医学的思维方式，不仅关系到如何理解过去的问题，更重要的是关系到如何创造未来。

4. 在"文化自觉"中卓然自立

在中国文化的沃土上，中医学自古以来就是一条容纳百川的学术长河，而且生生不息地世代传承两千余年。但近百年来，中医学成为一个被质疑、被审视的学科，中医学理论是被质疑、被审视、被验证的思想体系。一百年来，在中国文化衰落的大势中，中医学失去了原本健康生存的气候、环境与土壤，始终处于东西方文化撞击的漩涡中，或者说在一定程度上失去了学科主体性。当前，首先需要通过"文化自觉"，实现对中医理论体系的"自知之明"，全面树立和强化学科主体意识。这是中医学科主体性能够存续，并在学术上与其他学科平等交流与相互促进的基本前提。如近代中医学家章次公先生所说，"欲求融合，必先求我之卓然自立"。中医学术界只有通过"文化自觉"，获得对本学科理论的"文化自信"和"自知之明"，才能在多元文化并存的时代，把握中医学的历史方位和根本走向，实现自强自立、生生不息、健康发展。

二、中医理论建设与研究中的"以人为本"方针

中国科学院原副院长竺可桢先生，曾主张要从五个方面来衡量一门学科是否成熟，即：一要有一大批高素质的专

业科学家；二要有学科本身的理论体系；三要应用具有本门学科特点的方法；四要在为国民经济服务中发挥非其他学科所能替代的作用；五要有大量本门学科成果资料的积累。这五方面的尺度是相互联系的，其中成果出版发行的数量和质量显然是最具体的衡量标准。上述认识，对于中医学科的人才队伍建设和理论建设与研究，有着重要的参考和借鉴意义。

任何学科的理论建设与研究，都是具有独特规律的创造性精神劳动。中医理论的建设与研究，同样是辨章学术、提升思想、启迪智慧的重要工作。中医理论的建设与研究，直接关系到中医药学术的继承与创新，关系到中医药事业能否可持续发展，是重塑"中华医魂"的系统工程。人才是学术发展最重要的资源，中医理论的建设与研究，人才是根本。开辟中医理论发展的新境界，呼唤着一批高素质的理论人才，呼唤着一批中医理论大家。当前和未来，是需要中医理论人才和中医理论大家的关键时期，也是能够产生中医理论人才和中医理论大家的重要时期。

我们要加倍珍惜这一难得的历史机遇，加大对中医理论建设与研究人才的培养力度，重视中医优秀理论研究人才的遴选和支持，在全国凝聚具有较高素质、有志于从事中医理论建设与研究的人才，努力建设一支学风正、业务精的中医理论建设与研究队伍。通过中医理论建设与研究的实践，造就学贯古今、

学术上有影响的中医理论大家及中医理论研究与建设的领军人物和骨干人才。未来，中医理论建设与研究工作者应增强学术使命感、社会责任感，认真思考研究成果的学术价值和社会贡献，真正做到对学术负责、对社会负责、对历史负责。要坚定中医学术信念，认真钻研中医理论，善于运用中医理论认识人类的健康与疾病问题，自觉地把中医的观念、理论、思维，贯穿到基础研究、临床实践、教书育人、决策管理之中。

在中医理论人才队伍建设过程中，要树立求真务实的精神，弘扬崇高的学术道德，把做人、做事、做学问统一起来；要大力提倡严谨治学、潜心研究，反对急功近利、心浮气躁；提倡深入实际，反对闭门造车；提倡淡泊名利，反对沽名钓誉，努力创造符合时代要求，经得起历史检验的中医理论研究精品力作。

三、中医理论建设与研究中的"主体发展"战略

1. 加强中医学理论体系的建设与研究

中医学理论体系，起源于中国原创思维，奠基于长期临床实践，建构于《黄帝内经》，发展于历代各家的学术创新；充分展现了中华民族的自然观、生命观、健康观、疾病观，具体地回答了人类养生保健、防病治病的基本问题，有效地指导了历代医家的临床实践。在现代科学文化背景下，如何准确而深刻地认识、全面而系统地阐明中医学理论体系的丰

富内涵和实践规律，促进其正确认知与应用、健康传承与发展，是中医理论体系建设与研究要面对的重大问题。因此，要基于中医经典和古今医家学术思想，在梳理理论源流、总结理论创新、阐发理论内涵、完善理论结构、诠释理论概念、规范理论表述、促进理论应用、纠正理论误读、防止理论异化等方面，开展全面而深入的研究，开辟中医理论发展的新境界。

2. 加强基于临床实践的中医理论研究

基于临床实践的中医理论研究，要切实运用中医思维认识和解决临床实际问题，善于把对临床实际问题的观察与研究，提高到理性和理论的高度；根据中医学的基本原理与法则，探索如何解决临床新问题；根据临床实践的成功经验，总结新规律，提出新理论。同时，要基于中医经典的理论指导，结合古今医家的诊疗思想和实践经验，开展对中医临床各科诊疗理论的深入研究与系统建构；加强对常见多发疾病中医预防与诊疗的理论研究，总结其临床预防与诊疗的规律与法则，提升中医药临床防治的水平和能力。为加强中医医疗服务体系建设，培养通晓中医理论的优秀临床人才，发展中医预防保健服务，提供中医理论支持。

3. 加强中医发展重大问题的理论研究

中医理论研究的重要意义，在于深入研究并回答重大现实问题，在研究和回答时代难题中体现自身的价值，实现自身的发展。每个时代的中医药学术发展，都有各种现实问题。历代医家从中医学的基本原理出发，准确地认识和解决这些问题，促进了中医理论的传承与创新。现在，中医药学术与中医药事业的发展正处于关键阶段，医、教、研等各方面的新情况、新问题层出不穷，一系列新的实践经验需要进行理论提炼和理论概括，一系列热点、难点问题需要理论研究解疑释惑。因此，中医理论研究要把研究回答重大现实问题作为主攻方向之一，充分发挥中医理论指导发展实践，回答时代发展难题的作用。

四、中医理论建设与研究的主要目标与任务

中医理论建设与研究，应基于古今文献、临床实践、科学研究，以理论思维为主导，探索人类健康与疾病的本质，发现和总结人类生、长、壮、老、已的规律，不断深化中医学对健康与疾病及其调控法则的理性认识水平，不断丰富和完善中医学理论体系，为提高中医养生与防治的能力提供理论指导。笔者认为，当前中医理论建设与研究的重点任务，主要有以下几个方面：

1. 中医理论溯源研究

（1）中医哲学基础研究：深入阐释中国优秀传统文化，对中医理论建构与发展的影响；全面解析中医学理论与中国哲学的内在联系；研究历代医家如何从富有中国文化特色和哲理的中医诊

疗思想出发，解决临床预防、治疗和养生的复杂问题；阐明中医理论的历史源流、现代价值及未来走向，提出解决问题的思路与方法。

（2）中医理论发生研究：中医理论是历经长期学术积淀和实践检验的知识体系。要基于社会、人文、科技、经济等背景，多视角、多层面、多学科结合，开展中医理论的"发生学"研究。对中医理论的发生发展过程，进行动态的考察，深入考证中医理论发生和形成的基础和复杂过程，并予以正确诠释和阐明。

（3）中医理论创新研究：基于中医经典理论以及古今医家、学术流派的理论创新成就，全面研讨中医理论的继承与发展的演化历程，深刻认识中医理论的知识特征；对中医理论创新的规律与模式，进行深入的解析与说明。

2. 中医理论归真研究

（1）中医经典理论研究：加强对《黄帝内经》等经典著作及其历代注释本的理论研究，提炼和总结其理论精髓及创新性理论。通过中医经典理论的系统整理和深入研究，为保持和发展中医药学术体系优势与特色，坚持中医药学术自身发展规律提供理论支撑。

（2）医家学术思想研究：系统整理与研究中医医家及学术流派的学术思想，理清各种学说的学术渊源与历史沿革；明确不同医家对中医学术继承与创新的影响；学习与研究历代著名医家的著作与医案，深入挖掘学术思想内涵，总结其临床诊疗特点。

（3）中医理论诠释研究：深入考证中医理论概念的历史沿革、临床运用，进行确切的定义和诠释；揭示中医理论概念之间的复杂相关性，实现中医理论概念的准确表达、正确理解与合理运用。基于中医经典理论和历代医家的学术思想与临床实践，全面发掘、系统整理、深入研究、充分阐明中医理论的核心内容。

（4）中医思维方式研究：总结代表中医经典、代表医家和学术流派的思维特征；开展中医思维方式的核心观念研究、基本模式研究、思维模型研究，分析中医思维方式的认识论根源与特点；阐明中国原创思维方式，对中医理论建构及临床实践的影响。

3. 中医理论建构研究

（1）中医理论体系的框架结构研究：系统疏理中医理论体系的框架结构，明确中医理论体系的基本范畴；逐步形成专业术语统一、概念内涵与外延清楚、理论层次明确、表述严谨的中医理论概念体系，进而丰富和完善中医理论体系。

（2）中医学术重大创新的理论升华：研究和总结中医学术发展史上的重大理论创新，分析其实践基础、创新背景、创新规律、创新类型及临床应用。针对当代中医基础理论研究、中医药防治重大疾病临床研究及中医诊疗实践中的重大学术创新，进行理论升华和理论建构研究，提出和阐明中医理论的新概念、新原理、新规律、新法则。

（3）中医临床诊疗模式与方案构

建：基于中医临床常见病证及现代医学重大疑难疾病，开展中医临床辨证论治理论思维模式与特点的深入研究，创新临床应用理论。有针对性地深入解析与阐释中医诊疗的思维方式、认知规律与应用法则，构建中医理论指导下的临床诊疗模式和相关诊疗方案。

综上所述，中医理论建设与研究，应把服务于中医药学术和事业发展，满足人民群众对中医药服务的需求，作为全部工作的立足点和出发点。我们要遵循中医药学术发展的客观规律，保持和发扬中医药学术的特色优势，推动中医药学术的继承与创新。要充分认识加强中医理论建设与研究的重要性和紧迫性，对既往发展中存在的问题，要解放思想，实事求是，更新观念，调整思路，总结过去，面向未来，认真做好新时期的中医理论建设与研究，为中医药学术和中医药事业发展提供理论支撑。

下 篇

相关会议论文

和实生物，超越包容
——跟师陆广莘教授学习总结

黄学阳

广东省中医院血管外科

一、奠定现代中医理论基石

陆老从医60年的历程中，得多位中、西名师的指导，并在北大人民医院工作30年，学贯中西；加之其聪慧及勤勉，对中西医学均有深刻的理解及对比，使其在近30年来，不断提出新的中医理论，奠定了其在中医学术界的地位，以其博学，集各家之长，奠定了现代中医理论基石。具体表现在以下几个方面：

1. 要从疾病医学教条统治中解放出来。

早在20世纪70年代后期，陆老通过钻研国际医学动态，结合其多年的中西医临床经验，深厚的中医功底，高瞻远瞩地提出此一问题。当时仅获少数同行的认同，随着时光推移30年，此观点已为国内外的同行所接受。

1971年，前苏联提出《从哪里去寻找健康的钥匙》，感慨现代有许多疾病的发生，很奇怪却来源于医学特别是药理学的发展。及至1977年，G.L恩格尔提出了从生物医学模式，向生物－心理－社会医学模式转变的命题。80年代，陆老就敏锐地意识到现代医学的模式，正从内部开始产生变革，但此一变革将是一个较漫长的过程。作为现代中医的我们，该何去何从？为此，陆老经过深思熟虑，提出当时颇有争议的"中医研究"与"研究中医"的两个命题。在当时的中医界引起了很大的争议。随着时间的推移，证明了陆老的远见卓识。为此，陆老提出了：医学研究是干什么的？什么是医学的目的？什么是医学的本质功能？什么是医学的科学化和医学的现代化？中医学之道从哪里出发？要发现什么？实现什么？依靠什么？利用什么？发展什么？等一系列问题。

中医学对象这个"本"，决定着中医学这个"道"，也决定着中医工作者之所以成为中医的原因。中医学的对象领域是：人的自我的"生生之气"，在其与环境非我的"利害药毒"相互作用中，表现为健康和疾病相互转化的过程，是天人之际的健病之变，并不局限在疾病实体。在医疗上，要求能动地化害为利以帮助养生保健，化毒为药以帮助治病康复。故中医药是作为对人的生生之气的生命活动生存健康发展服务的方法、技术、工具。中医学又是使用环境非我物质将之转化利用为医药手段，通过"天人之际"的相互作用去实现养生治病的功能目的。1996年，WHO在《迎接21世纪的挑战》报告中庄严指出："21世纪的医学，不应该再继续以疾病为主要研究对象了，而应该以人类的健康，作为医学研究的主要方向。"这些观点的提出，进一步证实了陆老的真知灼见。

现代的人们从农学而反思医学，发现百年来依靠化学药物针对疾病的病因病理病位的对抗和补充，带来药物公害和医源性疾病。医学模式的根本转变，在于医学诊疗思想的根本转变。医学的目的难道就是要找毛病吗？诊断和治疗难道就只是发现疾病和征服疾病吗？陆老认为，21世纪的医学，要从生物医学疾病模型的教条统治下解放出来，必须做到：①从生物医学模式前进到人类医学模式；②从疾病医学模型上升到健康医学模型；③从对抗医学方法前进到生态医学方法；④从追求化学层次物质基础的医药观，上升到为人的主体开放自组演化调节的医药观；⑤从辨病认识必求于本的诊疗思想，追求"病从何来"的疾病结构本质原因性诊断认识，前进上升到为"人类健康生态目标"的养生治病实践必求于本的诊疗思想上来。

以上这些问题的提出，使我们开拓了思路，解除了思想的束缚，为中医学的今后发展指明了方向。

2. 继承性的提出：养生治病实践必求于本的诊疗思想

中西医学在关于什么是"本"这个问题上，有着各自不同的理解和追求，由此形成了各自不同的医学理论方法的学术之"道"。正所谓："你所追求的世界，就是你所理解的世界。""你追求什么，你就是什么！"

西方医学，在从文艺复兴以来的科学化和现代化发展中，学习物质科学的思维和方法，发展成为一门以疾病为对象及其对病因病理病位的认识，来决定其防治行为和效果评价的医学。陆老认为，西方医学的认知方向是向后、向下、向外的，由此发展起以病因、病理、病位为基础的疾病分类学诊疗思想体系，诊断认识要说明疾病行为的现象的本质原因和物质基础，最后归结为物理和化学的结构原理性解释。但生命是向前的，仅用物理和化学的原理远不能解释生命现象。医学根本上是为人的健康目标服务的；医学是一种人本主义的生命实践智慧学，医学本质上是一门人学。

陆老指出，决定中华医学本质功能特性的，是养生治病实践必求于本的诊疗思想和目标模式。回顾数千年的中医史，从神农时代的"尝百草之滋味，水泉之甘苦，令民知所避就"以来，"始有医药"，到《周礼》的"医师，聚毒药以供医事"，要求医师能化毒为药，化害为利，转化利用来为医疗事业服务。汉代班固的《汉书·艺文志》，把中医药的功能，定位为"方技者，皆生生之具"，是为人类生命活动的生存健康发展进化服务的方法、技术、工具。

那么，如何具体识别环境利害药毒？又如何将之转化利用为"方技者，皆生生之具"？为此提出了：养生莫若知本，治病必求于本的诊疗思想，这个"本"是养生治病实践的"目标和动力"之本。陆老提出，养生治病必求于本，必须从对象层次关系的实际出发，从天人之际相互作用的实际出发，必须从人的生生之气的状态变量及其相应的环境变量的关系实际出发；实事求是地从出入信息的"证"，去发现和发展人的生生之气这个本。陆老指出，"生生之效"是医学目标模式，是天人合德的健康生态目标。"生生之气"是人的自我实现健康和痊愈的能力，是养生治病实践依靠的内在动力。

养生治病实践必求的本，本于阴阳。阳主动，主外，主升，主出；阴主静，主内，主降，主入。阴主节制，阳主调动，阴阳就是调节，是对"升降出入"的主体开放自组演化的调节，是指向稳定和适应目标的调节。阴阳调节主体性开放出入，调节自组织演化的目标指向，调节对内实现整体稳态，调节对外实现主体适应。"阴阳"是一种稳态适应性调节的功能目标动力学理论模型。因此，健康生态目标模式是："正气存内，邪不可干"，是由于"阴平阳秘，精神乃治；精神内守，病安从来"。"察阴阳所在而调之，无问其病，以平为期"。只要实现"阴阳自和，病必自愈"。这是人的自愈能力的疗效观，实现内环境的稳定以抵抗疾病，胜于直接治疗疾病。

3. 创造性提出：人是主体开放的自组织演化调节功能目标动力系统

养生治病必求于本是中医学的诊疗思想，辨证论治是实践养生治病必求于本中医诊疗思想的"生生之道"；主旨在于发现发展人的"生生之气"这个动力，转化利用医药"生生之具"这个技术工具，帮助实现天人合德"生生之效"这个目标。其功能本质特征在于：对人的"正祛邪"抗病反应之势及其调节机制的"努力发掘"和"加以提高"。形成中医特有的：从粗守形到上守神的诊断观和疗效观，其中包含有"粗工"仅守形和"上工"应守神的价值观念。

"形者生之舍也"的整体边界屏障，从这里区分开：内和外、人和环境，自我和非我，即"形而内"的是人的自我的"生化之宇"，"形而外"的是环境非我的利害药毒，即从根本上区分了人与天，自我与非我，生命与物质。人的整体边界屏障功能控制着出入交换的开放度，顶住外部非我的压力，保证着人的自我完整性，从而使形而内的生化之宇的整体层次能够在与形而外非我的利害药毒的相互作用中，保持主体性的地位和个体性的特征。整体边界形成之日，也就是系统发生之时；相反地边界的消亡意味系统的离散："器散则分之，生化息矣"；"阴阳离决，精气乃绝"，是生命本质的"主体开放流通自组演化调节"内容的丧失。

人的整体边界上有关健病之变的出入

信息的"证"，包括了"人"的主体性反应的状态变量和"天"的环境变量。人的生生之气的健病之变的状态变量中包括：生理性的"藏象"反应，病理性的"病形"反应，以及这二者之间的互相转化。相应的环境变量中包括：有利的养生因素，有害的致病因素，有效的治疗因素，以及他们之间的相互转化。可见，辨证论治的"证"，反映了中医学对象的层次和关系实际，反映了天人之际相互作用的实际：一方面是人的主体性反应状态变量的证，另一方面是相应的环境非我利害药毒的证。状态变量中不只局限于"病形"的证，还包括"疗效"反应的证和生理反应"藏象"的证。环境变量的证中，不只局限于致病因素的病因的证，还包括相关的治疗因素的证和养生因素的证。

陆老提出，主体性开放出入表现为：①"一切对生命发生影响的东西，都是由生命体独立地决定，改变和改造的东西"。由此排斥了简单的物质世界的线性因果决定论，认为只有"察阴阳之宜"，才能"辨万物之利"。②"只有生命体才能独立地起反应。新的反应必须以它为媒介"。不像在进化层次低级阶段那样，对外部刺激源直接发生作用。这也是为什么化学疗法常常需要持续给药的原因。因此，陆老认为无论是心理反应，生理反应，乃至病理反应，药理反应，无不是生命体独立地起反应，都是为着生命体生存发展需要的自稳目标的应激性的适应性反应。

"气者，生之充也。""神者，生之制也。"中医的诊断要从粗守形的"视其外应"的辨证，前进上升到上守神的"知其内藏"神气的判断；中医的疗效观，要从粗守形的"针药治其外"的疗，前进上升到上守神的"神气应乎中"的效。

主体开放自组织演化调节的"生生之气"，是中医药作为"生生之具"的服务对象和依靠对象，是中医学持续存在和健康发展的根据所在。离开了人的"生生之气"这个目标和发展对象，也就失去了中医学继续存在和发展的根据。

二、陆老治病的整体观

陆老认为，人是有机的整体，故治疗时应"观其脉证，知犯何逆，随证治之"。既要注意局部情况，更要有整体观，才能不至于抓了芝麻，丢了西瓜。中医理论中，肺与大肠相表里，肝开窍于目等都是人体的功能模块，也体现了局部与系统，系统与整体的关系。故在临床中，不可不察人的整体性，人的主体性和人的个体性。

1. 人的整体性："形者，生之舍也；气者，生之充也；神者，生之制也"

形体是人的生生之气的容器，"升降出入，无器不有，故器者生化之宇也。"这是中国文化的有机论生命发展观。

"形"，作为"生之舍"，是生命的整体边界。"形"这个整体边界屏障功能，执行和控制着人的主体性开放出入，保证着将环境非我的物质、能量、信息，加以吸收利用来进行自我的生成自组演化以及进行整体性稳态和主体适应性的目标调节。由此，中医发现了经络腧穴现象，在针灸推拿的实践中发现：作用于局部能影响远隔部位；作用于体表可影响内脏功能；通过手法可影响其能量供应的改变，出现透天凉，烧山火等现象。

长期的针灸推拿等实践基础，深刻地影响中医后来的药学思想，体现为界面医学的特征：即通过界面全息效应，中药进行的是前体组合的间接动员调节，所谓的"针药治其外，神气应乎中"的人的整体调节机制和主体性反应的结果，并不主张长驱直入地直接针对病灶靶点。

陆老在治疗慢性疾病的过程中，娴熟地运用整体观念对疾病进行防治，以扶"正祛邪"之势，是其临床的一大特色。在此，以治疗肾病综合征为例。肾病综合征是在肾小球疾病中表现的一组证候群，以肾小球毛细血管壁对血浆球蛋白通透性明显增高为特征，临床表现有大量蛋白尿和继发于蛋白尿的低蛋白血症、水肿及高脂血症等，由于患者 IgM、IgA、C_3 沉积，所以现代医学倾向于认为该病是自身免疫性疾病。目前西医治疗主要是：糖皮质激素的使用；免疫抑制剂如氮芥、环磷酰胺、硫唑嘌呤等直接的对抗和抑制。由于病因不明确，目前西医治疗是对症而非对因治疗，临床效果不理想，且副作用大。

陆老认为，该病"其本在肾，其末在肺"，故临床上见患者头面部、四肢水肿明显，怕冷、四肢不温等肾阳虚衰之表现。水肿其实是全身气化功能障碍的一种表现，涉及多个脏腑，正如《景岳全书·肿胀》篇指出："凡水肿等证，乃肺脾肾之脏相干之病，盖水为至阴，故其本在肾；水化于气，故其标在肺；水唯畏土，故其制在脾。今肺虚则气不化精而化水，脾虚则土不制水而反克，肾虚则水无所主而妄行……"。既然患者是全身气化功能障碍，脏腑机能低下而导致的疾病，故治疗时应采取多种手段，扶助患者的正气，增强其"正祛邪"的能力，使患者的内环境达到新的较低水平的平衡，使气化功能慢慢恢复正常，以达到恢复健康的目的。具体方法如下：

（1）心理治疗：该类患者都是久病之人，四处求医多时，耗资不菲，无论精神上和肉体上都承受着极大的痛苦和压力。因此，解开患者心中的结就很关键。为此，每次病人来诊时，陆老都耐心地做一番开导和鼓励，把该病的缘由用病人能听得懂的语言告知病人，以取得患者的信任，使治疗有连续性。这就要求医者有高尚的医德，急病人所急，想患者所想，真正取得患者的信任；还必须有深厚的医学底蕴和高超的驾驭语言的能力，正所谓"良言一句三冬暖"。许多病人听后即消除了疑虑，树立了战胜疾病的信心。其实这相当于取得了安慰剂的效果。

（2）常用药物和思路：对于此类患者，陆老常用的药物有：生北芪、苍术、防风、山楂、柴胡、仙灵脾、桂枝、枳壳、赤芍、瓜蒌、石斛、牛膝、车前子、生地、薏仁、路路通、乌梅、五味子、浮小麦、大枣、炙甘草等。方中包括了瓜石汤，玉屏风散，四逆散，排脓散，过敏煎，甘麦大枣汤，四妙散等。

陆老认为，瓜石汤，甘麦大枣汤对神经内分泌系统有较好的调节作用，两方合用尤其如此；由于肝肾同源，通过用酸甘入肝温补肝阴而达到补肾的目的；此外，甘味补益和中而入脾，使后天之本恢复，为先天之本提供能源，又起到培土生金的作用。其中并未使用峻猛的药物，乃因患者全身功能低下，病程长，"其病久，其去必迟"。如果采用大攻大补的药物，反而会加重内环境的紊乱，不利于患者阴阳平衡的恢复。

"久而增气，物化之常；气增而久，夭之由也。"人都有自我痊愈能力，肾病综合证患者免疫复合物的增多，是其清除或分解的能力不足，所以我们是助其完成而非采取压制和代替的办法，通过提高患者的整体的气化功能，扶其"正祛邪"之势，达到向健康转化的目的。

（3）花椒水泡脚：我们知道，脚上有大量的穴位，也是六经汇合的地方，用热花椒水泡脚后，患者会出一身汗，不但促进了患者的血液循环，提高免疫功能，而且加强了患者的皮肤排泄能力，增加邪毒的清除。

（4）每天热水擦澡：嘱患者每天洗澡时用热毛巾搓背，擦胸骨，以汗出、局部和全身发热为度。背部为督脉所在，前胸为任脉所经之处：督脉"总督诸阳"，任脉为"诸阴之海"，冲、任、督之脉一源而三歧，与肝肾等脏关系密切，通过擦澡刺激任、督脉而提高患者的免疫能力。

现代医学也证实，擦搓胸骨、背脊，确能提高患者的非特异性免疫力，从而达到抵抗疾病，促进健康的目的。

（5）调情态：开导患者，使之放下心中的包袱，保持心情舒畅，坦然面对疾病，使病人的内环境处于一个较平稳而非激烈动荡的状态。如陆老经常要求患者做到："干、暖、慢、欢"，也是对患者的一种期望。

"干"就是吃干饭，要细嚼慢咽；"暖"就是要注意保暖，避免感受外邪；"慢"就是要求患者做事不急躁，保持平和的心态；"欢"就是要心情舒畅，乐观面对疾病，不能心灰意冷。

（6）防复发的方法：经过一段时间的治疗后，病情处于较平稳的状态，继续治疗时要注意防止病情反复，以及注意避免容易引起患者病情变化的因素。常用的方法和方药：①平稳期视具体情况服用乌鸡白凤丸、六味地黄丸、防风通圣散等；②注意气候变化，防感冒，以免引起肾炎新的发作或加重，适当多饮水。

总的来说，陆老治疗该病除采用辨证使用中药内服外，还采取心理治疗和提高人体整体边界的防御功能、排泄功能的多种防治手段，而非单打一的治疗，这是其整体观念指导临床的体现。其防复发的观点，与中医的"上工治未病"的思想是吻合的。从整体上看，陆老通过减轻肾的负担、增加代谢产物的排泄、树立患者抗病的信心等手法，充分调动一切有利于患者康复的手段来对付疾病，真正做到扶"正祛邪"。

陆老常告诫我们，作为医生应该有包容心，对于现代医学的东西或别的医生作出的有利于病人的治疗方案，采取包容的方法，都可归纳到我的整体治疗的框架内为我所用，以求达到阴阳在健康层次上的新的平衡。表现出名家的风范和胸襟。

2. 关于人的主体性

陆老认为，人是一个"升降出入，生化之宇"的主体性开放进行自组织演化和实现稳态适应性目标调节的生生化化系统。这样就摈弃了外界因素的线性因果决定论，包括：病因决定论，药物有效成分决定论和营养成分决定论。

在2003年"非典"期间，陆老认为该病是由于"病邪"从口鼻长驱直入所致。"邪之所凑，其气必虚"，"最虚之处，必是容邪之所"，既然病邪直犯上焦，那就可采取提高上呼吸道黏膜的屏障功能来达到拒邪于外的目的。当时的采访记者要求陆老开个预防"非典"的药方，陆老从人的主体性的思路出发，相信人的防御功能，建议人们用一把芫荽，二只白萝卜，三个陈皮，四片生姜，五根生葱，熬水一家人喝，每周2~3次。结果内蒙古一带的白萝卜卖到6元一斤。后来查阅资料表明，白萝卜和生葱可促使人体产生内源性干扰素。较之直接使用外源性干扰素来得高明。

3. 人的个体性

每个生命体都有自己的生命历程，包括体质因素、后天培养的性格因素，都属

自己主体性开放出入流通自组演化过程及其稳态适应性调节特点。具体问题具体分析对待，就要"目有全人"，从人的个体完整性和整体性出发去认识问题和解决问题。决不能够"目中无人"或"目无全人"。故必须强调辨证论治和整体观念的重要性。

4. 生命活动的时间不可逆性

"神转不回，回则不转，乃失其机。"人的自我生生之气，是一个主体开放出入，流通自组演化，防卫抗病反应的目标指向过程及其稳态适应的信息网络整合调节的功能目标动力学系统，是一个"神转不回"的目标指向过程，是时间不可逆的过程。中医学作为一门生命实践智慧学，认为生命体是一个主体开放—流通自组演化—防卫抗病反应—目标指向过程—稳态适应性信息网络整合调节的功能目标的时间不可逆性。中医学诊断是对证候反应的功能目标动力学行为现象的系统辨识。从粗守形的诊，到上守神的断，其致思方向是向前上内地回答证候反应行为现象的功能目标指向过程及其动力学的时势特征。因此，中西医学在疾病诊断观和疗效观上的区别，就在于西医是向后下外的，中医是向前上内的。

三、陆老指导下血管专科建设情况

在陆老的指导下，近年来广东省中医院血管外科在理论上有较大发展，我们根据陆老的学术思想，对动脉缺血性疾病与肝的关系进行了探讨。

1. 动脉缺血性疾病的病理生理改变

中医学认为："脉道以通，气血乃行"。动脉缺血性疾病常见的疾病如动脉硬化闭塞症、血栓闭塞性脉管炎、急性动脉栓塞等，总是由于脉络闭阻、气血凝滞所致。

而导致血脉不通是由于素体肝、心、肺、肾的亏虚，加之精神刺激，情志内伤，复感寒湿之邪；或过食辛辣，外伤刺激；或严寒涉水，气血冰凝；或长期劳累，精血内耗，精不化血，气不帅血，使气机紊乱，气血失调，致经络瘀阻，血脉不通，阳气不能温达四末，肢端无血供养，郁邪化热，致皮损、肉腐、筋露、骨松、肢节脱落，甚至大面积坏疽，继而危及病人生命。

由于动脉缺血，缺血部位的组织必然出现缺氧，周围神经对缺氧最敏感。通过交感神经舒缩中枢反射引起远端血管及其临近侧支动脉痉挛，使肢体缺血更为严重。其中尤以急性动脉栓塞最为典型。因而疼痛和麻木是肢体缺血性疾病最早出现的临床表现。

近年来研究表明，疾病、创伤等刺激首先引起神经内分泌系统的反应。在其影响下，水盐代谢、能量代谢、蛋白质、碳水化合物和脂肪代谢均发生明显改变。主要表现在：交感神经兴奋，能量代谢增加，分解代谢加快等。总的来说，机体处于应激状态。蛋白质分解代谢增加，蛋白质合成率亦增加（急性相蛋白的合成），但分解超过合成，故患者表现为消瘦、体重减轻、免疫力低下。

2. 从中医理论出发，探讨肝脏与动脉缺血性疾病的关系

肝在五行属木，主动，主升。《素问·灵兰秘典论》说："肝者，将军之官，谋虑出焉。"《素问·六节脏相论》说："肝者，罢极之本，以生气血。"肝的主要生理功能是主疏泄和主藏血。肝的疏泄功能反映了肝为刚脏，是调畅全身气机、推动气血和津液运行的一个主要环节。肝的疏泄功能主要表现在：①调畅气机；②促进脾胃运化功能；③调畅情志。肝的主藏血功能主要体现于肝内必须存有一定的血量，以制约肝的阳气升腾，勿使过亢，以维持肝的疏泄功能，使之冲和调达；其次，肝的藏血亦有防卫出血的重要作用；再者，肝的藏血功能，还包含调节人体各部分血量的分配，特别是对外周血量的调节起主要作用。脾胃运化之水谷精微乃肝生血之物质基础，通过肝胆少阳春生之气的作用而化生气血。肝能生血亦能藏血，故有"血海"之称。王冰曰："肝藏血，心行之，人动则血行于诸经；人静则血归于肝脏。"所以，人体各部分的生理活动，皆与肝有密切关系。如果肝脏的藏血功能失常，会引起机体许多部位的血液濡养不足的病变。

对于动脉缺血性疾病，疼痛是最主要的表现。"气为血帅，血为气母"。疼痛是由于"不通"，不通则源于郁；血之前为气，血之后为津液，故"不通"而致气滞、血瘀、痰凝等诸表现。临床上最典型的就是急性动脉栓塞患者，由于突发的剧烈疼痛，使患者处于高度紧张的应激状态；尤

其是下肢高位栓塞的病人，短期内血流动力学的急剧变化，极大地影响了肝的调节血液疏布的功能，严重者可引起急性心衰而死亡。

肝作为"将军之脏"的功能模块概念，首先对应激状态起反应。在正邪相争的过程中，自稳调节的正气与致病因素的邪气相互作用。在应激状态下所产生的一系列代谢和功能改变，有积极的防御意义，是"正祛邪"抗病反应的功能亢进旺气，是机体以应付不良事件"所动员全身防卫功能的结果"。如果病变在机体所能代偿的范围内，郁的状态得以纠正，动脉缺血状态得以改善，侧支循环开放，完全纠正或缓解肢体缺血情况；若应激过度，可使气血紊乱等病理变化加重，超过肝脏的代偿，甚则危及病人生命。从中医学理论角度分析，此类情况是肝脏疏泄功能的病理体现。

3. 临床应用

"有诸内必形诸于外"。对于急性或慢性机体动脉缺血的患者，可见肢端肌肤甲错、肤色苍白、爪甲不荣、汗毛稀疏，甚至肢端溃疡坏死等症。而疼痛是其共同的症状。从酸麻、胀感到间歇性跛行，甚则静息痛，只是程度不同而已。严重者，甚至出现痛无休止，夜不能眠，饮食不下；患者烦躁易怒，情绪不稳定，严重影响到肝脏的疏泄、藏血功能及脾胃运化功能。

（其实就是肝的藏血、疏泄功能异常的表现）。而肝脾的关系异常，又反过来使局部的气滞血瘀、痰凝、湿停更为严重，如此形成恶性循环。

在临床上，对于动脉缺血性疾病的患者，除必要的药物治疗后，作心理上的疏导，鼓励病人增强战胜疾病的信心，使其紧张的情绪得以舒缓，配合医护人员的治疗，才能取得较好的效果。目前对于动脉缺血性疾病的中医药治疗，大多都采用活血化瘀、温阳活血、益气活血等为主的方法。基于以上的探讨，该类疾病的原因是"不通"，即"郁"。无论是气郁、痰郁、血郁、湿郁均是如此。而"郁"责之于肝。

在应激状态下，毛细血管收缩，毛细血管前动脉形成短路，血不能达于肢端，药物亦无法达病所。故治疗时我们采用疏肝活血法，解除病所"郁"的状态，往往达到较好的效果。"治病之道，顺而已矣"。临床运用中可根据患者具体情况采用温肝、暖肝、柔肝、疏肝、平肝、泄肝、养肝等不同方法进行治疗。

总之，通过观察肢体缺血性疾病的临床证候，发现患者的生理病理改变与肝脏功能失调密切相关。应调其气血，解除"郁"的状况，充分发挥肝脏的防卫与适应的作用，减轻其在应激状态中的损害，以取得较好的临床效果。

陆广莘先生中医学术观举要

徐世杰

中国中医科学院中医基础理论研究所

陆师广莘先生，江苏省松江县人，先后从上海陆渊雷、丹徒章次公、武进许衡之诸位中医大家习业；复入北医学习五年，毕业后于人民医院从事临床、教学及科研工作近卅载，故于中西医学均深有卓识。癸酉初秋，余负笈晋京，始与陆师相识，得其耳提面命；而今也，陆老寿臻八旬，吾亦年逾不惑，耳濡目染十余载，于陆氏之学，粗识梗要，现仅就陆老于中医医学观、中医研究及中西医结合的学术观点述之于后。

一、医学观——务本论道

中医学的医学观是"究天人之际，通健病之变，循生生之道，谋天人合德"的关于人的生命健康生态的实践智慧学。没有绝对的致病因素，也没有绝对的治疗因素；而医学和医生的根本职责，就在于能动地去化害为利以帮助养生，化毒为药以帮助治病。由此，中医药作为一种技术，称之为"医乃仁术"；《汉书·艺文志·方技略》把中医药的本质功能归结为"方技者，皆生生之具"，是为人的生命活动的生存健康发展服务的方法、技术、工具。中医学对环境因素的积极理解和转化利用为"生生之具"，故"天生万物，无一而非药石"；这种积极的医药观，根本在于"生生之具"的本质规定，在于"医乃仁术"是为人的生命活动的生存健康发展服务的。因此说，"遍知万物而不知人道，不可谓智；遍爱群生而不爱人类，不可谓仁"。中医学要"聚毒药以供医事"，把"毒药"转化利用成为"生生之具"，它的取合标准和聚合规则，取决于中医辨证论治的养生治病必求于本的诊断和实践原则要求，取决于以中医证候的反应动力学为依靠对象、服务对象、发展对象的主体价值体系。

中医是一种健康智慧学，其对象是人，是人的健康与疾病的相互转化过程。中医的"证"也有三个要素：正虚、邪实、传变。中医研究的是正邪矛盾的虚实性质、矛盾运动变化的机制、动力、趋势，运用治疗手段来推动矛盾向健康方面转化。认为主体性的抗病反应形式决定疾病的性质，整体性的自稳调节机制主要环节及其失衡程度决定疾病的转归；人体调节抗病反应的形式、环节和时相，是中医的诊断对象以及治疗的依靠对象和服务对象，帮助抗病反应完善和调节机制正常化，是中医临床疗效的价值标准，也是中医筛选中药的药理指标。

　　中医学研究要从中医学对象的层次和关系实际出发，中医学究天人之际，从人与环境相互作用的层次和界面出发。中医辨证论治的"证"就是人与环境相互作用中人的健康与疾病互相转化过程的出入信息。"形者生之舍也"，"形"是人的整体边界，从这里开始区分人与环境、内与外、自我与非我；"形而内"是人的生命活动的自组织演化调节，"形而外"是环境物质、能量、信息的利害药毒。人正是通过"形"这个整体边界，实行主体性开放的流通自组织演化，实现对流通自组织演化的稳态适应性目标调节，以及发动原有功能亢进的"正祛邪"抗病反应，来保证完整自我生命活动的生存健康发展。"证"，包含了人的主体性反应的状态变量及其相应的环境变量的出入信息，这是"天人之际"的完整人体与环境因素相互作用的实际，不同于细胞层次上与细胞环境间分子水平的相互作用，因为后者缺少了在完整人体中从细胞层次以上的各级自组织演化调节的内容。因而与细胞层次上实验观察的线性因果现象不同，在完整人体，由于其各级自组织演化调节的主体性，出现的是非线性的以人体主体性反应为主导的因果关系；环境利害药毒的特性的判定，将取决于人的证候反应的状态变量性质及其动力学原理。

　　中医辨证的证候反应动力学诊断要求：证候包括整体边界上的状态变量及其相应的环境变量，是人对环境因素刺激作出的主体性的生理反应、病理反应、药理反应的功能目的性行为。辨证的诊断，从视其外应到知其内藏，从观其脉证到知犯何逆，从谨守病机到各司其属，从粗守形到上守神，就是从出入信息到把握其中介主体，从证候反应动力学的目标指向过程中，去发现其反应指向的目的性、反应之所以发动的动力学机制及其指向过程的时态性特征。这是一种人的自我健康能力的目标动力性诊断，其认知方向是：向前、向上、向内地去认识问题和处理问题。向前是反应的目的性，向上是它要实现的整体功能，向内是其内在的动力学机制。这不同于疾病医学向后、向下、向外的关于病因病理病位的疾病本质原因性诊断。

　　养生治病必求于本的"本"既是辨证求本诊断的目标对象，又是养生治病实践的依靠对象、服务对象和发展对象，更是关于养生治病实践所要追求的目标模式。中医学作为一门"生生之道"，其一是要使中医药成为助人生生之气的生生之具：①要识别环境利害药毒，以"令民知所避就"；②要"聚毒药以供医事"，通过组合效应以化害为利和化毒为药，转化利用为"生生之具"；③要从致病作用中去发现其可被利用的治疗作用，扩大"生生之具"的队伍；④作为一种"前体"和作用于人的整体边界，利用界面全息效应，以对人的生生之气进行间接的演化型动员调节，并不主张长驱直入地去直接对抗和补充。其二是辨证求本要发现证候反应动力学的"生生之气"，作为诊断的目标对象和实践的依靠对象：①"形者生之舍也"的整体边界屏障功能。②"神形统一"的体表内藏相关调节基础上实现的界面全息效应。③"升降出入"的主体性开放的有机生命活动。④"气者生之充"的气血津液流通基础上的自组织演化过程的时间不可逆性。⑤"神者生之制"的五藏阴阳对气血津液流通自组织演化的稳态适应性目标调节。⑥"亢郁旺气"的由五藏阴阳通过气血津液发动的功能亢进的正祛邪抗病反应。

中医药作为助人生生之气的生生之具，就是要以人的生生之气为依靠对象，"通变合和"以助其自组织调节，"因势利导"以扶其正祛邪之势，"疏其血气"助其实现流通基础上的自组织演化和稳态适应性调节，从而达到"标本相得，邪气乃服"、"正气存内，邪不可干"的自我稳定的生态和谐。并不要求邪的彻底消灭，认为这不可能，也没必要。

中医学生生之道要实现的人的健康目标模式：这种模式是"谨察阴阳所在而调之，无问其病，以平为期"，只要达到"阴阳自和，病必自愈"；因为"阴平阳秘，精神乃治；精神内守，病安从来"。故养生治病必求于本，本于阴阳。阳主动，阴主静；阳主调动，阴主节制，故"阴阳"实为调节功能概念。五藏各有阴阳，构成调节网络；五藏阴阳调节指的是对气血津液的流通自组织演化的目标性调节。使流通自组织演化指向"整体稳态"的调节属阴，使流通自组织演化目标指向"主体性适应"的调节属阳。而生理学的主题，就是稳态和适应是如何实现的，这正是人的生命活动的生存健康发展的根本动力所在。"阴阳"就是一个目标动力系统，其目标是阴阳自和的稳态和适应状态，其动力即阴阳稳态适应性目标调节机制。

二、中医研究——卓然自立

中医药是中国传统文化的精华部分。我们搞了几十年，有许多重要的内容还没有深入研究，对传统理论的继承要有系统性，要系统地梳理，深入准确地理解；这几十年的经验教训要认真地思考、总结。

1985年中央关于卫生工作的决定还强调"中医不能丢"，"丢"的问题，这突出地表现在：中医丢失了自我的主体价值体系，一是没有临床疗效的自我评价体系，二是没有科研成果的自我评价体系，三是没有教育成果的自我评价体系。没有主体价值体系，就难以保持和实现中医的自主性发展，也难以主体性地吸收利用现代科学技术成果。实现中医的跨世纪发展，要自信，要有自主性，关键是重建中医主体价值体系的取舍标准和聚合规则。

我们的研究要"旁开一寸，更上一层"。中医研究要立足于中国的实际，面对当代的医学危机，首先回答中国人的健康问题，促进人和自然的和谐、个体与社会的和谐。关键是发展人的自我健康能力，防止和减少药害，发展对环境有害药毒的识别能力和转化能力。

中医学：是养生治病必求于本为主旨的生生之道，是辨证论治的发现和发展人的生生之气，是聚毒药以供医事转化利用为生生之具，是通变合和谋求实现天人合德生生之效，是健康生态的实践智慧学。

据此，中医应从实际出发，究天人之际以明乎物我之相分；实事求是，通健病之变以识环境利害药毒；有的放矢，循生生之道发现发展人的生生之气；讲求实效，用生生之具谋求天人合德生生之效。

中医学的研究和发展要从以"病"为目标的框架中解放出来，发扬辨证论治的优势。"证"是人体自组织系统的功能目的性行为，存在着自治、自愈的目的性趋势和动力。中医的治疗是一种系统干预，通过治疗手段对人体的自组织机制进行调节，气血津液的流通和适应能力发动起来，五藏的稳态调节功能发动起来，把正气调动起来，从整体上调动起机体的调节防卫反应。中医是哲学、医学、临床经验的统一体，中医的哲学和人文科学研究是一个不可缺少的重要方面。

几十年来继承研究的经验教训是：中医现代研究必须重建中医的自我主体价值体系。

三、中西结合——超越包容

中医和西医，同样都是医学，这就有了结合的共同基础；中医和西医是不同的医学，因而才有结合的共同需要。陆老常说中西医结合应当是"和而不同"、"超越包容"。

从世纪初的中西汇通到衷中参西，是以中医学为主动的，旨在"发皇古义、融会新知"的中西医结合，20世纪的中西医结合总是坎坎坷坷，其结合点在哪里？中西医结合将以什么样的姿态进入21世纪，根本上取决于我们所持的医学观是怎样的。它已经不是个别观点和原理如何理解和表述的问题，而是更为基础性、前提性和前景性、整体性和普遍方法性的问题。中西医结合的务本论道，就是要从医学的根本目的和本质功能、精神实质和根本原则的整体性上把握问题，中西医结合首先要在医学的根本目的和本质功能上实现统一。

近代西医学已发展成为一门以研究疾病及其对病因病理病位的认识，来决定其防治行为和效果评价的医学。这种疾病医学的医学观，主要致力于发展各种诊查手段以提高发现疾病和确诊疾病的能力，并据此作为其医学认识的科学性和现代性发展水平的根本标志。

医学的根本问题是一个"效"字。认为"中医尽能愈病"，但因其不能用疾病医学的观点和方法回答所治的是什么病及其所以愈病之理，因此指责中医"落后"和"不科学"而欲取消它，这就中断了以中医为主动的中西医结合进程。

用疾病医学的观点方法，对中医学的疗效和价值做出"现代科学方法"的证实和说明，成为20世纪以西医学为主体的中西医结合的主要形式，其实质是要从中医药里寻找针对病因病理病位直接对抗补充的有效药物及其有效成分。可惜，这种"弃证以就病，废医而存药"的中药现代研究成效甚微。

中西医结合怎么搞？实验要搞，西医的知识和方法要用，但不能本末倒置。强调研究成果要符合西医的指标，要大白鼠点头才算数，这种削足适履的办法不能真正解决问题。不能把用西医的知识和方法研究中医误当做就是用现代科学技术研究中医，更不能把这类研究以"现代"自居、以"科学"自居。中西医结合并不是仅仅用西医的知识和方法来解释中医，更不是解释成西医。

中医学与西医学遵循着两种不同。的医学模式，一种是生命健康生态医学，一种是疾病医学，中西医结合不可能在疾病医学的框架内实现。中西医结合研究要在21世纪实现突破，需要从医学模式和医学观的统一上进行开拓。

中医以自己的特色走向世界，将进一步推动世界性的中西医结合，反过来又会促进国内中西医结合的健康发展。

中医学与西医学遵循着两种不同的医学观和医学模式，中西医结合研究要突破，需要在医学的根本目的和本质功能上寻求统一，要消除中西医两种医学模式之间的差异，要冲破疾病医学的疗效观和评价标准，要以"健康医学"模式和生态医学观作为结合的基础，要坚持和发展中医学的生命健康生态医学观，这是中西医结合的务本之道。

21世纪的医学的发展取向将是：从生物医学前进上升为人类医学；从疾病医学前进上升为健康医学；从对抗医学前进上升为生态医学；从化学层次寻求物质基础的医学观，前进上升为从生命层次寻求自组织演化调节的医学观。中西医结合研究的突破，要从医学观和疗效观的发展与统一上开辟道路。

陆广莘先生对中西医学有着深刻的洞见，妙悟精思迥出于时，不免被一些学者冠以"形而上学"云云，对其理论阐述重要性的认识，或有俟来者深加体察，乃能识其体，得其要。陆氏于临床、科研、讲学之余，勤于著述。陆老将2000年之前所撰之文八十篇，都为一集，冠之曰《中医学之道》，由人民卫生出版社刊行。传芳远裔，弘扬医道，于此可见。

听过陆广莘先生学术讲座和读过《中医学之道》的人一定为数不少，未必都认同陆老之见解，这正应了苏东坡的那句"横看成岭侧成峰，远近高低各不同"。学术上见仁见智，古今皆同。

值陆老八十寿辰暨行医六十周年之际，草拟七律一首以为颂记：

道曰生生力不遗，仁寿行健八秩期。
声播四海传美誉，师从三公筑厚基。
温故何必分唐汉，知新哪复计中西。
勤求博采老弥笃，学究天人称大医！
丙戌岁暮杏林后学徐世杰草于填海居

感受国医大师陆广莘先生

刘　洋

中国中医科学院中医基础理论研究所

对国医大师陆广莘先生的感受，是在进入基础所工作以后。但感受最多、最深刻的时期，应该在最近的 10 年左右。通过拜读陆老的大作《中医学之道》，以及许多次聆听陆老讲座，包括平时午休时间陆老到科室聊天等，多种机会不同场合的接触，加深了我对陆老的感受。之所以称为感受，是我个人对陆老理解和认知，是我主观对陆老的感觉，不可避免产生偏颇，不当之处，请陆老批评，请同仁指正。

一、把握中医形势

所谓形势，在其周围环境中所处的情形，或在一定时间内各种情形的相对的或综合的境况（百度词条）。百年来，中医学和中医药行业一直处于社会政治形势的包绕和扰动。从开始的对中医学的"科学质疑"，以及由此泛化展开的"废医存药"，甚至几年前还在上演的，欲完全彻底消灭中医学的"存废之争"，形成了贯穿百年的"中西医学论争史"。这种论争对科学和西医学无甚影响，而对于传统古老的中医学，有时是致命的冲击。

幸之，新中国成立以来，党和政府以政策和法规的形式，对中医药学和中医药行业大力扶持呵护有加。尤其近年来，在宪法、党和政府的工作报告、国家中长期发展规划层面，都将保护、扶持和发展中医药提升至国家战略高度，国务院于 2009 年发布的"关于扶持和促进中医药事业发展的若干意见"，更是国家意志的表达。党和国家领导人以及政府行政部门领导，对中医药学的关爱鼎举之意，亦屡屡所见。由此造就了当下中医药学飞速发展的大好形势。

陆老作为从旧中国过来的中医人，对于现代以来中医药事业的曲折历程，以个人特有的经历和认识角度，能够站在更高的层次上，认清和把握中医形势。应该说陆老在对中医药形势的把握上具有特殊的敏锐性，能够正确快速地消化和理解最新的形势动态，并将自己对中医药形势的认识及时传递给我们。这些在《中医学之道》、陆老的讲座以及平常聊天中都有所反映。每当此时，我深感陆老胸怀全局，立志高远，以中医药事业发展为己任，能够利用各种平台和自己的影响，紧紧抓住有利于中医药研究与发展的政治契机，推波助澜，为中医药事业发展鼓与呼，充分展现了一位老中医学者和国医大师，热爱中医药、发展中医药的拳拳之心。

实在说，在一段时间，对陆老愿意讲政治动态与中医形势的做法不很理解，总觉得中医理论研究是学术问题，中医理论研究与发展是有其自身规律的，只要我们中医药工作者能够准确理解和深刻把握这个规律，中医理论研究和中医药学发展就会在正确的道路上前行，不断进步。党和国家不同时期的中医药方针政策，和领导人有关中医药的讲话，表达了党和政府站在国家卫生保健层面，对中医药事业的关注和支持，主要反映了国家意志，其政治意义远远大于学术意义。因此，在国家框架体制下，中医药界如何学好用足国家的中医药政策，积极谋划好中医药事业研究与发展的蓝图，借力使力，促进中医药事业的健康发展，对完善国家卫生保健体系发挥应有作用，是对中医药行业和行政管理部门能力与智慧的考验，更是办好中医药事业的重要保证和策略。陆老能够站在国家层面，紧紧把握党和政府的中医药方针政策和中医药形势，促进中医药事业发展的做法，对我们年轻的中医工作者来说，是教育也是榜样，值得认真学习和领悟。

二、清晰中医历史

通过学习陆老的著作和聆听讲座，感受到陆老对百年来中西医学论争史了然于心。在清季民初，受科学思维的影响，一些在文史医界有重要影响的人物，比如陈独秀、胡适、余岩等关于中医是否科学的言论，正式开启了延续百年的中西医学论争史，也形成了旧中国中医界人士争生存、争地位的斗争史。直至当下，这种辩争仍时有显隐。

近现代以来，中医药一直被一些并不真正明白中医的所谓"权威"、"专家"，指手画脚，评头论足，甚至攻击诋毁。其实，行业间是有"壁垒"的，这种"壁垒"的存在，限制了外行对一个行业的不懂装懂，妄发议论。四川大学教授王东杰在《美与真的通途》中有一句话，道出了内行与外行的差别，"广义相对论被许多科学家认为是'很优美'，但显然只有内行才能欣赏"。中医的真与美，只有行业内的人士才能领略。当致力于深究《内经》，研习经方，诵读名篇，在学用之中，才能切实体会出中医的深邃精义，和"古人不我欺"，以至不屑与门外汉争短长。每当陆老讲述时，经典辞章，随口道出，与个人的理解释说浑然一体，确实展现了陆老对中医真与美的深切领会和由衷欣赏。非浸润时日感悟深厚者不能如此。

三、分析中西医学

陆老学习中医出自名门，陆渊雷、章次公、徐衡之都是陆老的业师，基本功扎实、地道。许多经典章句名言信手拈来，朗朗成诵，又有独立行医的实践经验。1952年应考中央卫生部中医药研究人员，录取后入北京医学院，系统学习西医5年。毕业后分配到中央人民医院，从事中医药的医教研工作。因此，陆老中西医学经验俱丰。由于具有这样的基础和背景，在陆老报告和座谈时，感受最突出的是，陆老可以随时举出西医的一些观点和数据，解释、说明甚至阐发中、西医学理论的各自特点，区别与联系。如锥虫红试验与体内药效的差别，说明人体正气的抗病作用；局部穴位针灸并不能杀灭疟原虫，但可以阻止疟疾发作，说明是否杀灭疟原虫与疟原虫能否导致疟疾发作，其间存在的不是简单的线性关系，这个现象可以帮助了解经络治疗的深层机理；对于现代医学的存在的危机，陆老在其著作和讲演中，经常以一些疾病的西医治疗实例进行剖析，有理有据，思考较深，启迪颇多，对正确理解中医理论和中医学特点大有裨益，限于篇幅，不想一一例举。

对于陆老的感受，还有许多。在对中医理论的研究思考中，陆广莘国医大师确实有其特殊之处。聆听陆老讲话，时有鞭辟入里的感觉。能够感受到陆老，实后学之幸。恭祝陆老健康长寿。

"循生生之道"
——陆广莘教授的中医学医学观

彭 鑫

中国中医科学院中医基础理论研究所

摘要： 陆广莘教授是当代著名中医理论家、临床家，陆教授旗帜鲜明的提出了中医生命健康生态医学观的核心理念，指出中医学的医学观是"究天人之际，通健病之变，循生生之道，谋天人合德"的关于人的生命健康生态的实践智慧学，陆教授认为以养生治病必求于本为主旨的辨证论治"生生之道"，发现和发展人的"生生之气"的自我痊愈能力和自我健康能力，把"聚毒药以供医事"的转化利用为"生生之具"，提高人的自我痊愈能力和自我健康能力的，以"健康医学"模式和生态医学观作为结合的基础，坚持和发展中医学的生命健康生态医学观，才是中医发展的务本之道。

陆广莘教授是我国中医基础理论研究领域的元老之一，被公认为中医界的杰出代表人物。陆广莘先生独特的经历加上他学术不懈追求，使他能够参悟中医学的精髓和学术价值，继承、挖掘中医学的精髓和学术价值，并以独特的医学理念享誉中医界，创新和发展了中医理论，对当代中医事业的决策，具有重要的现实意义和战略意义。

在众多的学术成就中，环境因素"四时之化，万物之变，莫不为利，莫不为害"（《吕氏春秋·尽数》），既没有绝对的致病因素，也没有绝对的治疗因素；而医学和医生的根本职责，就在于要"聚毒药以供医事"（《周礼》），即能动地去化害为利以帮助养生，化毒为药以帮助治病。由此，中医药作为一种技术，称之为"医乃仁术"；《汉书·艺文志·方技略》把中医药的本质功能归结为"方技者，皆生生之具"，是为人的生命活动的生存健康发展服务的方法、技术、工具。中医学对环境因素的积极理解和转化利用为"生生之具"，孙思邈称之为"天生万物，无一而非药石"；《淮南子·主术训》称"天下之物，莫凶于鸡毒，然而良医橐而藏之，有所用也"，故"物莫无所不用，天雄乌喙，药之凶毒也，良医以活人"。这种积极的医药观，根本在于"生生之具"的本质规定，在于"医乃仁术"是为人的生命活动的生存健康发展服务的。

因此，陆老进一步指出：中医学要"聚毒药以供医事"，把"毒药"转化利用成为"生生之具"，它的取舍标准和聚合规则，取决于中医辨证论治的养生治病必求于本的诊断和实践原则要求，取决于以中医证候的反应动力学为依靠对象、服务对象、发展对象的主体价值体系。

一、"究天人之际"从"证"入手

中医学的"究天人之际"，是指研究人与环境相互之间作用。陆老认为，中医辨证论治的"证"就是人与环境相互作用中人的健康与疾病互相转化过程的出入信息。

"形者生之舍也"，"形"是人的整体边界，从这里开始区分人与环境、内与外、自我与非我；"形而内"是人的生命活动的自组织演化调节，"形而外"是环境物质、能量、信息的利害药毒。人正是通过"形"这个整体边界，实行主体性开放的流通自组织演化，实现对流通自组织演化的稳态适应性目标调节，以及发动原有功能亢进的"正祛邪"抗病反应，来保证完整自我生命活动的生存健康发展。

陆老又指出，中医学的"证"，包含了人的主体性反应的状态变量及其相应的环境变量的出入信息，这是"天人之际"的完整人体与环境因素相互作用的实际，不同于细胞层次上与细胞环境间分子水平的相互作用，因为后者缺少了在完整人体中从细胞层次以上的各级自组织演化调节的内容。因而与细胞层次上实验观察的线

性因果现象不同，在完整人体，由于其各级自组织演化调节的主体性，出现的是非线性的以人体主体性反应为主导的因果关系；环境利害药毒的特性的判定，将取决于人的证候反应的状态变量性质及其动力学原理。

二、从"观其脉证，知犯何逆"看中医学的证候反应诊断

证候包括整体边界上的状态变量及其相应的环境变量，是人对环境因素刺激作出的主体性的生理反应、病理反应、药理反应的功能目的性行为。

陆老认为，辨证的诊断，从视其外应到知其内藏，从观其脉证到知犯何逆，从谨守病机到各司其属，从粗守形到上守神，就是从出入信息到把握其中介主体，从证候反应动力学的目标指向过程中，去发现其反应指向的目的性，反应之所以发动的动力学机制及其指向过程的时态性特征。

陆老在对比中西医医疗模式后明确指出，现今的西医学，即疾病医学的模式是以机械为对象和观点，其认知方向是向后、向下、向外，向后专注于溯因分析的认识论，向下坚持微观实体的本质论，向外是信奉线性因果决定论。它的以疾病为对象的消极疾病观，其诊断认识的任务是努力去发现疾病和确诊疾病；认为是致病因素决定疾病的性质，病理变化决定疾病的转归。其认知方向是：向后是追溯"病从何来"，向下是寻找"病在何处"，向外是确认"什么病因"。19世纪以来，用"人体构造"的知识建立其病理学及其解剖定

位，用"菌毒传染"的知识建构其病原学和毒理学，用"药性分析"的化学成分知识建立其药理学和愈病之理。

因此，陆老进一步指出，这是一种人的自我健康能力的目标动力性诊断，其认知方向是：向前、向上、向内地去认识问题和处理问题。向前是反应的目的性，向上是它要实现的整体功能，向内是其内在的动力学机制。这不同于疾病医学（西医学）向后、向下、向外的关于病因病理病位的疾病本质原因性诊断。

三、必求于"本"——养生治病的总原则

陆老认为："本"既是辨证求本诊断的目标对象，又是养生治病实践的依靠对象、服务对象和发展对象，更是关于养生治病实践所要追求的目标模式。

因此，陆老提出，中医学作为一门"生生之道"，具备以下两重涵义：

其一，要使中医药成为助人生生之气的生生之具：①要识别环境利害药毒，以"令民知所避就"。②要"聚毒药以供医事"，通过组合效应以化害为利和化毒为药，转化利用为"生生之具"。③要从致病作用中去发现其可被利用的治疗作用，扩大"生生之具"的队伍。④作为一种"前体"和作用于人的整体边界，利用界面全息效应，以对人的生生之气进行间接的演化型动员调节，并不主张长驱直入地去直接对抗和补充。

其二，辨证求本要发现证候反应动力学的"生生之气"，作为诊断的目标对象和

实践的依靠对象：①"形者生之舍也"的整体边界屏障功能。②"神形统一"的体表内藏相关调节基础上实现的界面全息效应。③"升降出入"的主体性开放的有机生命活动。④"气者生之充"的气血津液流通基础上的自组织演化过程的时间不可逆性。⑤"神者生之制"的五脏阴阳对气血津液流通自组织演化的稳态适应性目标调节。⑥"亢郁旺气"的由五脏阴阳通过气血津液发动的功能亢进的正祛邪抗病反应。

综合以上观点，陆老明确指出，中医药作为助人生生之气的生生之具，就是要以人的生生之气为依靠对象，"通变合和"以助其自组织调节，"因势利导"以扶其正祛邪之势，"疏其血气"助其实现流通基础上的自组织演化和稳态适应性调节，从而达到"标本相得，邪气乃服"、"正气存内，邪不可干"的自我稳定的生态和谐。这就是中医养生治病的"本"之所在，而非的彻底消灭所谓的"邪"，陆老认为这不可能，也没必要。

四、"生生之道"——实现健康目标模式

陆老认为，养生治病实践追求的整体功能目标是人的健康，中医学关于人的健康目标模式是"正气存内，邪不可干"的自我稳态和生态平衡。而疾病医学（西医学）的模式为不断发展出针对靶点进行直接对抗和补充的替代性物质手段和疾病分类学诊疗思想体系，企求通过消除病因、纠正病理、清除病灶的直接对抗和补充的替代性物质手段，以期实现其征服疾病和

消灭疾病的医学目的。这与中医学治病的治愈标准形成鲜明的对比，中医学是以"标本相得，邪气乃服"为治愈标准的，并不要求必须把"邪"彻底消灭。

因此，陆老提出，中医学所追求的是健康目标模式，即"谨察阴阳所在而调之，无问其病，以平为期"，只要达到"阴阳自和，病必自愈"；因为"阴平阳秘，精神乃治；精神内守，病安从来"。故养生治病必求于本，本于阴阳。阳主动，阴主静，阳主调动，阴主节制，故"阴阳"实为调节功能概念。五藏各有阴阳，构成调节网络；五藏阴阳调节指的是对气血津液的流通自组织演化的目标性调节。使流通自组织演化指向"整体稳态"的调节属阴，使流通自组织演化目标指向"主体性适应"的调节属阳。这与西医学以消灭疾病为目的，以消除病因、纠正病理、清除病灶的直接对抗为手段的疾病医疗模式完全不同。

因此"生之本，本于阴阳"，可理解为生命活动取决于"阴阳自和"的稳态适应性自组织调节。"阴"，可理解为自组织指向稳态的调节；"阳"，可理解为自组织指向适应的调节；"阴阳"概括了以整体性稳态和主体性适应为目标的、稳态适应性自组织调节为动力的"目标动力系统"，是"升降出入"主体性开放的"自组生成演化系统"，是"神转不回"生长壮老已时间不可逆的生命运动过程。"阴阳自和必自愈"，阴阳自和的稳态适应性自组织调节，就是自愈机制；阴阳自和也就是内外和谐的整体稳态和生态平衡。这便是中医学健康目标模式的精髓所在。

五、结语

综上所述，陆老认为中医学的医学观是以养生治病必求于本的"生生之道"，在天人之际的相互作用中，对环境因素是持积极态度，这是根本上基于对人体的"生生之气"所持的积极态度。依靠人的生生之气，去发展对环境利害药毒的识别能力和对之转化利用能力，发展"生生之具"的队伍。依靠医药"生生之具"帮助人的"生生之气"，从而实现天人合德生态共演的"生生之效"："标本相得，邪气乃服"；"正气存内，邪不可干"。中医应该回归到辨证论治的本来意义，回归到养生治病必求于本这个生生之道上来；从百年来把"证"简单地局限，认同和从属于"病"的误区中猛醒过来，从疾病医学的至上命令和教条束缚中解放出来。

陆老对21世纪医学的发展方向进行了展望，提出：从生物医学前进上升为人类医学；从疾病医学前进上升为健康医学；从对抗医学前进上升为生态医学；从化学层次寻求物质基础的医学观，前进上升为从生命层次寻求自组织演化调节的医学观。"欲求融合，必先求我之卓然自立"。中医学需要坚持自己的以养生治病必求于本为主旨的辨证论治"生生之道"，坚持发现和发展人的"生生之气"的自我痊愈能力和自我健康能力，坚持"聚毒药以供医事"的转化利用为"生生之具"，才能不断提高为人的自我痊愈能力和自我健康能力的发展进化服务的能力，才能提高对现代科学技术发展成就的选择和转化利用的能力，也才能提高自己在参加到中西医结合的进程中的中医学的贡献度。

陆广莘先生对中医学根本学术传统的认识

吴新明

中国中医科学院中医基础理论研究所

辛亥百年已经过去，中医药学在东西方文化剧烈撞击和缓慢交融的过程中，经受了巨大的挑战。作为见证这段历史的八旬老人，国医大师陆广莘先生对于百年以来中医发展的道路提出了很多犀利的见解，特别是在追求卓然自立的学术品格中，为中医学点明了根本学术传统的问题。

陆老认为：中医药的优秀传统在最近的一百年来是被阉割和扭曲了的。晚清民国的知名学者梁启超提的问题是，中医尽管能够治好病，却没有人能够说明中医之所以能够治好病的道理。民国时期陈独秀先生对这个问题的回答是，因为中国的医学不知道科学，所以回答不了这个道理。一直有人错解，中医一不了解人体的构造，二不从事药性的分析，细菌和病毒的传染更没有听说过。这看似有一定道理，但能不能说这三个问题解决了，就能够说明中医愈病之理？长期以来，中医学界面对的这个问题一直没有解决。

其次，民国时期胡适先生提出另外一个问题。他说，西医能说清楚病人得了什么病，虽然治不好，但西医是科学的；中医虽然能治好病，就是因为说不清楚得的

是什么病，所以中医不科学。这就开创了指责中医不科学、中医是伪科学的历史。也正因此，中医界一直在努力证明自己是科学的，新中国成立后中医研究的重要任务就是要用现代科学方法来说明中医的道理。然而多年来，成效甚微。

陆老认为，中医的根本学术特征还要重新认识。如果这个问题不解决，就谈不上中医药在新时代的发展出路。

中医药的根本学术特征是什么呢？陆老站在学术历史的基础上，对于传统中医药学的根本特征给予了深刻的阐释。首先，一切中西医科研和临床人员必须明白：中医的传统不是疾病医学。第二，对于从事科学研究的工作人员更需要深刻理解：中医不是物质科学。第三，对于医学科学哲学研究来说，中医学不是认识论上的知识论。

中医的问题从一开始就和胡适的不一样，中医关心的是从哪里寻找健康的钥匙。同样的"治病必求于本"这几个字。在余云岫眼里看，着眼点在于对象性思维的"病"，问的是"病从何来"；而中医提这个问题时重点在意向性思维的"治"

上，问的是"治向何去"。"君子务本，本立而道生"，东西方对"本"有不同的理解和追求。西方是指物质现象背后的本质原因，对本质的认识，是知识论，是科学。这是什么科学观呢？是物质世界范围内的认识论知识论的科学观。文艺复兴五百年来，它取得了巨大成就。然而，五千年前的智慧的中医学却不是这样提问题的。

中医学的学术传统中，首先关注什么是"利"，什么是"害"，什么是"药"，什么是"毒"，强调识别"利害药毒"的能力和取舍标准。对于促进生命和消耗生命的外部条件进行详尽的辨析。

第二，两千五百年前中医学就提出医师的责任是"聚毒药以供医事"，是把"毒"转化为"药"，把"害"转化为"利"，帮助人们养生、保健、治病。中医学具有广大甚深的智慧，善于在时空组合中把握机遇，利用药物乃至毒物的偏性，达到治疗和养生的目的。

第三，医学与医生有三等，上医医未病之病，对象是生命、是养生；中医医欲病之病，对象是"健"，任务是保健；下医医已病之病，对象是病。我们的误区就在这个地方。一百年来，我们中医就努力地去走这最后的一条路。教科书上讲要"辨证求本"，求什么本呢？求疾病的本质。

SARS治好了，但中医治SARS不是抗病毒，也就是治病毒性疾病不抗病毒，但能治好。治糖尿病不降血糖，治高血压不降血压，这样的治疗有效，难道这本身不就是个重大的科学问题吗？

因此，中医学实现从疾病医学向健康医学的回归，意义十分深远，而这正是传统中医学的根本特征。现代医学的科学化过程中要求的是对靶点的直接对抗，都是对生命现象的抑制和阻断，广义地说，都是"抗生"的，而我们在理论上又要求"卫生"和"养生"，这是矛盾的。

陆老深刻地认识到：中医的优势和学术本质，第一是"人"，第二是"生"。"生"是中国文化中的价值观，认为人们应该"赞天地之化育"，追求的目标是"天人合德"，也就是"你活我也活"，人要活，细菌病毒也要让它活，这就是生态，就是"万物并育而不相害，与万物浮沉于生长之门"。作个中医，气度就一定要有这么大。只有有了这么大的气度，才能把周围环境中的因素转化为有利于"生"的因素。所以，中医学的传统起码要回到《汉书·艺文志》，即"方技者，皆生生之具"。所以中医药是为人类的生命的健康、发展、进化服务的方法、技术、工具。这正是我们中医药学伟大的、宝贵的、优秀的传统。

国医大师陆广莘养生学术思想探讨

杜 松

中国中医科学院中医基础理论研究所

摘要： 国医大师陆广莘先生，长于临床，勇于实践，理论功底深厚，他独特的医学理念和精湛的医术享誉中医界，实为中医理论研究者之楷模。本文试从陆老论养生的角度，从陆老的健康医学、陆老的"养生莫若知本"的养生原则、陆老关于养生境界和智慧的讨论等三个方面，简要概述了陆老养生学术思想内容。指出陆老在养生理论中的突出贡献在于构建人体自我健康能力的理论模型，阐述人体正邪并存的和谐平衡状态的养生智慧等方面，并进行了较为深入的分析。

关键词： 陆广莘；养生；学术思想

国医大师陆广莘先生，长于临床，勇于实践，理论功底深厚，他独特的医学理念和精湛的医术享誉中医界，实为中医理论研究者之楷模。笔者自工作以来，有幸在多个场合聆听陆老的医学学术思想，尤其是陆老提出了中医健康医学的核心理念，他著名的学术观点"循生生之道，助生生之气，用生生之具，谋生生之效"，值得后学者深入的理解和挖掘。在陆老精艺深邃的学术思想中，"上工治未病"，养生保健为先，贯穿他认识健康，维护健康的医学思想的始终，深入其中，笔者发现，陆老的养生思想既承于前贤，又有其独特的理念和思想，对现代人们启示良多，值得我们深入探讨。现就陆老中医养生学术思想略述一二。

一、倡导"中医健康医学"的学术思想

1. 健康医学

中医学是中国的哲学传统同几千年来养生治病实践经验的积累和发展相结合的产物。陆老认为，中医学是一门以人的健康为目的，及其对"人的自我健康能力"的努力发掘加以提高的动态的动员医学；生物医学要上升为人类医学，疾病医学要上升健康医学，对抗医学要上升为生态医学，化学层次的医学要上升为生命层次的医学。关键是重视人的自组演化调节及其主体抗病反应，生存质量的研究将推动医学向人类医学、健康医学、生态医学和生命医学的高层次进军。陆老大力宣扬中医的健康医学思想，对中医发掘人体自身

的积极因素，提高自身抗病能力的思维方法大为推崇。这种思想引申到养生领域，从陆老有关养生的相关论述中，我们也可以看到，他的健康医学理念始终渗透其中。

2. 陆老对中医学生命观的认识

中医学对生命观的认识是中医养生理论与实践的基础，对此，陆老认为，中医学把生命分为三个方面的内容：第一是形，形者，生之舍也形是生命的容器。以和为贵，"器散则分之，生化息矣"；第二是气，气者，生之充也。以通为顺，"气止而化绝"；第三是神，神者，生之制也。以稳为健，"神去则机息"。这三方面内容各有其特点，形具有防卫功能，是整体边界屏障功能和界面全息效应；气具有流动性，能及时给予身体"营养"，实现营养和保卫功能，是主体性开放的流通自组织演化，神的作用就是对二者的调节，是对流通自组演化过程的稳态适应性目标的调节。三者缺一不可，是生命体的重要组成部分，是人体正气之"正"。养生的首要不在于祛除外邪而在于顾护人体之"正"，维护人的自我健康的能力。陆老从形、气、神三个角度认知生命个体的常态，基本勾画出生命个体常态的基本特征，构建出人体自我健康能力的理论模型。纵观当前，中医健康理念以及中医养生之道逐渐成为社会焦点问题和热点问题，先生有关此论识之高度和深度有助于帮助我们认识中医学之健康观，值得我们进一步深入探讨。

二、提出"养生莫若知本"的根本原则

先生常说，"养生莫若知本"，"治病必求于本"。实为先生对于中医诊疗思想的高度概括。他认为，指导中医诊疗思想的理论基础是"气化流行，生生不息"的主体开放自组演化调节的生命自我实现的生存发展观，所以，中医的诊疗思想的根本，就是"养生莫若知本，治病必求于本"，这个"本"是养生治病实践的"目标和动力"之本。在陆老的学术思想中，他极其强调"上工治未病"，以养生保健为先。指出了养生保健的重要性和首要性。并进一步论述说，"养生的实践决定了认识的要求是"养生莫若知本"。中医养生医学的核心研究内容，即是保持人体健康，防止由健康向疾病转化。终极的目标是追求人的健康，维护人的健康。随着人们对中西医学认识的不断深入，随着人们在应对突发新发疾病时临床实践中的不断体会，这种观点的先进性越发凸显。使后学者不得不感叹先生的高屋建瓴，睿智先知。

三、探讨"养生境界智慧"的基本思想

1. 养生的境界

陆老认为，养生的境界包括三个方面：一是两个"自觉"，即人的实践自觉和文化自觉，要从思想上认识到养生的重要性，并且还要付诸实践；二是明确养生的目标，即"万物并育而不相害，道并行而不相悖"，

通俗来说就是人和体内的细菌共存，达到一种平衡、和谐的状态；三是这条养生之路该怎么走的问题，那就是要发动人自身的能力来实现。做好这三点，才能真正实现健康长寿的目标。在这一点上，可以说，陆老不光从形、气、神三个方面论述人体健康的理论模型，指出养生需要"形养"，更从养生之"道"的层面，提出了人体正常的生存模式，这基本上秉承了中医学养生的精髓和本质，并且在此基础上，陆老强调"正"和"邪"并存的和谐平衡状态，对中医养生理论在一定程度上有所发挥和建树。

2. 养生的智慧

陆老有一句名言："中医文化是一个养生的智慧"。中医学不应该只为治病服务，它还应传播一种养生的智慧。这种智慧集中体现在中医学的健康目标模式是："正气存内，邪不可干"。的自我稳定的生态平衡。并不是要求"邪"的彻底消灭，陆老认为这既不可能，也没有必要，更没有好处。因为人的正气的自我健康能力，正是在与"邪"不断斗争中获得锻炼和发展的。例如，中医学认为万物没有绝对好的，也没有绝对坏的，只要"对路"就可以。无论是健康还是疾病，都是正邪相争的过程，因此，人即使得病，也不要太过恐惧。疾病像细菌、病毒一样也不都是"坏"的、人往往在与疾病作斗争的同时，还提高了自身的防卫功能和抗病反应，因此人类完全可以在带病中延年。陆老鼓励人们不要畏惧疾病，要全面看待疾病问题。这便是中医学的养生智慧。以上这些理念在几千年的中华养生文化传统中都有鲜明的体现，是每个人都应该了解的养生知识，只有了解了这些，才能领悟到中医养生的真谛，而在实际生活中真正做到益寿延年。

总之，陆老的养生思想，虽承于前贤，但又有其独特的视角和角度，他的健康医学的理念贯穿始终，其突出贡献在于，陆老高屋建瓴的构建了人体自我健康能力的理论模型，阐述了人体正邪并存的和谐平衡状态的养生智慧等等方面，颇具独到见地。可以说，陆老的学术思想，虽易把握皮毛，实则精深之至，笔者才疏学浅，对中医领悟尚浅，以上寥寥数语，实难勾画出他老人家对中医健康观念、中医养生之道的深刻理解，在此不免汗颜。在与陆老的接触过程中，时时刻刻能感受到他对中医的热爱、对学问的认真、对年轻人寄予的殷切希望，借用《中国中医研究院人物志》中形容陆老的一句话作为拙文的结尾，陆老始终做人坚持至纯完善，做学问始终遵循"大道无术"，确是我辈中医人的良师益友、奋斗楷模。

谈陆老从医学观点看教育学的一点体会

刘佳利

北京中医药大学针灸学院

跟随陆老出诊多年，我感到，陆老是中医专家，更是杂家。西医学、哲学、心理学、文学等诸多学科，陆老都研究得很透彻，思想很有见地。中医作为一门研究人的学科，是完全有必要从多方面、多学科去考虑的，这样才能尽可能地全面地看待人。我一直对教育学非常感兴趣，对陆老用医学观点分析教育学很有感触。在庆祝陆老行医 60 周年之际，我想谈谈自己的一点体会。

在接诊的时候，如果遇到高血压、糖尿病的病人时，陆老经常会提到"谁是我们的敌人，谁是我们的朋友"这个问题。也就是说，血压、血糖不是敌人，而是朋友。之所以体内升高血压、血糖，是为了提供重要器官及组织的营养供应，是一种保护机体的自主反应。而现在流行的治疗方法就是压制！血压高就降血压，血糖高就降血糖，盲目地维持某个指标的稳定。结果就是，降压药降糖药越吃越多，血压、血糖未必能降多少。如果停药，指标还会反弹，患者的身体状况反而更差。说到这里，让我想起了陆老接诊时一个有意思的例子。一位母亲带着自己的孩子来看病，

母亲说，孩子经常爱感冒，闹嗓子。经过耐心的询问我们得知一个重要的细节：孩子晚上睡觉爱踢被子。原来，家长怕孩子睡觉冻着，给他盖厚被子，孩子感到热，就会踢被子，把脚露在外边。脚受了凉，也就容易感冒闹嗓子了。陆老给孩子开了个小方子后，和母亲嘱咐了几句，我至今想起来都回味无穷。陆老说，回去给孩子改盖薄被子，他要是觉得冷了，自然会把被子裹紧，脚也不会露在外面了。的确，一味地盖厚被子，孩子感到热，肯定会以踢被来反抗，所以压制带来的是相反的结果。陆老治疗的这个病例，让我在教育学上得到启示：压制的结果就是反弹，反抗，逆反。现在的家庭教育和学校教育，仍然存在着很强的压制痕迹：压缩孩子的课余时间，压制孩子的业余爱好，强加给孩子们升学的压力。重压之下的孩子，必然会有逆反心理，产生厌学情绪，并进一步在心理和生理上出现问题。所以从医学和教育学角度都提倡减压减负，给人一个宽松的环境。那么如何才能做到呢？这就引出了陆老另外一个观点：给出路的政策。

在出诊学习期间，我发现陆老在治疗

感冒的时候，经常会用到升麻、柴胡、枳壳、桔梗等中药。他指出，西医治疗感冒，追求抗炎、抗菌、抗病毒，把治病限制在一个局部的小圈子里。而中医治疗则是一个向上，向外的发散过程，也就是给出路的过程。如同大禹治水，是疏，而不是堵。陆老也曾经从教育学角度谈到给出路的重要性。国有国法，家有家规。学校制订的校规也是为了维持学校的良好秩序。但是如果学生犯了错误，一定要退学回家吗？为什么不能用给出路的原则，给学生一个机会呢？我觉得给出路的政策还可以延伸开来，现在的教学教育观就是"万般皆下品，唯有读书高"，家长和老师都拼命地创造条件让孩子去读大学、研究生，以为只有这样，人生才有前途，将眼光停留在小圈子里。那么何不给孩子一条出路呢？三百六十行，行行出状元，孩子喜欢什么，就引导他们走自己的路，给他们一个自己想要的未来。为什么现今中国技术技能人才十分匮乏呢？原因就在于在教育思想上没有向上，向外的过程，堵住了很多出路。孩子的前途，在很长一段时期内，还是会由家长和老师决定，这也是陆老在医学上所极力反对的一种思想——包办代替。

陆老在治疗疾病的过程中，一直提倡要调动患者自身的抗病、防病能力，只有患者自身的调节功能得到恢复，才会有助于身体的健康和疾病的治愈。他强调，医生采取用药等医疗手段治疗的效果，只占患者疾病治愈过程的8%，可见病好了，很大程度上取决于患者自身机体的调整功能。如果机体的这种功能被其他因素所逾越、所替代，那么这就是包办代替了。前文所讲的降血压、血糖，抗菌抗病毒等等都是这个意思：见到高血压就降血压，用药物作用替代了血管收缩对血压的调节控制，最终结果就是血管的自主收缩能力退化，完全依赖降压药，不用药，指标则立即反弹；见到糖尿病就降血糖，用外源胰岛素和药物替代了自身胰腺胰岛素分泌的调节，最终胰腺逐渐萎缩，失去功能。长期用药会产生耐药性，因为自主调节基本丧失，即使加大药量，血糖都未必能够稳定或降低，所以患者的血糖水平将会波动很大；见到细菌就盲目地用抗生素去杀灭，殊不知，人体的细胞总数约为10的13次方，而人体体内的细菌总数是这个数字的10倍，怎么杀也是杀不完的！机体之所以能与这么多细菌"和平共处"，依赖于身体对体内菌群的调节功能。人体内不光存在着有害的菌群，更多的是有益的菌群。抗生素是不长眼睛的，见到细菌就杀，最终的结果就是"错杀三千"，打破菌群的平衡，导致菌群失调。和抗菌抗病毒异曲同工的还有肿瘤的放疗、化疗，在治疗过程中打破平衡，将癌细胞和正常细胞同样消灭，破坏了人体正气的抗病御病能力。肿瘤未必能消除干净，但是患者的身体却受到伤害；体质越来越差，很多肿瘤患者都是由于过度的放、化疗导致病情恶化的。所以包办代替的后果就是自身能力的萎缩，在教育学上也是如此。家长一味地只关注孩子的学习，忽略了对其自立能力、适应社会能力的培养，由此造就了一代又一代的"小皇帝"：衣来伸手，饭来张口，在独立处理问题时茫然不知所措，失败后有强烈的依赖感和挫折感。现今大学中花钱请保姆打扫卫生，毕业就业压力过大导致自杀就是很充分的例证。另外，家长代替孩子拿主意，为孩子设计好父母认为理想的未来，老师一味地灌输知识，上课教什么，学生学什么，都会使孩子缺乏主见，缺乏创新，最终将缺乏在社会上立足的竞争力。所以，教育应该杜绝包办代替，鼓励孩子扔掉"拐棍"，努力培养自身的能力和兴趣。

在学习文化知识的同时，学会自立，学会了解社会，敢于创新，找到一条自己想走的路，最终成材。我想这应该是培养出真正优秀人才的正解吧。

陆老经常说，医学和教育学是有相通之处的。的确，医者治人，教者治魂。医生是疾病的终结者，教师是灵魂的工程师。陆老从医60年，既是一名好医生，又是一位好老师，为患者送去健康，给学生带来启迪。值此特殊的日子，写下本文，以表达我对陆老医学和教育学造诣的崇敬之情。作为陆老的一名学生，我衷心地祝愿陆老身体健康，学术思想常青！

陆广莘老师合理应用中成药的临床体会

杨金生　王莹莹

中国中医科学院针灸医院

陆广莘老师是中国中医科学院的资深专家，他基础理论扎实，临床经验丰富，辨证细致入微，诊断准确率高，治疗效果显著。我们有幸跟随陆老学习和共事多年，将其合理应用中成药治疗慢性病的经验总结如下，以供同道参考。

一、丸者缓也，久病缓图

陆老认为，对于一些需要长期较长时间服药的病人来说，一种是病情不稳而易变者，以汤剂为宜，可以随机应变，因变定方，辨证施治；一种是病情稳定而变动不多，或病势轻微，应守方长服为好者，以丸剂为宜，且丸剂有利于病人长期坚持服用，持之以恒，可达目的。正如李东垣《用药法象》所曰："丸者缓也，不能速去之，取用药舒缓而治之意也"。陆老在临床中辨证使用中成药取得了较好的效果，尤其善用逍遥丸、补中益气丸、防风通圣丸和六味地黄丸，或单用，或联合使用，值得学者深思。

1. 逍遥丸

此方出自《太平惠民合剂局方》主要由柴胡、白芍、当归、白术、茯苓、甘草、煨生姜、薄荷组成，适用于肝郁血虚脾弱证，症见两胁作痛，头痛眩晕，口燥咽干，神疲食少，或往来寒热，或月经不调、乳房胀痛，脉弦而虚者。方中柴胡疏肝解郁，使肝气得以调达为君药；白芍酸苦微寒，养血敛阴，柔肝缓急；当归甘辛微苦温，养血和血，为血中之气药；白术、茯苓、甘草健脾益气。

陆老在临床中应用此方的情况可以分为两大类：一是女性患者，多有月经不调和精神心理障碍，常伴有烦躁易怒，或头痛目涩，或自汗盗汗，或失眠多梦，或小便涩痛；二是由于各种原因引起的精神压力过大，生活规律紊乱，身体自觉不适，体检各项指标未见异常，处于亚健康状态的人群。陆老认为肝性喜条达，恶抑郁，为藏血之脏，此方能够疏肝解郁，养血柔肝，并且能够实上以抑木，防肝病传脾。若容易上火，属肝郁血虚生火者，陆老还经常用其加减方——丹栀逍遥丸，借丹皮能清血中之伏火，山栀能清肝热，并导热下行。

2. 补中益气丸

此方出自李东垣之《脾胃论》，方由黄芪、人参、白术、当归、陈皮、升麻、柴胡、甘草组成。主要适用于脾胃气虚证，症见饮食减少，体倦乏力，少气懒言、大便稀溏，脉大而虚数等。方中黄芪补中益气，升阳固表，为君药；人参、炙甘草、白术补气健脾；陈皮理气和胃，使诸药补而不滞；升麻、柴胡升阳举陷，脾胃阴经之药。

陆老认为，脾胃是人体精气升降的枢纽，"内伤脾胃，百病由生"。在临床中常见由于嗜食冷饮，或一次性大量进食生冷食物后，损伤脾阳；或由于饮食不规律、过饱等，损伤脾胃，对于此类患者，陆老临床多用补中益气丸，建议长期服用 (3~6个月)，以调理脾胃，恢复后天气血生化之本。同时，陆老还认为老年患者、慢性病患者，如高血压、糖尿病、冠心病等需长期服药者，由于这些行气化痰、活血化瘀的药物性味苦寒，久服易伤脾碍胃，所以主张在服药治疗期间常配合补中益气丸使用，以固护脾胃，使中焦的气血枢转正常，敷布气血旺盛，提高人体的抗病能力。

3. 防风通圣丸

此方出自刘河间《宣明方论》，方由防风、川芎、当归、芍药、大黄、薄荷叶、麻黄、连翘、芒硝、石膏、黄芩、桔梗、滑石、甘草、荆芥、白术、栀子。适用于风热壅盛，表里俱实证，症见头目眩晕，目赤肿痛，口苦舌干，咽喉不利，大便秘结，舌苔黄腻，脉数有力；并治疮痒肿毒等。方中麻黄、荆芥、防风、薄荷疏风解表，使风自汗而解；大黄、芒硝泻火解毒，使毒从便而解；当归、白芍、川芎养血和

血；白术、甘草益气和中。

陆老认为，此方汗、下、清、利四法俱备，上、中、下三焦并治。在临床上凡患者由于饮食过量，或情志不畅，导致内热不清，易见生口疮，甚至口糜，或大便秘结，失眠等气机阻滞或化火生热之证，用此丸药以"散风壅、开结滞，使气血宣通"，从而达到通畅人体的作用。同时陆老指出，人的器官中都具有各种作用的空腔、管道和通路，大到胃、肠、膀胱及输尿管等，小到血管、淋巴管以及各种腺管等，这些大大小小的腔、管和通道，必须保持通畅的状态。尤其是六腑以通而顺，以通为用，人体之吸收和排泄必须平衡，包括营养平衡、代谢平衡、出入平衡，这样才能"邪不可干"，身体健康。此方表里双清，为"表里、气血、三焦通治之剂"，正符合现代中青年，由于各种原因而引起的内热病证，正确使用防风通圣丸，是从源头上防治现代常见病、多发病和疑难病的有效方药之一。

4. 六味地黄丸

此方出自宋·钱乙所著《小儿药证直诀》，方由熟地、山萸肉、山药、泽泻、丹皮、茯苓组成。主要适用于肾阴虚证，症见腰膝酸软，头晕目眩，耳鸣耳聋，盗汗、遗精，手足心热，舌红少苔，脉沉细数等。方中熟地滋阴补肾，填精益髓，为君药；山萸肉补养肝肾，并涩精；山药补益脾阴；泽泻利湿泄浊，丹皮清泄相火，茯苓淡渗脾湿。

《素问·阴阳应象大论》中说"年

四十，阴气自半，起居衰矣"，而当今社会环境中，中年之士由于其家庭、社会压力的增大，或人到中年而嗜酒、纵欲等，临床上常见轻则耳鸣耳聋，夜间手足心汗出，白天倦怠乏力，头昏欲睡，甚则遗精、阳痿等。陆老认为此类患者应该长期坚持服用，以大补肝、脾、肾三脏；尤其是60岁以上者，也应该辨证服用，以滋阴补肾，扶助渐衰之真阴。此外，陆老在治疗慢性肾病时，主张"通补结合"，权衡利害，防风通圣丸与六味地黄丸合用，以达到泄浊与补肾兼顾的目的。

二、积久为患，善用调养

疾病的形成，是个日积月累的过程，治疗的疾病，也是个循序渐进的过程。所以在应用中成药的同时，采用不同方法，养生以预防疾病，调理以治疗疾病。陆老主张"久病慢治，小病微调"，"不治已病治未病"，提出了节饮食、慎起居、调情志和勤浴足的养生康复措施。

1. 节饮食

调节饮食，目的不仅是减轻肠胃的负担，使腑气通畅，六腑之气随之而畅，则全身气机协调，同时也减轻因饮食过量、不洁饮食而引起的肝肾代谢负担，使气血净化，循环畅通。陆老主张饮食要"慢、素、淡"，尤其是老年人脾胃运化减弱，若延长食物在口腔中的咀嚼时间，不仅能够完全磨碎食物，而且还是对胃肠的种食欲刺激，使胃肠的消化酶提前充分的分泌，有助于食物的消化和吸收。平素饮食要以素食为主，多吃新鲜的、粗纤维丰富的蔬菜、水果，尽量少食高脂肪、高胆固醇、高盐的食物；同时食量宜适当，切忌过饱，或暴饮暴食，保持胃肠有规律的正常蠕动和定时排便。饮食清淡是指低盐饮食，认为盐与高血压有重大的关系，当钠摄入低的时候，人群的平均血压也低，血压随年龄的增长幅度小；几乎在绝大多数盐摄入高的人群中，人群的平均血压水平比较高，血压水平亦随年龄增长。

2. 慎起居

起居方面，陆老主张生活规律，劳逸适度，合理作息，就能保养神气，使人体精力充沛，生命力旺盛。如果不能养成良好的生活习惯和起居规律，就会出现精神萎靡，抵抗力下降，容易发生各种疾病。尤其是慢性病患者，在药物调理的同时，保持起居与生活规律尤为重要。

3. 调情志

在正常情况下，情绪活动对人体生理功能起着协调作用，若七情太过，超过人体自身的调节范围，使脏腑气血功能紊乱，就容易导致和加重病情，尤其是精神紧张、思虑忧愁等对人体长时间的异常刺激会损伤人体精气，造成不良的心境，不利于疾病的治疗和康复。所以在药物治疗的同时，要保持情绪乐观，性格开朗，清静寡欲，精神愉快。正所谓"恬淡虚无，真气从之，精神内守，病安从来"。

4. 勤浴足

足部温浴，不仅能够促进下肢的血液回流，而且还能改善全身的血液循环，使心脑肾等重要器官得到更充足的营养，加强组织器官的新陈代谢能力；浴足时的良性手法刺激，增强自我调节功能，激发组织器官潜能，调节人体的适应能力，有利于缓解压力，消除疲劳，放松心神，全面促进健康。尤其在睡觉前用温水泡脚时加用花椒，效果更佳。

三、合理用药，重视外治

陆老认为，用药必须合理，合理用药不仅是在用药时必须做到药物选择正确，剂量恰当，给药途径适宜，合并用药合理，充分发挥药物的治疗作用，同时也要尽量减少药物对人体所产生的毒性和副作用，以便迅速有效地控制疾病的发展，恢复人体健康。中成药的应用也是如此。由于中成药携带服用方便，而且患者常常自己选择服用，所以对中成药的应用更要辨病、辨证，必须做到以下几点：

1. 诊断明确，有的放矢

如对于化脓性发热病人，倘若没有做出正确的诊断前，便盲目地给予大量的地多种解表药，甚至应用激素，就会加重病情；另外，若诊断正确而用药不当，也会延误病情。如感冒用抗生素治疗就不合理，因感冒系病毒所致，抗生素对病毒是无效的、滥用抗生素，易导致耐药性的发生和人体菌群失调，继发新的感染。

2. 注重整体，急则治标

治病求本，急则治标，标本兼治是临床常用的治疗方法。该治本时，不能单纯治标。如气血虚弱引起的便秘，若不积极地补益气血，增强胃肠的张力和蠕动能力，单用通便药物治标是无济于事的，所以既要注重整体功能以治本，又要急则治标以缓急。

3. 熟悉药性，全面考虑

医生要熟悉药性，以便正确地选择药物，确定剂量和给药途径，进行合理地配伍。此外，还应全面考虑到病人的性别、年龄、体质及经济负担等，争取做到少花钱治大病，不花钱也治病，要充分发挥自身的作用。

4. 重视外治，调节人体

陆老认为，体表是人体最大的器官，通过界面医学的研究证明，针灸、按摩、刮痧、拔罐等中医非药物外治疗法，通过对体表的刺激，反射性调节人体自身的免疫功能，不但可以预防疾病，同时也是治疗疾病的有效方法，既简便易行，又没有药物的毒副作用，安全有效。

浅谈陆广莘治疗 IgA 肾病的临床经验*

杨永刚[1]　李海玉[2]

（1.北京中医药大学 2006 级七年制硕士生　2.中国中医科学院中医基础理论研究所）

摘要： 陆广莘先生提出健康医学的理念，并在临床中广泛运用。全文通过分析陆老对 IgA 肾病治疗思路及方药，浅谈陆老以健康医学理念治疗 IgA 肾病的临床经验。

关键词： 陆广莘；健康医学；IgA 肾病

陆广莘先生通过五十多年的临床经验的总结和对中医理论的研究，认为中医学的医学观就是关于人的生命健康生态的实践智慧学，而非疾病医学，提出健康医学的理念，并将其运用到临床实践中去。1958 年，在苏联专家访华考察中医治疗肾炎经验座谈上，陆老就写了《中医对肾炎的认识及其治疗原则》的文章。他从 20 世纪 50 年代就开始关注并研究肾病，临床中运用健康医学的思路，形成了一套独特的治疗方法。我们在跟随陆老学习的过程中，耳濡目染，对其娴熟的运用健康医学理念指导其临床有些许了解，通过对其临床经验的总结，现简单分析陆老以健康医学理念治疗 IgA 肾病的经验。

陆老认为健康医学的医学观要求的是对人的自我健康能力具有贡献度的疗效观，因此要效法的和依靠的对象是完整的、个体的人的自我健康能力。依靠人的生生之气，以助其自组织调节，"因势利导"以 扶其"正祛邪"之势，"疏其血气"助其实现流通基础上得自组织演化和稳态适应性目标的调节，从而达到自我稳定的生态和谐。依靠这种自我健康能力来实现养生治病目标的医学就是健康医学。

中医学的健康观是"正气存内，邪不可干"，治疗要求"病为本，工为标，标本相得，邪气乃服"，并不要求邪的彻底消灭，而是一门追求自我稳态的生态医学。在历史上，中医学也经历过邪气为本的疾病观和"以工位本"的治疗观。然而"有病热者，寒之而热；有病寒者，热之而寒；二者皆在，新病复起"，对抗性的治疗却造成与治疗目标相反的效果。中医学实践结果否定了对抗和补充的状态控制法。所以对于疾病陆老认为治疗上应确立"给出

* 北京市自然科学基金资助项目（项目编号：11GB4098）

路的政策"，不应进行"关门打狗"的方法，所谓"顺之者王，顺之者治，顺之者然，逆之者乱，逆之者毒，逆之者死"。王履在"积热沉寒论"中指出对抗疗法之弊的"治其旺气，是以反也"，在于"不知求属之道"。陆老认为把机体的旺气，看作是主体性抗病的反应。应该把握人的正气的祛病能力，因势利导，扶"正祛邪"之势，才实现"标本相得，邪气乃服"的目标。了解机体的"旺气"要达到什么样的目标，从而去调动它，引导它，帮助实现这个目标。陆老常言病人能够痊愈主要在于病人本身，药物等外来的东西，只是帮助其自身实现健康的一种手段而已。

IgA 肾病是一个免疫病理学的诊断名词，肾脏组织病理特点是以系膜细胞和基质增生为主，免疫病理特点是系膜区以 IgA 沉积为主，临床上以血尿为主要表现，是最常见的一种原发性肾小球疾病。在我国 IgA 肾病居肾小球疾病之首位，为 45.26%，约占终末期肾衰竭的 26.69%。目前西医尚无特效的治疗药物，中医在治疗本病方面有一定的优势。

IgA 肾病的病人有黏膜免疫功能异常或者缺陷的基础，首先表现的是上呼吸道粘膜的变化，如咽部红肿，扁桃体炎等非特异性免疫抵抗的表现。非特异性免疫是一切免疫防护能力的基础。陆老十分重视提高人体的非特异性免疫，治疗上利用界面全息效应，提高体表的防卫功能，作用于人的整体边界，以达到人的生生之气进行间接的演化型动员调节的目的，而非长

驱直入地直接对抗和补充。

陆老经过多年临床实践，针对 IgA 肾病的治疗，总结出行之有效的治疗方剂。笔者对陆老治疗 IgA 肾病经验进行总结，发现陆老治疗 IgA 肾病有两个常用方剂，第一个常用于疾病前期或者复感外邪后有外感症状期，第二个常用于疾病后期只有血尿，微量蛋白尿临床表现期。下面从此两方，探讨陆老运用健康医学理念治疗 IgA 肾病的经验。

一、IgA 肾病发病早期症状

IgA 肾病发病早期多伴有上呼吸道感染症状。此期患者出现肉眼血尿的同时，还有咽喉肿痛等风热袭肺证的临床表现，即西医所说的咽炎同步血尿，且很多病人都有容易感冒的特点。本病也常因上呼吸道感染、扁桃体炎等，而使病情加重或反复。

陆老认为对此期患者 IgA 肾病风热袭肺证的处理，如果过多的运用清热解毒等压制的方法，就会犯"粗工凶凶，以为可攻，故病未已，新病复起"的错误。IgA 肾病伴随的一些呼吸道的症状，只是机体上呼吸道免疫功能抗病的表现，是祛除邪气中"正邪相争"的表现，抗病能力要实现清除病菌等目标。这些表现既包括体外因素的作用，也包括人体的抗病反应，因此不全都是负面的，因此不应该被全面的压制。应该去判断哪些表现是外部因素的作用，哪些是人体的抗病反应？应去想这些症状背后，机体是为了实现什么目标？治疗上

更多的是要了解人体的抗病能力要达到什么样的目标，积极去调动这种能力，帮助其实现这个目标，这就叫扶"正祛邪"。这其中就运用了健康医学的理念：效法和依靠完整的个体的人的自我健康能力。对于这类病人陆老常以下方为基础方进行加减：升麻、柴胡、防风、桔梗、枳壳、白芍、山楂、乌梅、五味子。

IgA 肾病伴随的一些呼吸道症状的患者，他们的这些症状是主体性抗病的反应，是机体的旺气。这些反应是机体的屏卫功能为了实现驱邪从上呼吸道外出的目的，我们应该借助这个旺气的向上，向外的趋势，运用向上，向外的药物，帮助人体的这种屏卫功能发挥作用，从而实现邪气外出，人体康复的目的。用升麻、柴胡、防风三味向上，向外的药物，因势利导，给邪以出路。

柴胡、山楂、乌梅、五味子取过敏煎加味，过敏煎为名老中医祝谌予之验方，临床上主要应用于过敏性疾病。IgA 肾病是一种自身免疫病，其本身是Ⅲ型超敏反应。而从中医理论来说，此方中几味发散的药物，需用酸性的药物来敛一下，防止过散伤气，伤阴。

桔梗、枳壳、白芍，乃《金匮要略》中排脓散。桔梗、枳壳，理气化痰，升降气机，白芍活血养血，同时治理了"气、血、津、液"，理气活血化痰兼顾。此方用于治疗脓已成时，帮助机体排脓。从西医的角度看脓是炎症反应的产物，排脓散是治疗炎症的一个很好的方子，更重要的

是它体现了因势利导的治疗原理，帮助排脓而非压制炎症反应。IgA 肾病有着特有的炎症反应，它是要帮助人体实现自我清除有害物质的目标，而只是在 IgA 肾病情况下，这个能力是有限的，并且是偏离目标的，运用排脓散，帮助炎症实现排除有害物质，达到健康的目的。

整个方子体现了把机体亢进的旺气，看作是主体性抗病的反应，把握人的正气的祛病能力，因势利导，扶"正祛邪"之势的健康医学的概念，提高人体自我抗病能力，阻止病情的进一步发展。

二、IgA 肾病后期表现

IgA 肾病后期只有血尿，微量蛋白尿临床表现，此时免疫复合物的沉淀，诱导系膜细胞分泌炎症因子、活化补体，导致 IgA 肾病的病理改变和临床症状。那么这些机体的反应，有什么积极的方面？又想达到什么样的健康目的？炎症反应的积极方面是为了清除免疫复合物，实现机体功能的恢复。治疗上我们就应该去发掘人的自我健康能力这个动力学根据。

观察此类病人发现很多病人有少腹寒的症状，基于此陆老常以下方为基础方进行加减：吴茱萸、桂枝、白芍、桔梗、枳壳、生黄芪、苍术、防风。

吴茱萸、桂枝、白芍取自《金匮要略》中的温经汤。吴茱萸，辛苦热，入肝经；桂枝，辛甘温，两者辛以"补"肝；白芍，酸苦微寒，酸以"泻"肝。此小方辛补之，酸泻之，甘缓之，投其所好，实为调肝，

暖肝之方。IgA 肾病后期会伴气血瘀滞的现象。"温法是加强气血津液运行的动力"，"疏其血气，非专以攻伐为事，或补之而血气方行，或温之而血气方和……"。通过调肝，暖肝来实现疏通气血，来实现调理机体内部气机通畅，内环境的稳态发生的目的。此类病人肾区血运不畅从而出现少腹寒的症状，见是症则用是方，不可拘泥于治疗妇科疾病。

生黄芪、苍术、防风取自玉屏风散，《成方便读》注释：大凡表虚不能卫外者，皆当先建立中气，以脾旺则四脏之气皆得受荫，表自固而邪不干；而复以黄芪固表益卫，得防风之善行善走者，相畏相使，其功益彰，则黄芪自不虑其固邪，防风亦不虑其散表，此散中寓补，补内兼疏，顾名思义之妙，实后学所不及耳。用苍术易白术，燥湿健脾，祛风散寒，取苍术走表，更注重增强防卫功能，符合给邪以出路的思路。此处就运用了界面全息效应，作用与人的整体边界，以对人的生生之气进行间接的演化型动员调节的理论。人体有驱邪外出的趋势，但是 IgA 肾病的病人这种能力弱，就要运用药物去干预，帮助其实现这个趋势。固表则邪不干，固表则内自调。

桔梗、枳壳、白芍，乃《金匮要略》中排脓散。用法如上方。

此方益气固表，暖肝理气，活血化痰。运用了界面全息效应，作用于人的整体边界，实现人体内部自调节、自稳态的动力目标。依靠内环境的稳定以愈疾病。

通过对陆老 IgA 肾病临床经验的总结，可以看到他临床中时刻运用健康医学的理念做指导，并且取得了很好的临床疗效。陆老认为无论健康还是疾病，都是正邪相争的过程，养生治病必求于本，其根本就是在于找出具体识别利害药毒的科学根据或者价值标准，明确人体正气这个"神"的自稳调节，是人体内在的自我抗病保健的动力目标系统，是中医学根本的动力，是现实由疾病向健康转化的根本原因，因而是养生治病之道的依靠对象，也是具体识别利害药毒的科学根据。养生治病之道，也就是尊重人体自组织、自适应、自调节、自稳态的动力目标系统自己的轨道。依靠内环境的稳定以抵抗疾病胜于治疗疾病。这也是健康医学的核心内容。

中医与健康医学

——读《中医学之道》启示

卢红蓉

中国中医科学院中医基础理论研究所

摘要： 医学模式决定着医学发展方向，国医大师陆广莘提出中医学是健康医学，其医学模式是生命健康生态医学观，与现代西医学遵行的疾病医学模式完全不同。陆老认为要发展健康医学，就要转变以疾病为中心的医学模式，健康医学以人类生命健康生态医学观为指导思想，以人为中心，养生保健治病必求于本，本于人的"生生之气"，利用或转化自然环境、自身因素、社会因素等等作为"生生之具"，以此来培养生命的"生生之气"，激发生命的自我健康、自我痊愈能力，促进生命的自组织、自演化，争取生命的健康常存，实现"天人和德"，达到人自身、人与外界以及社会自然环境的稳定和谐。

关键词： 健康医学；中医学

一、医学模式的转变

医学是人类与疾病做斗争的经验总结，并在人们同疾病作斗争的过程中逐渐向前发展，医学模式也在人们医疗实践过程中不断地完善与发展。医学模式，即医学观，是人们在探讨人的生命和健康规律过程中形成的世界观和方法论。

从人类有了治病、防病等医疗活动开始，医学先后经历了经验医学、实验医学和整体医学三个时代，经历了神灵主义医学模式——自然哲学医学模式——生物医学模式的转变，现代西方医学模式也实现机械论医学模式——→生物医学模式——→生物－心理－社会医学模式的转变。但现代医学医疗实践提示，现有的生物－心理－社会医学模式已不能完全满足临床实践的需要，新的医学模式亟待出现。

二、健康医学的提出

过去的几千年人们始终围绕以"病"为中心，尽管效果不尽人意。中医学中虽有"治未病"，但随着现代医学的发展与庞大，"治未病"被挤到一个狭小的角落，等待重新被认识。

随着人类认知水平的提高，人们不再

满足于出现了疾病症状才去治病，而希望在"病"之前，就做好防护，使其不病。人类开始追求心理、生理、社会、环境的完全健康，即人们所说的"大健康"。正象西格里斯特所说的那样："几千年来认为防治疾病是医学的任务，今天来看，则不尽如此，增进人民健康是一项突出的社会任务。"[1] 因此，健康医学应运而生。

什么是健康医学？健康医学的内涵目前不统一。有认为健康医学是综合学科。健康医学是医学和社会科学的交叉综合体，是一系列学科的集合。凡属于健康范围内，能够提高个体或群体健康水平的内容，都属健康医学的内容。健康医学是临床医学与预防医学的融合而成的新型的整体医学或全科医学。健康医学应向社会提供临床的诊断和治疗，还应包括疾病的预防、亚健康状态的监测和干预以及疾病的康复和人们生活质量的提高[2]。

有认为健康医学是与临床医学、预防医学、康复医学并列同级的第四医学。健康医学是医学的新的学术领域，是一门关于促进个体与群体健康、家庭与社会幸福安宁的健康工程的医学学科。健康医学侧重人体健康质量的研究，而后者则侧重于疾病防治的研究。健康医学是以人作为研究客体，在研究个体形态、功能、生理与心理，以及生物社会化和心理社会化的健康发展的科学规律基础上，着重研究健康本质、健康结构与机能及其潜能特征；研究健康与疾病的相互关系，从而研究如何保护和增进健康质量，减少或避免非健

康因素对人体健康的影响的科学[3]。

医学都以健康为目的。什么是健康？WHO规定"健康是一种身体上、精神上和社会上的完美状态，而不是没有疾病和虚弱现象"，究竟什么是健康医学，笔者认为健康医学是以整体医学模式或者说是以融合生物－心理－社会－自然一体的医学新模式下的医学。这需要理论医学、临床医学、预防医学、康复医学、行为医学、心理医学、社会医学和技术医学以及心理学、环境学等多种学科的大融合。[4]

三、陆广莘先生与健康医学

1. 生命健康生态医学观是中医的医学模式

国医大师陆广莘先生指出"21世纪的医学的发展取向将是：从生物医学前进上升为人类医学；从疾病医学前进上升为健康医学；从对抗医学前进上升为生态医学；从化学层次寻求物质基础的医学观，前进上升为从生命层次寻求自组织演化调节的医学观。"[5]

陆老认为中医学是健康医学，其医学模式是生命健康生态医学观，与现代西医学遵行的疾病医学模式完全不同。生命健康生态医学观讲究生命的和谐、生命与环境的和谐、治疗过程的和谐、人体自我和谐。中医药集预防、保健、防病治病于一体，注重人体与自然环境的息息相应与协调统一、注重自我修养与精神调摄。这些都符合健康医学发展的要求。

陆老认为中医学是健康医学，中医学

的医学观与未来医学发展趋势是一致的。在中国，现代医学与中医学并行，但在世界范围内，现代医学仍处于主体地位，在过去的几千年中，人们始终关注于"病"上，努力寻找导致疾病的本质原因，探究病原入侵导致的机体生理、病理变化，追问"病从何来"，过多关注机体结构微观变化以及疾病本身。而健康医学的目的是以人类健康为目的，当然这是所有医学的共同目标，不够医学发展的是否成熟，均在朝人类健康这个方向努力。

WHO于1996年提出"21世纪的医学，不应该在继续以疾病为主要研究对象，而应该以人类健康作为医学研究的主要方向。"，陆老认为中医学的生命健康生态医学模式就是健康医学的发展模式。陆老认为要发展健康医学，就要转变以疾病为中心的医学模式，健康医学以人类生命健康生态医学观为指导思想，以人为中心，养生保健治病必求于本，本于人的"生生之气"，本于生命的自组织自演化、自我自我健康能力与自我痊愈能力。健康医学是一个生态医学，要超越以往物质结构基础，追寻生命的内、外稳态。

2. 中医学是"生生之道"

东汉著名史学家、文学家班固在我国第一部纪传体断代史著作《汉书·艺文志·方技略》中说："方技者，皆生生之具"，指出中医学是为人的生命健康生存、长生不息服务的方法和技术工具。国医大师陆广莘先生在丰富的临床实践上，对中医药学的学术思想精髓进行了总结，"循生生

之道，助生生之气，用生生之具，谋生生之效"。

中医药是"生生之道"，第一个"生"是动词，"使……生"之意，第二个"生"是名词，生命生态生机的意思，旨在扶助或者恢复人的"生生之气"，从而实现"生生之效"。各种疾病的产生，是由于机体平衡被打破，自我维护、自我修复的能力减弱所致。人在环境的相互作用中，健康与疾病相互转化。因而，保持机体健康与治疗疾病的核心就是全面调节人体机能平衡，中医药利用中药、针灸、砭石、导引、膏摩、食疗、情志调摄等手段，激发人体的自我健康能力和自我痊愈能力，实现人的自组织演化与自稳态调节，达到人体内的自我稳定的生态和谐、人与环境的稳定的生态和谐，实现"天人合一"的稳定状态。

"万物并育而不相害"，"与万物沉浮于生长之门"，中医药治疗的目的不在于"除恶务尽"，彻底消灭细菌、病毒，这不可能，也没必要[6]。中医药治疗的目的旨在恢复与调节人的"生生之气"，帮助人恢复自我健康与痊愈能力，实现与细菌、病毒的和谐相处。中医学所提倡的人与自然（包括细菌、病毒等）和谐共处，而不是对微生物大规模灭活的理念，维持了微生物与人类之间微妙的生理平衡，这正是医学未来的发展方向。[7]

陆老的健康医学认为中医学是生生之道，利用或转化自然环境、自身因素、社会因素如砭石、针灸、导引、中药、食物、情志等等作为"生生之具"，以此来培养

生命的"生生之气"，激发生命的自我健康、自我痊愈能力，促进生命的自组织、自演化，争取生命的健康常存，实现"天人和德"，人自身的内稳定和谐、人与外界的和谐稳定以及社会自然环境的稳定和谐。

陆老提出的健康医学的发展思路是很有前瞻性的，为医学发展方向提供了借鉴。中医学是人类文明的一大结晶，是伟大的医学瑰宝。中医学实际上早已在使用现代科学哲理中的两把"宝剑"，即宏观平衡和模糊逻辑，使中医学成为与现代医学不能兼容的医疗体系。中医药学符合健康医学整体、联动为特点，以平衡、协调为原则，集预防、治疗、保健于一身，注重人体自身、人体与自然环境、社会环境、躯体与精神、躯体与心理等特点，是健康医学发展的模式与目标之一。但中医学成为健康医学也有需要发展的地方。在未来发展中，中医学尽可能有可能逐步借鉴现代科学（不是依靠也不是被验证）一切有用的知识来充实自己，更好地使用"三把剑"，更显著地提高防治疾病、促进健康的水平。[8]

参考文献

[1] 西格里斯特著. 秦传安译. 疾病的文化史. 北京：中央编译出版社，2009

[2] 王东巨. 关于建立第四医学——健康医学的探讨. 中国健康教育，1991，7（1）：1~3

[3] 杨菊贤. 健康医学是现代医学的发展方向. 中国全科医学，2001，4(9):673~674

[4] 郑宗秀. 医学伦理学. 北京：人民军医出版社，1999.5

[5] 方福德. 未来医学面临的挑战和机遇. 科技导报，1992，(1)

[6] 陆广莘. 中西医结合需要从医学模式上突破. 山东中医药大学学报，2001，25（3）：162~166

[7] 贾谦. 确立中医药战略地位的重要意义. 中国工程科学，2004，6(7)：4~13

[8] 方福德. 未来医学面临的挑战和机遇. 科技导报，1992，(1)：40~43

还原医家的心路历程

李爽姿　　王勤明

中国中医科学院中医基础理论研究所

摘要： 本文以后学的目光浏览了国医大师陆广莘教授自 2000 年以往的论医之道，从中领略了他以临证实践经验反思专题性研究启始；进而对中医理论科研现代化问题进行的思考；继而着眼于中医总体发展思虑的心路历程。在对作者心路历程的浓缩中，可发现陆广莘教授在各个阶段的努力和对中医历史与现代问题的深刻认知，同时也为陆广莘教授对后学的悉心指导和严格要求感同身受。书中那些意境深远的微言大义，也恰恰反映了作者对现代中医学术动态的高度敏感。更真切地感受到：求新理论，关心患者，关注疗效，关爱苍生，以儒学修养立德，以佛家智慧立功，以道家胸襟立言，是成为一代国医大师的"中医学之道"。

关键词： 还原；陆广莘；论医心路

国内的中医理论研究圈里流行这样一句话："无人不识'陆'"。这里的"陆"指的是国医大师陆广莘教授。《中医学之道——陆广莘论医集》（北京：人民卫生出版社，2001 年版，下引此书只标注页码）作为陆广莘教授的论文集，给了我们探寻他学术足迹的有效途径。

《中医学之道——陆广莘论医集》是对作者过去 44 年的学术经历完整而有条理的呈现。选取作者自 1956 年到 2000 年间（除文革时代数年无论文发表以外）每年数篇具有代表性论医文字作品，共 80 篇。分为五个部分。读者从中可以发现作者"从 1945 年学医以来，业师陆渊雷"发皇古义，融会新知"；章次公的"欲求融合，必先求我之卓然自立"；章太炎先生的"取法东方，勿震远西……道不远人，以病者之身为宗师"；向自己的服务对象学习等教导，一直指引着我的为医和为学之路"的心路历程。（前言 P15）

该书的文章大致可分为三类。

第一类是专题性文章：有 55 篇文章基本属于此类。细读陆广莘教授最初言论，其观点或有不成熟或可商榷之处，但作者的文字表达是相当准确清晰流畅的。尤其《如何正确对待中医和中医如何正确对待》

（P37）一文，作者的飘逸文采与深邃思维交相呼应，令读者如沐春风，意犹未尽。这与我们今天所看到的，在论文写作中，满篇的西式表达形成鲜明对比。表达的西化，反映的实际上是一种学术浮躁，即在没有消化吸收中国古代经典和国内外相关研究成果的情况下，就匆匆成文。不但理解其各自含义时有失精准，连对中医理论认知基本概念的表达都存在着诸多问题。此外，书中观点也反映出作者的敏锐思维和提出问题的能力。反观今天的某些研究者，也包括某些博士研究生，在对中医理论的探求中最缺乏的莫过于中医基本的问题意识和深邃的洞察力，所提出的问题要么是"非历史"的，要么流于泛泛而缺乏深度的思考，更何况提出一些具有"冲击力"的学术思想观点。这固然与中医目前的教育体制有关，但也很难说几十年前的教育体制就优于今天。自我钻研的缺失、对中医理论的惶惑、急功近利的浮躁，是导致"提出问题"能力不济的决定性因素。在我们看来，1973 年之医学笔记《医者意也，医者技也》（P31）一文堪为陆广莘教授后来学术道路的真正起点。在这篇论述中，陆广莘教授第一次表明了他"认为医学只是一门实用的技术科学而不需要理论的观点，是片面的，偏激的"。而"学与术，意与技，是辩证统一的两个方面。医生不掌握方药技术，只凭善良的愿望是不行的，精神的作用不是万能的。掌握了方药技术，如果没有全心全意为人民服务的精神；或是虽有良好愿望，没有

正确的思维方法，缺乏正确的理论指导，方药技术也是不能很好地为病人服务的"（P31~32）医学辩证法。这为他后来转向中医基础理论科研作了铺垫。

第二类文章是关于"中医理论现代化"的研究，自 1975 年到 2000 年有 13 篇文章可以归于此类。当然，由专题向中医理论现代化研究的转变有个过渡阶段，事实上在作者进行中医总体现代化研讨之前，即已对中医理论科研现代化问题展开了思考。1981 年的《现代科学发展趋势和中国医学发展模式》（南京：首届全国医学辩证法会）（P241）正是这一转向的产物。此文作为作者对中医理论文化特征整体性考察，其中重点考察了当代科学理论认知方法与中医理论现代化和中医文化的互动。正是这种认知才促使作者去思考这样的问题：以中医文化为发源的中医理论现代化是否具有某种普遍的意义？这一问题使得陆广莘教授开始"跳出老框架，走向新天地"，并强调中医理论科研应该与临床医疗现实相结合，认为中医理论现代化中"本国的文化传统特点，它不仅不是发展的障碍，而且是发展过程的动力中心。""我国人民几千年来同疾病作斗争的经验总结和理论概括的传统中医学，理所当然应该把内在转化的动力中心这个担子担当起来。"（P253）。完成于 1991 年，但在《中医理论基础医学杂志》2000 年第 1 期（P275）发表的《中医学的基础研究问题》是陆广莘教授在研究中医理论现代化问题过程中的一次转折，即由对

临床医疗临证实践诊疗个案反思转向中医理论现代化研究。同时作者的中医现代化研究重点也从借鉴"经验"转向吸取"教训"。我们认为，产生这种研究重点的转向，与其说是作者研究志趣的转换使然，倒不如说是作者对中医所面临的现实问题关注的结果。中医在经过"五四运动"以来数十年的风吹雨打，新中国诞生后的厚今薄古、奋发而起，学术在发展，事业在进步，现代化进程也在加速进行。与之相伴的则是中医理论现代化带来的诸多问题，如文中提出的"中医基础研究中重大和疑难的理论问题——1.'君子务本，本立而道生'……7.中医理论的功能模型属性的界定，解决狭隘的实体论定位问题……9.中药药理学的界定，解决通过界面全息效应的间接动员调节问题"（P278~279）等。作者正是怀着对探索这些问题解决之道的现实关怀，才将研究重点转向中医理论现代化科研"教训"的研究。其审视的目光自然也不再仅仅囿于临床病例，而是放眼中医整体的发展。

第三类文章则是作者当前仍在努力的研究课题，即对中医总体近现代发展历史的宏观构架的思考，当然这种思考是以现代中医如何发展为中心的，这是陆广莘教授学术心路历程自然的延伸。1984年5月《阴阳自和稳态演化模型》（中医药研究参考资料）（P320）一文是作者中医总体现代化研究的开端。但真正思考以"究天人之际，通健病之变，循生生之道，谋天人合德"（P308）来建构近现代中医之

道则是新世纪的事情，2000年7月在《中西医哲学比较研究座谈会》上的发言《西医疾病模型与中医学生生之道》（P307）堪为标志。我们感觉到作者作为一位有责任的学者，那种一心想建立起中医人本身对人类疾病诊疗认知的总体框架，并期望将符合历史真实的中医学知识在国人中普及的使命感愈来愈浓烈。与此同时，作者人文关怀的情怀也愈发凸显。尤以书中刊发作者为庆祝中国中医研究院建院40周年专题报告会上《医学的目的与中医学的特色》（P359）一文表现得最为突出。面对令人"吃惊"的对待中医的现实，作者感叹于中国部分的官员、学者们对中医历史和现实作用的健忘。面对此情此景，作者发出了令人深思的呼吁：历史最好不要被忘记，因为：哪怕没有中医理论，而只有临床医疗实践疗效的历史，它也能教会人们在患病时做正确的事。"要能实事求是地保持中医学固有价值并发扬下去，必须在利用今天的科学方法研究整理中，注意保持中医学术的独立性。"（P372）

令人印象深刻的是，本书在每个论述部分的文章之前都有作者短小的图示摘要，可视为作者心路历程的浓缩，更可发现陆广莘教授在各个阶段的努力和对中医历史与现代问题的深刻认知，同时也为陆广莘教授对后学的悉心指导和严格要求感同身受。

透过作者的学术经历，或许我们能够看出一位学有所就的中医学者成学的心路轨迹，即先从专题研究入手，再拓展到局

部总体，最后上升到对中医历史与现代化发展总体构架的构建。专题的特点是论题往往不大，相对较易把握，而又不失中医学基本素养训练的环节，无论对论题框架的设定，或是对病案资料的搜集、解读，中医学的基本规范和中医理论的应用都必须考虑在内，这样才能打下扎实的治学方法和临床实践技能基础，非此不能胜任宏大的医史述事，更遑论建立起能"成一家之言"的中医理论历史解释框架。

与中医学术界保持紧密的交流与对话，乃是一个真正的学者所不可或缺的素养。这一特点也贯穿于作者整个学术的心路历程。2000年1月在中国首届生存质量学术会议（广州）发表的《人的生存质量与中医学生生之道》（P223）一文，针对现代思维对"传统中医改革"批判提出了质疑。在当时引起了不小的震动。作者就当时炙热于学林的"医学的目的"进行了评论，认为"生物医学疾病模型"只是反映了当代某些人的迷茫心理，这样一种战略思想并未跳出的窠臼，其基本框架也依然带有"意识形态"的色彩。作者对"消极疾病观及对抗疗法的发展"的批评是颇为严厉的。事实上，陆广莘教授可能忽略了某些原文论述中的问号，且不论"医学目的论"正确与否，单从"生生之道"的角度来解释中医学之道这一尝试，就显示了其独特而深邃洞察力，使我们对中医学与现代化关系的认识有了新的维度。陆广莘教授对中医学学术的贡献是甚巨的。书中那些意境深远的微言大义，也恰恰反映了作者对现代中医学术动态的高度敏感。

陆广莘教授作为国医大师、当前中国最出色的中医理论家之一，除了其对中医有着"一份执着，一份眷恋；一种信念，一种姿态"的不倦追求外，也具备一般人难以企及的博闻强记、敏锐洞察。实际上，无论是陆广莘教授的医学经历体验还是学术思维特征，更多的是作为中医学科研工作者的共同特征，那就是：求新理论，关心患者，关注疗效，关爱苍生，以儒学修养立德，以佛家智慧立功，以道家胸襟立言。也昭示出只要为学者和学生们，提供出更为宽松的环境，以及更加自由的思想，在这样的体制机制下，无论是中医科研工作者还是学生，都能够一展所长，最大限度的发挥各自的力量和智慧。陆广莘教授的坚韧为中医人称道，其在成长心路历程中的一些经验对于整个中医科学的研习者都是有意义的。

基于"生生之道"的中医气化学说

金香兰

中国中医科学院中医基础理论研究所

气化学说是以气的运动变化来论述人体生命过程的理论。"气化"一词始见于《素问·灵兰秘典论》。气化学说内涵清楚而外延广泛，目前对气化的理解是：气的运动引起的各种变化。人体气化包括了生命物质精、气、血、津液各自的新陈代谢和相互之间的转化，以及同时伴随而来的能量代谢与转化。由此可见，气化的含义实际上就是指整个机体生命物质的运动变化过程以及必然伴随而来的功能作用。故而气化是机体生命的本质特征。[1]

一、中医气化学说的基本内容

一般认为气化是由气的运动所产生的各种变化。"气化"应包含"气化过程"与"气化作用"。所谓"气化过程"是指在阳气的作用下体内所发生的"形气"或"气形"的转化过程。所谓"气化作用"是指脏腑经络之气在气化过程中所发挥的作用。

中医认为：气能推动血液循环，调节体温，防御外邪入侵，气能固摄血液，肾精，摄纳肾气，固系脏器不陷，调节汗孔、膀胱、肛门开合，气为血帅，气行则血行，气能生血，气能生津，固津，气对人体有营养作用，气能促进人体内各种物质化生和相互转化，这个过程就是气化作用。而气化过程有心气、肝气、脾气、肺气、肾气、经气、元气、宗气、中气、营气、卫气等。病理表现就有气虚、气滞、气逆、气闭、气脱、气陷，治则上便有补气、顺气、破气、降气、固气，在中药性能上有"四气五味"、"升降浮沉"、"归经"的气化过程，气化论的代表方剂有金匮肾气丸、补中益气汤、苏子降气汤。

二、气化是生命活动的基本特征

恩格斯指出："生命是蛋白体的存在方式，这个存在方式的重要因素是在于与其周围的外部自然界不断地新陈代谢。而且这种新陈代谢如果停止，生命也就随之停止，结果便是蛋白质的解体。"换言之，"生命，即通过摄食和排泄来实现的新陈代谢，是一种自我完成的过程。"（《反杜林论》）

《素问·阴阳应象大论》谓："味归形，形归气，气归精，精归化，精食气，形食味，化生精，气生形……"。气化为形，形化为气，形气相互转化的气化运动，包括了气、血、精、津液等物质的形成、

131

转化、利用和排泄过程。

《素问·经脉别论》："饮入于胃，游溢精气，上输于脾，脾气散精，上归于肺，通调水道，下输于膀胱，水精四布，五经并行"。这是中医对津液生成和输布的最早记载，描述了津液的新陈代谢的过程，因为津液的生成要靠胃气的游溢，脾气的散精；津液的输布要靠肺气的宣发肃降，肾气的升清降浊和膀胱之气的作用，而这些脏腑的功能的发挥过程，都离不开气化的作用。又如气血的运行、水谷的转化、经气的流注等，都是这一过程的具体表现。所以说，人体各种生理功能的发挥，都是气化的过程。气化作用贯穿于人体生理功能的全过程。这是中医生理学说中的又一个明显特点。

三、气化是机体自组织自演化的主体性行为

气化过程包括"形向气"、"气向形"的双向转化。而这种双向转化是人体的自组织和自演化的功能体现，是机体的有目的的行为。生命的本质就在于：物质过程的自组织性和自我调节。（贝塔朗菲）

人首先是物质的人，人体结构是由各种复杂物质构成的。人又是生物的人，在主体性开放中依靠从外界摄取物质能量来源，进行自组织生成演化以维持生命和健康。所谓甘苦辛酸咸五味克其形，概指饮食物一类化学物质，也包括药物这样可被利用以治病的化学物质在内。[2]

人体内随时发生着"形"向"气"的

转化。例如：人体每天要从外界摄取饮食物，这些饮食物都是有形的。饮食物进入体内之后，在脏腑的作用下转化为营气、卫气、宗气、元气等各种"气"。人体的脏腑经络组织器官都是有形的，它们必须随时转化出各自的功能，如脏腑之气、经络之气等才具有生理意义，否则就会腐烂消亡。

人体内还随时发生着"气"向"形"的转化。例如：体内的精、津液、血以及脏腑组织等都属于"形"，而有形之体必赖无形之气的充养和温煦。因此，经肺吸入的清气以及体内各种气生成精、津液、血的过程都属于"气化"过程。可见，气化不是单向转化的过程，既有由"形"转化为"气"的过程，也包括由"气"转化为"形"的过程。

机体根据自身的需要将外界的物质进行有目的的组织形成机体需要的物质，参与机体的组织代谢，并将组织代谢出来的物质排出体外。

四、气化是物质转化为物质的过程

气化是一个有激发、有顺序、有结果的过程，是一种有目的、有目标的指向性行为。

中医认为：气化的动力，主要在于阳气的振动与生发，《素问·生气通天论》："阳气者，若天与日，失其所，则折寿而不彰"。又曰："阳气者，精则养神，柔则养筋。"阳气之根本发于命门，五脏六腑之生化动力皆赖命门元阳之温

煦、蒸腾，张景岳说："命门为元气之根，水火之宅，五脏之阴气，非此不能进，五脏之阳气，非此不能发。"可见命门元阳实为一身气化之动力，后天脾运功能亦赖命火之温煦，若命火衰弱，火不生土则运化无权，升降失司，以致谷无以化，津无以布，血无以御，诚如许叔微所谓："譬如鼎釜之中，置诸米谷，下无火力，中终日不熟，其何能也？"

从物质转化而论，气化是将物质转化为机体可接受可利用的物质的过程，而这其中，起重要作用的应该是各种酶类物质。最具代表性的应是食物的转化利用过程，在这个转化过程中起重要作用的是应是消化液对食物的消化分解。因此，可以说，消化液及消化酶是这种气化的关键物质。所以，从这个意义上讲，消化液（酶）是气化的物质基础。另外，在经典的三羧酸循环中，在能量转换的各个环节，起重要作用的是各种酶类物质，没有这类物质的参与，这个过程是无法实现的，因此，从这个重要性上讲，酶类物质是这个气化过程的物质基础。还有，对于生命初始的受孕过程，酶的作用更是不可小视，没有酶的作用，精子则无法进入卵子细胞内完成受精过程，生命则无以产生，所以，从这个意义上讲，生命是气化而来的。

排泄物的排出过程应该是神经系统的主要作用。如尿液的排出过程就是一个反射作用的结果。当尿液储存至一定量时，其压力使膀胱壁上的神经将信号传递至中枢神经，中枢神经发出排尿的指令完成排尿。排便过程大致也是如此。所以，神经递质应是此类气化的物质基础。

此外，人体对于微生物的免疫反应，同样也是气化的过程，而其中起信号传导作用的各种免疫因子无疑说是此种气化的物质基础。

人体总是处于对于内外界的刺激，反应，适应的状态，而这一系列的过程就是气化的过程。当对于内外界的刺激没有反应，而且对于内外界不能适应时，气化将逐渐停止，生命也就终止了。

所以说气化是生命体与生俱来并伴之终生的过程，它是将物质进行转化并产生各种物质 – 能量 – 信息转换的过程，除去生命体的躯壳，气化便是生命力的象征。

中医的气化学说完整地表达了生命过程，无处不气化，无时不气化，在气化过程中，生命体才能完成生、长、壮、老、已的历程。

中医气化学说对于现代认识生命，研究生命的产生、发展，预测生命的未来都将具有重要的价值。

参考文献

[1] 林齐鸣，虞学军.《黄帝内经》中的气化思想[J]. 四川中医，2003，21(7)：23～25

[2]陆广莘.中医学之道.北京：人民卫生出版社，2000

闲话"庖丁解牛"，思考中医学之道

杨 威

中国中医科学院中医基础理论研究所

中医学是世界文明宝库中的一方瑰宝。中医学不同于其他单纯依赖经验积累的传统草药治疗，是有系统理论指导的医学体系。中医学理论体系中最具特色的是她独特的理论思维模式和理论观念，即中医学之道。传统中医学理论的思维方式远高于机械论与还原论，倡导自然—社会—人体—健康的大系统认知模式，将时间、空间、人文等众多因素溶入人体生命观、健康观、疾病观中，利用一切可资利用的条件促进健康、抵御疾病。

否定或忽视中医学理论体系，片面强调其经验因素和疗效价值取向，抛弃对中医学理论思维模式的探究、继承与发展，无疑就像内部虫蛀一样，最终会丧失中医学的特色、导致中医学的湮没，其危害远远大于外来的偏见曲解。

《庄子》养生篇中有一个著名的寓言——庖丁解牛，用以解释养生之道。有感于"中医生生之道"，不胜冒昧，续寓言后话，以阐明"中医学之道"研究的重要性。

庖丁为文惠君解牛，手之所触，肩之所倚，足之所履，膝之所踦，砉然响然，奏刀騞然，莫不中音。合于桑林之舞，乃中经首之会。文惠君曰：嘻！善哉！技盖至此乎？庖丁释刀对曰：臣之所好者，道也，进乎技矣。始臣之解牛之时，所见无非牛者。三年之后，未尝见全牛也。方今之时，臣以神遇，而不以目视，官知止而神欲行。依乎天理，批大郤，道大窾（空），因其固然。技经肯綮之未尝，而况大车瓜（结骨）乎！良庖岁更刀，割也；族庖月更刀，折也。而今臣之刀十九年矣，所解数千牛矣，而刀刃若新发于硎。彼节者有间，而刀刃者无厚，以无厚入有间，恢恢乎其于游刃必有余地矣。是以十九年而刀刃若新发于硎。虽然，每至于族，吾见其难为，怵然为戒，视为止，行为迟。动刀甚微，謋然已解，如土委地。提刀而立，为之四顾，为之踌躇满志，善刀而藏之。

族庖仰庖丁之神技，相约向庖丁学习。见庖丁善刀而藏之，其刀不折不损，虽解数千牛矣，而刀刃仍若新发于硎，神之。有志者，把玩不已，质其刀之长短，论其刀之薄厚，索其刀之所获，探构铸之精微奇特，深究细研，废寝忘食。妄者视其刀为神物，希神刀赐福，顶礼膜拜，虽千百遍而不倦。狂者假庖丁之刀，未闻牛之所在而已横挥竖舞，气势骇人，却不曾及牛半分，更无论解牛矣。庖丁旁立而闲，未曾有人问其所以运刀如神而刀刃不损之道者。

悲夫！庖丁解技之神，在于明牛之结骨、筋节所在，知运刀剩隙而进之巧，因势利导，游刃有余，方能解牛而不损刀刃，达于神境也。非其刀之神也，是其道神也。不究其运刀之道，而斤斤于其刀者，岂非南辕北辙，愈速愈远乎？

其实，探究名医之技亦同此理。见名医药到病除，只谓其药之神，而不究其所以用药之理，独忘其医道之明，忽视其审病辨证之精、究理择法之当、识药用方之确，既不深察病变的因机原委，也不探究医理巧思的过程，单单奉某药或某方为至尊而一通研究，岂非背道而驰，南辕北辙？若"中医学之道"被废弃、忽视，何来中药的运用如神与疗效突出？中医学之道与中医学之技，可谓皮之不存，毛将安附，唇亡齿寒之戒犹在眼前。

对中医学的传承与发展，首先应注重揭示中医学的理论模式与理论脉络，洞彻医道精髓，进而希冀有所创新与发展。中医学之道的发展壮大，离不开中医基础理论研究队伍的自强不息与孜孜不倦，更关键的是有的放矢的明辨"道"理，以道御术，解决现实中的医学难题。

弘扬健康医学，迎接中医学的春天

罗卫芳

中国中医科学院中医基础理论研究所

世界卫生组织 (WHO)1996 年在名为"迎接 21 世纪的挑战"的报告中指出，21 世纪的医学将从"疾病医学"向"健康医学"发展；从重治疗向重预防发展；从针对病源的对抗治疗向整体治疗发展；从重视对病灶的改善向重视人体生态环境的改善发展；从群体治疗向个体治疗发展；从生物治疗向心身综合治疗发展；从强调医生的作用向重视病人的自我保健作用发展；在医疗服务方面，则是从以疾病为中心向以病人为中心发展；等等。这昭示着 21 世纪的医学将不再继续以疾病为主要研究对象，而以人类健康为研究对象与实践目标的健康医学，将是未来医学发展的方向。中医学本质上即是以健康状态及其维护为研究对象的医学，其养生与医疗实践的过程，实际上就是发现、依靠并增进人体自我抗病、康复能力的过程。正由于中医学研究的根本对象是健康状态的保持，与西方医学以疾病作为研究对象相比，中医学的研究对象明显前移，正契合了世界卫生组织所倡导的健康医学模式：在大力弘扬健康医学的现代及未来，中医学必将有更大的作为。

早在两千多年前，中医学就发展了以人体的正气为主要实践对象，以"阴平阳秘"的健康状态为实践目标的"生生之道"(即辅助正气以维护"阴平阳秘"之健康状态的理论与方法)。中医学十分重视人体的正气，以及由其产生的主体性反应。在治疗中十分善于发现、依靠、调节人的主体性反应，养生、治病都着眼于"疏其血气，令其条达"，扶助正气实现祛除病邪、恢复健康状态的目标，从而达到治愈疾病的目的。

中医学重视人体正气及其主体反应的理念，源于中医学所构建的人体理论模型。在中医学看来，人体是一个开放，自组织演化调节的目标动力系统。"形者生之舍也"，这里所论的"形"，是人体这一系统的整体边界屏障，它保持着人的自我完整性，控制着人体信息出入及交换的开放度。人体这一系统的整体边界所出入的信息，包括了人的主体性反应及外界环境的刺激因素，人的主体性反应包括生理反应的"藏象"，病理反应的"病形"，各种治疗产生的"疗效"。外界环境因素作用于人体所产生的反应，必须以机体为媒介，其效果都是人体独立地产生反应的结果。人体的正气及其主体性反应是人健康状态维持及疾病痊愈的根本动力,在人体的健、病转变中起着至关重要的作用。

正因为中医学在两千多年前就认识到,人体正气及其主体性反应在健康与疾病相互转化中具有决定性作用,故十分注重透过病理现象,即人体正气对各种致病因素的主体性反应,发现其背后原有的生理功能。例如,在中医学看来,"善者不可得见,恶者可得见",即人体的生理功能在正常时不易被发现,往往在出现了病理性的功能亢进时,才能发现和认识到隐藏在病理现象背后的原有生理功能。因此,中医学并不完全将功能亢进的病态视为消极的病理破坏,也未单纯将其作为治疗过程中的对抗与压制对象,而是将其视为正气祛邪的抗病反应,并将其作为治疗中因势利导的依靠对象,以帮助机体提高防御抗病能力。中医的治疗重在提高人体的免疫和屏障功能,正如同天花的消灭,并不是直接消灭病毒的结果,而是依靠人体的免疫反应及群体人工免疫的结果。中医的治疗主要是通过各种方法与手段,依靠与扶助人的自我抗病和康复能力而获得疗效的。正是依靠这一法宝,中医学的理论尽管在数千年来未出现像西医学那样的"质变",却可以在现代仍推之于百病而不惑,发挥着重要的作用。

同时,由于中医的治疗主要着眼于依靠、扶助人体的正气,即人体的自我抗病和康复能力,从而避免了直接对抗式治疗

所带来的一系列不良后果。与之相对的是,现代西医学依靠直接对抗式治疗,产生了一系列不良后果。例如,依靠化学药物针对病因、病理、病位的对抗和补充,带来了药物公害和医源性疾病;针对病因的抗生素应用,导致菌群失调和加速其发生耐药性的变异,制造了新的病原体;病原变异加快导致药物淘汰加快;外源性抑制剂带来内源性功能激发,外源性补充带来内源性功能抑制;化学药物长驱直入地针对靶点,带来体内的化学污染;抗原负荷过重带来免疫应答出错,导致免疫性疾病的增加,等等。上述种种情况导致病原体越治越多、药物淘汰日益加速、医疗费用大幅攀升等恶果,并由此形成了世界性的医疗危机。我国人口多,底子薄,社会生产力不发达,80%的人口生活在农村,今后相当长时期内仍将处于社会主义初级阶段。目前我国人口现已突破13亿,即使严格控制其增长速度,到本世纪20年代也将增加到15亿。在这种情况下,如果不克服现代西医学直接对抗性治疗及对技术的过度依赖所造成的医疗危机,我国将无法承担高昂的医疗投入。因此,十分有必要大力弘扬中医学独特的健康医学模式,发挥中医学"简、便、廉、验"的临床优势,以缓解我国日益加剧的医疗危机。

大力发展中医健康医学,也是中国迎接21世纪科技挑战的迫切需求。21世纪是以生命科学为主导、科学技术迅猛发展的世纪。科技革命广泛开展,市场竞争日益加剧,我国面临着紧迫而严峻的挑战。

中医药作为我国拥有自主知识产权的传统科技，在我国迎接国际范围内的科技及产业竞争中占有举足轻重的地位。大力弘扬中医学这一健康医学，发展中医药产业，将为我国生物医药产业应对国际挑战、实现跨越式发展提供宝贵的机遇。

总之，中医学有别于西医学的独特的健康医学本质，决定了发展中医药已成为我国应对世界性医疗危机、迎接21世纪科技挑战的重要手段。在未来的日子里，中医必将在大力发掘自身潜力与优势，弘扬健康医学模式的进程中，迎来自身发展的又一个春天。

参考文献

[1] 陆广莘. 中医学之道. 北京：人民卫生出版社，2001

试论近百年疾病医学模式对中医学发展的困扰

兼论回归健康医学——中医学之本质属性的必要性

刘理想　李海玉

中国中医科学院中医基础理论研究所

摘要： 在近代，随着西医学在中国的全面传播，以疾病医学模式为评判标准来评价中医几乎成为一种通式，而中医界为了所谓的救亡图存，进行"中医科学化"，自觉向"科学"的西医主动"进化"，向疾病医学学习。然而在这个过程中，中医一步步地接受西方科学(西医)的"范式"，最终导致了中医的"范式丢失"，导致近现代中医思想危机，也使得中医发展举步维艰。因此，有必要回归到中医学的本质属性——健康医学模式上来，才有可能使中医发展在当代取得突破。

关键词： 中医；疾病医学；中医科学化；健康医学

一、近代评判中医学的标准——疾病医学模式

中西医学由于各自不同的哲学背景、价值观，导致研究对象和目的的不同，形成了不同的"医道"和各自特色的研究领域。西医学的选择，是以疾病为研究对象，"识病必求于本"的本，是寻求疾病的本质，作为其认识和实践的目标对象。从而使西医学成为一门以研究疾病及其对病因病理病位的认识，来决定其防治行为和效果评价的医学。它的"识病求本"的诊断要求和"辨病论治"的实践特征，是以疾病为对象的消极疾病观及其直接对抗和补充的替代性疗法。由此，致力于发现和确诊疾病，是西医学诊断认识的目的；努力去征服和消灭疾病是西医学预防治疗的实践目的。

这种疾病医学解释模型是西方工业文明时代的产物，它的机械构成论观念的认知方向是向后向下向外的，向后专注溯因分析认识论，向下坚持微观实体本质论，向外信奉线性因果决定论。随着西方殖民

* 北京市自然科学基金资助项目，资助编号：7112095

者在全球的殖民，不断拓展，经过近代几百年的历程，加之医学传教等方式的推动，保证西医生存的基本文化理念已经基本全球化，现代医学随之也变成了西医的代称。

美国罗彻斯特大学教授恩格尔(Engel)说："今天统治着西方医学的疾病模型，是生物医学模型，这种模型已成为一种文化上的至上命令，即它现在已获得教条的地位。它认为疾病的一切行为现象，必须用物理化学原理来解说，这是还原论的办法。它认为任何不能作如此解说的，必须从疾病范畴中排除出去，这是排外主义的办法。它把敢于向生物医学疾病模型的终极真理提出疑问和主张建立更有用的模型的人视为异端。"[1]

而在中国，百年来，由于疾病医学的至上命令和教条地位，用疾病医学的观点看待中医学，指责其为落后和不科学。

如：陈独秀在新文化运动中极力呼唤民主与科学，声讨专制与蒙昧，对中国封建文化鞭挞的同时，将中医列入封建糟粕予以批判。其评判中医完全以当时西医为准，他在《敬告青年》一文中说："（中）医不知科学，既不解人身之构造，复不事药性之分析，菌毒传染，更无闻焉；惟知附会五行生克寒热阴阳之说，袭古方以投药饵，其术殆与矢人同科；其想象之最神奇者，莫如'气'之说；其说且通于力士羽流之术；试遍索宇宙间，诚不知此'气'之果为何物也！"[2]

这种以西例中、以西方科学来对照中国科技、以西医来比较中医的方法在当时归国留学生及受西式教育的人中几乎是一种公式，有的甚至将此作为判断一种学术"正当与合法"的黄金标准。如民国时期著名学者、北京大学教授毛子水即认为，"根据解剖学、组织学、生理学、病理学、细菌学及分析化学等而谈治病的，就是医学的正轨。虽然现今欧洲的医术不能说得已达到究竟，但是设使医术果有一个究竟的地方，必定是从这个正轨走去的。倘若一定要迷信五藏属五行的原理，靠着寸、关、尺脉息的分别，恐怕一万年也达不到医术的究竟。"[3]历史学家、教育家傅斯年亦认为："若不接受近代的生理学、病理学、微菌学，只是口袋中怀着几个金鸡纳霜、阿司匹林药饼，算什么改良的中医？"[4]

西医余云岫驳五行学说时说："五行者，五原质也。……今日化学日明，知成物之原质已有八十，然则已变而为八十行，非复可墨守五行之旧目矣。"[5]余氏将五行解释为五种"原质（即元素）"，并与西方医学史的"四行（水、土、火、气）"相附会，表现出机械唯物主义的哲学观。又如在《内经》中有"肝气通于目，肝和则目能辨五色矣"、"肝受血则能视"的记载，中医认为肝与目存在着密切的关系，临床上肝的病理状态可表现为眼的症状，某些眼科疾病也往往从肝入手的，且取得颇为满意的效果。余云岫则认为："肝与目的关系，于解剖上求之，不见有相联络的痕迹，生理学上亦无相干之作用，病理学、医化学中，皆不能得其相依辅之点……

肝主目之言，无根捏造，不可信也。"[6]

1935年，余云岫在《中华医学杂志》发表文章称："阴阳五行、三部九候之谬，足以废中医之（诊断）理论而有余；治病必求本、用药如用兵二话，足以废中医之治疗（思想）而有余；（只要用疾病医学诊疗思想去）研究国药、使用成方，足以发扬国产药物而有余。"

1929年2月，南京国民政府召开第一次卫生委员会议，会上通过余云岫等人提出的"废止旧医以扫除医事卫生之障碍案"，使摧残消灭中医的活动达到高潮。

文化身份的确定总是取决于自我和他人的关系。一个民族如果得不到其他民族的承认，或者得到扭曲的承认，就会扭曲其角色定位，使其处于在虚假的、被贬损的存在方式之中。在的坚船利炮的巨大压力下，这种贬损往往使人只能接受而无力抗拒，结果便是将其内化，变成自我贬抑，自我扭曲。

作为中国传统文化的一部分，中医在近代中国的境遇亦与此同。在进化论和西方科学的冲击下，中医被评价为"落后、迷信、不科学"，遭到激进主义者激烈的批判，并进一步强化了中医"落后"的身份，中医表达自身的话语权也被剥夺，中医成了"失语"的中医，中医自身评价中医也要以西方医学话语来表达。而中医自身也不得不认同"落后"的身份，并积极改变自己落后的面貌，无论是医学改良，还是中医科学化，在科学（实质上是只是一种科学表现形式）一元观、医学一元论

的思想指导下，近代很多中医思潮多是围绕中医如何向西医靠近、如何获得"科学"之名展开的，而实质上是"落后"的中医向"先进"的西医如何进化的问题。

中医界为了救亡图存，自我革命（改良或革新），向疾病医学学习，自觉向"科学"的西医主动"进化"。中医要想在中西医之争中获胜，就必须要按照科学的游戏规则，首先证明自身的"科学性"。殊不知，由于"范式"的不可通约性，用科学的道理来证明中医从逻辑上就是不可行的。强行证明的结果就是用西方科学解剖、分析中医。在这个过程中，中医也就不得不一步步接受西方科学（西医）的"范式"，最终导致了中医的"范式丢失"。[7]在向疾病医学的学习过程中却过于"忘我"了。

二、中医科学化

20世纪20年代末，"中国科学化"运动兴起，"中医科学化"思潮亦应之而兴。张赞臣在《医界春秋》第81期《统一病名与改进医学》中说："方今欧美各国换其科学之潮流，澎湃奔腾而演进，国医若不努力本身而创化，适应环境而进化，处此竞优角胜之世界，其能免于自然淘汰之例乎？欲创化，则须应用科学方法以立新说；欲进化，则应批指古书之错误以改旧说，舍此别无途径也。"[8]

"中医科学化"是指要用科学方法整理研究中医学。新中国成立前的唯一官办中医学术机构——中央国医馆（1931年1月15日成立）在其组织章程草案的第一

条中规定："本馆采用科学整理中国医药，改善疗病及制药方法为宗旨。"各省、市、县国医分馆、支馆都遵循此旨。1932年中央立法院宣布要成立"中医研究院"，其宗旨也是要以科学方法整理中医。由此可见，"中医科学化"此时已成为中医界的普遍主张。实际上，从30年代初直到解放初，中医界最盛行的思潮也是"中医科学化"。

"中医科学化"这一口号本身意味着承认或肯定中医学不是科学，因而要用科学方法加以改造，使之成为一门科学。如"中医科学化"干将陆渊雷在《生理补正·绪言》中说："国医所以欲科学化，并非逐潮流，趋时髦也。国医有实效，而科学是实理。天下无不合实理之实效，而国医之理论乃不合实理。……今用科学以研求其实效，解释其已知者，进而发明其未知者。然后不信国医者可以信，不知国医者可以知；然后国医之特长，可以公布于世界医学界，而世界医学界可以得此而有长足之进步。国医科学化之目的如此，岂知徒标榜空言哉！"[9]陆氏主张"中医科学化"，他认为中医不是实理，即是不科学。但中医有实效奥，即客观疗效，因而要用科学方法来研究中医的实效，对中医疗效的机制作出科学的解释。

衡量中医是不是科学，要有一个参照物或标准，陆氏等"科学化"论者明确以西医学作为标准，凡与西医学相符合者便是科学，否则便不是。"心上信了科学，再看中医的说理，觉得没有一桩合于科学

的。同是人体的内脏，科学说'循环、排泄、消化'，中医说'心肾肝肺，火水木金'。同是用药治病，西医说'利尿强心'，中医说'色白入肺，味苦入心'。两相比较下来，要教人家丢开脚踏实地的科学，听信你虚无缥缈的理想，哪里能够！""说中医要学了那些科学，才可以算医学家……因为既懂了中医的旧说，再懂了西医的科学，只要稍微加些思考力，把科学法来解释旧说，并不十分困难，这就是沟通中西的下手方法。"[10]由于以西医学作为价值和真理的评判标准，最后难免陷入否定中医理论的陷阱，因而他倡导的"中医科学化"最终结果可能是中医"西医西药化"。

以西医为科学来评判中医，在当时几乎是持"中医科学化"论者或中西医汇通论者的普遍认识和态度。如提倡中西医汇通的著名医家恽铁樵，其著作《生理新语》以《内经》为基准，以西医生理学为蓝本，结合临床治病经验，阐述中西医学概况、细胞学说、腺体学说等，力图阐述中西医汇通的生理学，"中医治病既能有效，安有与西医不能相通之理，吾乃今试言两国医学之状况。"[11]当时代表中医利益、最权威的中医学术机构——中央国医馆，在其整理中医学的第一步工作——统一中医病名中，即明确规定要以西医病名为标准。其理由见载于《医界春秋》第81期："何故必依傍西医之病名：国医馆不尝揭橥用科学方式乎？国医原有之病名，向来不合科学，一旦欲纳入科学方式，殊非少

数整理委员于短期内所能为力。藉曰能之，然天下事物，只有一个真是西医病名既立于科学基础上，今若新造病名，必不能异于西医。能异于西医，即不合于科学。不然，科学将有两可之'是'矣。西医现行之病名……一切已入科学方式，夫国人与西人疾病犹是此疾病也。整理之目的，欲入科学方式，非欲立异于西医也。……国医书原有之病名，多不合事实，即多不合科学。"

国医馆显然把西医与事实和科学等同起来，并认为中医病名不合事实，即不合科学，亦即不合于西医，因而它也就干脆把中医病名的科学化归结于西医化，用西医病名来统一中医病名。然而，病名并不仅仅是一个名称问题，它涉及更广泛的理论背景，诸如病因（病原）学、发病学、病理学、生理学等医学基础理论。因而，将中医病名统一于西医必然导致中医理论统一于西医。所以国医馆的"中医科学化"实际上也是将中医西医化，最终将丧失中医理论体系的独立性。[12]

理解了"中医科学化"的真实意义，也就不难理解为什么中央国医馆关于统一病名的建议书以公布后便立即遭到许多维护中医理论的正统中医的激烈反对。如上海国医馆分会拟具的意见书中，提出了尖锐的疑问："依傍西医病名统一国医病名之后，对于治疗学及药物学，如何联络运用，有无充分预备？依傍西医病名统一国医病名之后，对于诊断学如何运用，庶不致与西医之诊断发生歧异？"[13]

不仅中医病名问题如此，还以西医为参照系整体和构建中医学科体系的雏形。1933年4月通过的《中央国医馆整理国医药学术标准大纲》，首次将中医学科体系"采用近世科学方式，分基础学科、应用学科两大类"，其中基础学科包括解剖学、生理学、卫生学、病理学、诊断学、药物学、处方学、医学史等8门课程。关于各门学科教材的编写标准，黄竹斋在中央国医馆第二届第二次理事会的提案——《拟定中医教学方案以备采择案》中对此作了详尽的说明，如"解剖学……是当采取博医会所译《格氏系统解剖学》，以《灵枢》、《素问》、《难经》、《类经图翼》、《医宗金鉴》、《释骨》诸书，改正其骨骼、筋肉、经络、组织、器官名称，中西合纂，古今相参，俾成适于中医应用教本，其余解剖学各种模型图画标本均为本科所应备。""生理学……当撷《内经》、《难经》以下诸医书关于生理学说精要理论，参以博医会所译《哈氏生理学》，融会中西学理，编成本科课本。""病理学所以研究人身生理反常体质变态之学科，隋·巢元方《诸病源候论》为吾国古时病理科专书，当今再考《素问》、《灵枢》、《难经》、《伤寒论》、《金匮要略》、《千金要方》、《千金翼方》、《外台秘要》、《圣济总录》、《六科准绳》诸书，撷其精要理论，并参现代所译西哲《病理学》、《细菌学》，以三因及表里寒热虚实为纲，分类编纂，以成中医适用之教材。"[14]

三、新中国成立后的中医科学化及其影响

解放初期，第一届全国卫生会议，卫生部领导积极推行"中医科学化"，"中医必须学习科学的理论，使其经验得以整理。……中医把自然科学的理论如解剖、生理、细菌、病理等等学到之后，他的经验部分就会豁然贯通，得到了明确的解释，因而促成了加速度的发展。当已经进修过的中医把他的本领传给别人时，他所传授的就不仅仅是零碎的经验，而是有科学理论作基础的有系统的经验了。……至于中医的学习与研究机构，我们应该有两种形式：一种是中医进修学校，其目的为达到中医科学化，另一种是中医研究所，其目的为使中医的经验成果，得到科学的分析研究与整理，以充实医学的宝库。"[15]

建立中医进修学校就是"为促进中医科学化"，"中医进修班的课程为基础医学（包括解剖、生理、病理、细菌、药理、诊断），临床医学（包括内、外、儿、眼各专科），社会科学（包括社会发展史）等三种。"教学方法上，"中医进修教育要结合并批判中医学术的旧经验"。

从维护作为一个独立的理论体系的中医学的角度上讲，"中医科学化"论者比"废止中医"论者对中医的威胁性更大，因为后者定会遭到整个中医药界的强烈反对，也会遭到社会各阶层人士的反对，很难行得通。而"中医科学化"则可借"科学"这面大旗而使中医界和社会各界乐于接受，无疑是一场悄无声息的"和平演变"，

推行的结局将是丧失中医学的理论体系和学科独立性。因为"中医科学化"与"废止中医"的最终结果基本上是一致的，"所以余云岫之流兴高采烈地说：'可见我们历来主张和所走的方向，始终是正确的，所以医学革命（按：即消灭中医）在现阶段一定能获得最后胜利，是绝无疑问的；四十年来的医学革命，从今以后，应该是由理论转向实践的阶段了。'"[16]

有关"中医科学化"的政策在执行了三年之后，全国中医业一片萧条。当时国家文委副主任钱俊瑞发现了卫生部消灭中医的做法，并上报中央，毛泽东在1953年召开中央政治局会议，撤销了贺诚和王斌的卫生部副部长职务，并于1954及1955年在《人民日报》开展了对中医问题的讨论和对贺诚和王斌的批判。

此后，由于政治的因素，"中医科学化"似乎是销声匿迹了。对于20世纪50年代初的"中医科学化"这一幕，当时主要是从行政的角度上把它作为歧视、排斥中医的问题来看待、处理的。这种看法固然没有错，但并没有抓住问题的本质。其实，把中医"改造"成西医的"中医科学化"，是独尊分析性还原性科学、无视综合性整体性科学的结果，是一种"科学对科学的误解、文化对文化的摧残"。所以，若不尊重中医自身的科学发展规律，不承认中医学与西医学是两种不同的医学理论体系，即使采取严厉的行政撤职手段，也难以避免类似问题的重演，类似问题还会以其他各种表现形式出现。后来的中医发

展事实也证明了这一点。

1958年，以毛泽东对卫生部党组"对今后举办西医离职学习中医的学习班"的批示和当时人民日报为此发表的社论《大力开展西医学习中医运动》为基础，"西学中"、"中西医结合"又成为普遍使用的口号或术语。

"在祖国医学和现代医学互相补充融化的过程中，逐步创造出我国具有独创性的医药学派。……这一任务，首先应该由西医担负起来，因为西医具有一定的现代科学知识，由他们来继承发扬整理研究是一个捷径，这也就是西医学习中医这一问题提出的依据。""我们为什么这样强调西医学习中医，并把它作为一个关键性的问题呢？理由很简单，这是因为继承发扬整理研究祖国医学遗产要用现代科学的知识和方法，而西医已有了一定的现代科学知识，他们学习中医以后就能更好地和中医合作，多快好省地把我国医药学遗产加以继承发扬和整理提高。"[17]

既承认中医是科学的，又将中医自身的发展与完善寄托在西医学术身上，从而形成了一个困扰中医发展至今的悖论。此悖论的症结在于：中医既然是科学的，为什么不能按照自身的科学规律，自我发展、自我完善呢？表面上看，"西学中"与王斌、贺诚等观点不同，实际上，后者要求中医人员通过学习西医基础理论，使中医西医化；前者要求西医人员学习一点中医，进而用西医基础理论的标准改造中医。虽然不算是"朝三暮四"的游戏，但

两者却本同而形异、殊途同归，最终都将使中医的基础理论被彻底丢掉。[18]

四、回归健康医学的必要性

生物医学疾病模式的教条统治，导致近现代的中医思想危机。"废医存药"论废弃中医学的诊疗思想，导致中医的主体缺失和角色错位。把"证从属于病"，使中医自我窄化为下医和粗工。20世纪50年代，把"证"只局限为疾病的外观表象。后来又把"证"推而作为诊断结论，认同为也是"疾病本质的病因、病性、病位"。以后更将"证"置于"疾病下面的辨证分型"而从属于病，说"病是概括疾病全过程得本质，证是反映疾病某一发展阶段的本质"。

中医界错误地以为疾病医学就是医学科学化和现代化的样板，把"证"自我从属于"病"。而另一方面，用现代科学方法整理研究中医，确也是只应用疾病医学的观点和方法。提倡"中医科学化"的干将谭次仲认为中医临床上真正发挥作用的是中药，但传统中药的四性五味等理论"大都经纬之以气化生克之说，玄谬无稽"，"必取其有效之药物，加以科学实验以证明其真理，确定其效途，更提取精华以施于用"，才合乎"科学"。[19]谭氏这种思想与余云岫"废医存药"如出一辙，他们受西医药理学的影响，认为中药治病有效的原因应该是其中含有某种化学成分，所谓"科学化"就是要把这些成分提取出来，通过实验说明它对人的作用，以后就

不需要用传统的寒热温凉等中医理论去解释了。

然而，用疾病医学的疗效观研究中药的现代化，收效甚微。许多从药材中提取出的化学成分，在临床上作用并不明显，结果反而成为西医用来否定中医的证据。1961年全国首届药理学会交流全国实验筛选结果，是阴性结果居多，少数阳性结果比之同类西药又大为不如。1971年全国性筛选治疗慢性支气管炎中药，针对咳、喘、痰、炎症，得到18味草药，可惜也经不住时间的考验。

什么是中医学？什么是中医学的目的和本质功能？陆广莘认为：中医学是一门"究天人之际，通健病之变，循生生之道，谋天人合德"的健康生态智慧学"。《汉书·艺文志》曰："方技者，皆生生之具"，高度概括了中医药是作为对人的生命活动和生存健康发展服务的方法技术工具。中医学作为一种"生生之道"，其对象是天人之际中人的"生生之气"的健病之变，不局限为疾病实体。[20]

中医学术思想是以养生治病必求于本为特定研究内容和以辨证论治为专门方法论的"生生之道"。这是一门以寻求人的生存健康发展及其以发现和发展人的自我健康能力为主旨，来决定其养生治病实践和效果评价的医学。随着现代医学的发展，目前生物医学模式正朝着生物－心理－社会医学模式转变，从注重疾病控制能力向注重自我健康能力发展，从对抗医学前进为生态医学，这从而更加符合中医药学

的诊疗思想。中医学之道是中医学的学术思想，是中医学的发展观念，它以人的"生生之气"为依靠对象和发展对象，所以说中医是生生之为道。

随着人类对健康及生存质量的日益关注，健康医学逐渐成为21世纪医学发展的方向。世界卫生组织在迎接21世纪挑战的报告中庄严宣布："21世纪的医学不应该继续以疾病为主要研究领域，而应该以人类的健康为主要研究对象。"这是随着生物—心理—社会医学模式的确立，医学将从疾病医学转变为健康医学的宣言。人们开始认识到健康医学是医学发展的方向，而中医学恰恰一直是健康医学。但受疾病医学模式的困扰，中医在向疾病医学的学习中忘记了自我。

现代是医学一个划时代的重大学术转型时期，1993年，《医学目的再审查》的国际研究计划，就指出当代的世界性医疗危机是由于近代医学模式的主要针对疾病的技术长期统治医学的结果。然而，我们中医药也跟着它跑，千方百计找毛病，努力找病，叫"除恶务尽"，找了100年了，中医也走了100年了。"中医现代化，应该名副其实地为人的'生生之气'服务，成为对人的生命活动和生存健康发展服务的健康生态智慧学。中医现代化的出发点，应该回归到辨证论治的本来意义，回归到养生治病必求于本这个生生之道上来；从百年来把'证'简单地局限、认同和从属于'病'的误区中猛醒过来；从疾病医学的至上命令和教条束缚中解放出来。"[21]

可以说，近百年包括新中国成立以来中医学的发展之所以没有取得突破性的成果，关键在于指导思想出现了问题，是因为拜倒在疾病医学脚下的缘故。因此，回归健康医学——中医学之本质属性方向的研究，应该是当前中医学创新发展的突破口，亦是中医学作为我国原创性科学为人类健康作出贡献之关键领域。

参考文献

[1] 恩格尔. 需要新的医学模型：对生物医学的挑战. 医学与哲学，1980（3）：88

[2] 徐洪兴. 二十世纪哲学经典文本·中国哲学卷. 上海：复旦大学出版社，1999. 177

[3] 陈崧. 五四前后东西文化问题论战文选. 北京：中国社会科学出版社，1985. 146~147

[4] 傅斯年. 再论所谓"国医"（下）. 独立评论，1934（118）：4

[5] 余岩. 医学革命论·初集. 上海余氏研究室，1950. 4

[6] 余岩. 医学革命论·初集. 上海余氏研究室，1950. 8

[7] 孙洁，李秋芬. 浅议中医的范式丢失. 医学与哲学（人文社会医学版），2008（5）：22.

[8] 张赞臣. 小言论. 医界春秋，1933，（81）.

[9] 邓铁涛，程之范. 中国医学通史·近代卷. 北京：人民卫生出版社，2000. 185

[10] 陆渊雷. 陆渊雷医书二种. 福州：福建科学技术出版社，2008.282~284

[11] 恽铁樵. 恽铁樵医书四种 [M]. 福州：福建科学技术出版社，2007.145

[12] 李经纬，张志斌主编. 中医学思想史. 长沙：湖南教育出版社，2006.694~696

[13] 上海国医分会复中央国医馆函. 医界春秋，1933（8）：17

[14] 黄竹斋. 黄竹斋医书合集. 天津：天津科学技术出版社，2011.1074~1076

[15] 贺诚. 第一届全国卫生大会总结报告. 见：中华人民共和国卫生部中医司. 中医工作文件汇编（1949—1983年），1984：4

[16] 任小风. 批判贺诚同志在对待中医的政策上的错误. 见：中华人民共和国卫生部. 中医工作资料汇编·第一辑，1954：44

[17] 徐运北. 全面地正确地认识和贯彻执行党的中医政策. 见：中华人民共和国卫生部中医司. 中医工作文件汇编（1949—1983年），1984：155，159

[18] 柳秉理. 中医科学必须彻底告别"余云岫"现象. 见：吕嘉戈. 挽救中医：中医遭遇的制度陷阱和资本阴谋. 桂林：广西师范大学出版社，2006.77

[19] 谭次仲. 医学革命论战. 香港：求实出版社，1952.23

[20] 陆广莘. 国医大师陆广莘. 北京：中国医药科技出版社，2011.9

[21] 陆广莘. 国医大师陆广莘. 北京：中国医药科技出版社，2011.11

再认识健康医学模式的非科学实践性

杨　杰

中国中医科学院中医基础理论研究所

一、医学模式产生与发展

1. 医学模式的不同阶段的认识

随着人类历史的发展，医学也在发展和演变。这种变化体现在不同时期人们用什么观点和方法研究处理健康和疾病问题，即医学模式的变化。从历史上看，医学模式经历了几个阶段"。

（1）神灵主义医学模式 (Spiritualism medical model)：认为人的生命与健康是上帝神灵所赐，疾病和灾祸是天谴神罚。因此人们主要依赖：求神问卜、祈祷。如："巫医"等。

（2）自然哲学的医学模式 (hature philosophical medical model)：在公元前数百年间，在西方的古希腊、东方的中国等地相继产生了剂、素的辩证的整体医学观，对疾病有了较为深刻的认识，形成了自然哲学医学模式。祖国医学的阴阳五行学说认为：金、木、水、火、土 5 种元素可以相生、相克，并且与人体相应部位对应，五行若生克适度则生命健康。在古希腊，人们依据当时自然哲学中流行的土、水、火、风 4 元素形成万物的学说来解释生命现象。

（3）机械论的医学模式 (mechanical medical model)：把健康的机体比作协调运转加足了油的机械。机械论的医学思想对医学的发展出现双重性，一方面认为机体是纯机械的，从而排除了生物、心理、社会等因素对健康的影响，而常常用物理、化学的概念来解释生物现象。另一方面机械论又使解剖学、生物学获得了进展，大大推动了医学科学的发展。

（4）生物医学模式 (biomedical model)：英国医生哈维在 1628 年发表《心血运动论》建立血液循环学说作为近代医学的起点，开始形成了生物医学模式。生物医学模式可以简单地解释为：细胞病变＋组织结构病变＋功能障碍。生物医学模式是医学发展的重大进步，研究生物体本身结构和功能及其对各种内外环境因素的生物反应和疾病过程，至今仍是医学研究的基本课题。但这种形而上学的认识方式"只看到了它们的存在，看不到它们的产生、发展和灭亡；只看到了它们的静止状态，而忘记了它们的运动"。

（5）生物－心理－社会医学模式 (bio-psycho-social medical model)：美国

医学家恩格尔 (G. L. Engle) 首先指出生物医学模式的缺陷是"疾病完全可以用偏离正常的可测量生物（躯体）变量来说明；在它的框架内没有给疾患的社会、心理和行为方面留下余地"。同期布鲁姆提出的环境健康医学模式着重强调了环境因素，特别是社会环境因素对健康的影响。拉隆达和德威尔提出的综合健康医学模式，进一步修正和补充了影响人群疾病与健康的主要因素为环境因素、生活方式与行为因素、生物遗传因素、医疗服务因素。恩格尔在 1977 年提出了"生物 - 心理 - 社会医学模式"。生物心理社会医学模式在整合的水平上将心理作用、社会作用同生物作用有机地结合起来，揭示了 3 种因素相互作用导致生物学变化的内在机制，形成了一个适应现代人类保健技术的新医学模式。

2. 中医学的医学模式

陆老认为中医的医学模式为"人类健康生态目标的实践型模式"，不是问病从何来，而是问医学应该走到哪里去。中医的根本不是医，而是人。中医把人看成是自组织演化调节系统，人的行为都是适应性的应激反应。中医学是在天人之际相互作用中，以人的健康生态和谐为目标，以对人的生生之气自我实现的健康能力和痊愈能力的认识来决定其养生治疗实践和效果评价的医学。人是一个自组织演化调节系统，人的行为都是适应性的应激反应，具有自我的整体保持稳态和对环境的适应能力。

二、中医的非科学性

1. 科学的概念

"科学"这个词，源于中世纪拉丁文"Scientia"，原意为"学问"、"知识"。但到目前为止，对于"科学"尚无一个公认的统一定义。不同的国家，不同的学者，对"科学"有着不同的理解和解释。"对于科学，就我们的目的而论，不妨把它定义为'寻求我们感觉经验之间规律性关系的有条理的思想'"（爱因斯坦）；"科学是关于自然、社会和思维的知识体系"（中国《辞海》）；"科学是在社会实践基础上历史地形成的和不断发展的关于自然、社会和思维及其发展规律的知识体系"，"科学是对现实世界规律的不断深入的认识过程"（前苏联《大百科全书》）；"科学是认识的一种形态……是指人们在漫长的人类社会生活中所获得的和积累起来的、现在还在继续积累的认识成果……知识的总体和持续不断的认识活动本身。所谓科学，是具备客观性和真理性的既具体又普遍的有体系的学术上的认识，即科学是学问达到最高程度的部类"（日本《世界大百科辞典》）；等等。由此可见，关于对科学的理解和认识，众说纷纭，莫衷一是，见仁见智。

著名科学家钱学森教授把现代科学分为自然科学、社会科学、数学科学、系统科学、思维科学、人体科学、军事科学、文艺理论及行为科学，共计九个门类。关于科学的分类，恩格斯提出了两个基本的原则：一是客观性原则；二是发展性原则。

2. 中医的非科学性

科学概念有广义和狭义之分，科学哲学和科学史研究中经常采用的是广义的科学概念，在现代科学研究中运用的是狭义的科学概念。如果按照广义的科学概念，中医可划为科学范围内；按狭义的概念，那么中医便划在非科学范畴内。正如陆老所说，中医不是像西方物质科学那样把身外之物向后、向下、向外去认识问题和解决问题，而是向前、向上、向内的自组演化调节的功能目标动力学。因此中医是非科学的。"西医能说清楚得的是什么病，虽然治不好，但西医是科学的；中医能治好他的病，就是说不清楚得的是什么病，所以中医不科学。"（胡适）

医学目标和医学模式统一即成为实践的医学。"上医医国，中医医人，下医医病"，医国、医人、医病的实质是统一的，通过实践扶虚抑盛，构建和谐状态，达到"万物并育而不相害，万物沉浮于生长之门"。医者治也，其实践涉及自然科学、社会科学、系统科学、思维科学、人体科学、行为科学等多学科，中医学是多学科综合之学；而狭义科学是分科之学，是对非我的物质世界进行分门别类的研究。科学是重要的，但狭义的科学不能成为阻碍中医发展的动力。严格的说，科学仅仅是认识论的知识论，而医学是实践论，实践不是科学，因此中医是非科学的。

三、中医的实践性

中医强调理论运用于临床，其实践性是中医的灵魂，在实践中创新理论，用理论去指导实践。中医是历数千年而不衰，它的支撑点就是疗效，疗效实践是中医的生命。

1. 中医产生于实践

《山海经》中记载了100多种动物、植物和矿物，其中不少都是治病的药物；《诗经》中记载的132种植物、80多种动物和70多种矿物，可作为药物使用的就更多，且已有20多种病名的记载。随着社会的变革和生产力的提高，中华民族同疾病作斗争成功经验的不断积淀和升华，《黄帝内经》、《神农本草经》、《伤寒杂病论》等医学巨著的相继问世，逐渐形成一个集预防、医疗、保健、康复为一体的完整医学体系。

2. 实践指导中医

中医是一门实践性很强的学科，只有经过长期的实践，不断地积累经验，才能在浩瀚的中医理论和方法中去伪存真。如针灸手法、药材炮制方法、脉象诊断等，尽管书里描绘得栩栩如生，但仍是"只可意会，不可言传"，经师传口授，"广闻博识，达理而悟"。

3. 中医是实践综合的升华

中医学术的构成不仅仅是单纯的医学与生物学的内容，而是以医学为主体，并有机地融合了古代哲学、天文学、气象学、道学、心理学、养生学、社会学等在内的综合性学术。因此陆老提出：医学是对生命健康的创生性实践，把医生的主观能动性加入进去，产生楔入效应，调动周围的环境因素，产生加和效应。因此，中医是多学科理论知识实践综合的精髓。

陆广莘老先生将毕生的精力奉献给了中医药事业，其中医理论造诣之精、临床诊疗之效垂范吾辈，每每重温陆老独特的见解，对中医理论便有更深一层的认识。

人类健康生态目标的实践型的中医学模式是医学发展的必由之路。"科学是人类智慧的最高贵的成果"（贝尔纳），中医的非科学性不是中医的无用性，而是人类对科学完整性再认识的思考。

从医学模式看中医的发展前景

卢红蓉

中国中医科学院中医基础理论研究所

中医学和现代医学是两个不同的体系，临床中关注的对象不同，西医更关注的是实体，中医关注的是关系，但二者都关注人类的健康，这是基本一致的。医学的目的是促进健康，这是中医学和西医学共同的目标。

然而中医学和西医学是两个不同的医学体系，"还原论"是西医学的认知方法，"对抗性思维"是西医学的主要思维方式，正如陆广莘老教授所说："西方医学以疾病为研究对象，以病因、病理、病位为目标对象，进行疾病分类学知识体系的构架。它致力于向微观层次发展，期望能够努力发现疾病和确诊疾病，并致力于直接对抗性地消除病因、纠正病理、清除病灶，最终实现征服疾病和消灭疾病的目的。"而中医学的认知方法是以系统论为基础，中医理论从生理、病理到诊断治疗，从思想到方法，构成了一个具有中国特色的人体系统理论。中医的人体系统观可分为两大部分内容：一是人体本身的系统理论，二是人体与自然关系的系统理论。中医学的思维是和合性思维，认为人体功能的动态平衡态、稳态、和合态就是健康。因而

治病的根本原则就在于"法于阴阳，和于术数"，亦即采用调节、调和为主的治疗方法，将失衡的状态调节到动态平衡态、阴阳和谐态，通过调动人体内的自康复能力和自痊愈能力而达到驱除疾病，恢复健康的。

一、医学模式的改变

中国哲学和西方哲学有着很大的区别，中医学和西医学正是在这样不同的文化环境中产生。西医学产生的哲学基础是西方哲学；而中医学是在中华传统文化的大背景下产生的，中华传统文化的核心是中国传统哲学。在西方哲学的影响下，近几个世纪以来，西方医学遵循"还原论"的研究思路和方式，采用实验性的生物医学模式和与科技紧密结合的医学研究模式，形成了现代生命科学的研究主流。然而，随着人们对高血压、心脑血管病、肿瘤、糖尿病以及慢性肝病等复杂疾病认识的逐步加深，还原论方法的局限性日益显露出来，现代医学面临着复杂疾病模式的严峻挑战，整体观的重要性开始被科学界重新认识。于是，西医学新的医学模式在时代的要求下产生了，从生物医学模式发

展到现代生物－心理－社会医学模式。"生物－心理－社会医学模式"极大地拓展了疾病医学的内涵，使其从纯粹的生物医学范畴扩展到生物、心理、社会范畴，重视了心理和社会因素在疾病治疗中的重要作用。

西医医学模式的改变，关注的目标从关注人体器官的病变向关注人体身心疾病转变，是一大进步。但随着社会的发展和变化，被医学界视为医学教条的"生物－心理－社会医学模式"又面临着新的问题，表现出与时代发展的滞后性。例如该医学模式不能体现环境科学和生态科学最新发展成果对医学的作用；该医学模式与包括生命伦理学和生态伦理学在内的现代伦理学发展缺乏内在的联系等等"。因此，医学模式又在慢慢向整体医学的模式转变。总之，重视生命科学的复杂性和整体性研究已成为新的发展趋势。

在这样的大背景下，以整体观为主要认识方法的中医药学理论，与当代生命科学发展趋势不谋而合。中华文化是"和"文化，讲求和谐相处，"万物并存而不相害，万道并行而不相悖"。中医是中华文化的主要代表，现存古医籍数量占古籍总数的1/3以上。中医学是在中华传统文化的大背景下产生的，中医把天文、地理、化学各个方面全都囊括一起，是一个大熔炉。中医从一开始就是一种综合性的、大生态、大生命的医学模式"。中医学虽没有提出具体的医学模式，但如果要细究中医的医学模式，可以以《黄帝内经》为

标志，将中医医学模式大致划分为两个阶段，第一阶段是《黄帝内经》问世以前至医学萌芽时期产生的以巫医学为主要特征的神灵医学模式；第二阶段即从《黄帝内经》成书至今，确立了以整体观为特征的医学模式。

如果把中医整体观看成是中医的医学模式，那比较中医医学模式与"生物－心理－社会医学模式"，中医学医学模式和现代医学的医学模式有很多共同点，如研究对象一致，都把人作为医学模式的核心；医学模式的基本特征一致；思维方式基本一致。自中医的奠基之作《黄帝内经》问世以来，中医学在医疗实践中，一直把人置于天地之间，放于社会之中，把人作为自然人、社会人。诊治疾病，外参天文、气象、地理环境、社会政治、经济条件、人事关系、民俗风尚对人的影响，内察人的体质、性格、生活习惯、精神因素、情志活动、心理状态对人的作用，总之，中医在诊治疾病过程中，医生不仅诊察疾病本身，对人的健康有影响的各种因素，都必须一一参详。但从内容来讲，中医学理解的"生命"

比"生物"更深刻，"气心神"比"气心理"更丰富，"环境"比"社会"更全面。从这个层面上，中医学医学模式比"生物－心理－社会医学模式更丰富，更全面"。

医学界已经开始重视生命科学的复杂性和整体性研究，能否出现一种新的、内涵更丰富的整体观更强的医学模式对医学的发展具有重要的意义。由于中医学源

于中国古代，不可能以现今的思维方式作指导，更没有提出像现代医学那样的具体医学模式来，但实际包含着很多朴素的系统思维方式特征。中医学在几千年的医疗实践中一直遵循着整体观的思想，从开始发展到现今一直以整体观作指导原则，从人体、社会、心理等几方面去观测病人，中医学已在诊治疾病的过程中，把整体观的思想体现得淋漓尽致。

二、中医学适合健康医学发展的要求

随着科技的发展和人类的进步，医学模式的历史演进，医学大致经历了原始医学、经验医学、近代医学和目前的现代医学等不同阶段，医学模式也从巫医模式(神灵主义医学模式)发展到自然哲学医学模式(朴素整体医学模式)、近代生物医学模式以至现代生物心理社会医学模式(现代医学模式)，还正在积极向整体医学的模式转变。WHO在1996年出炉的《迎接21世纪的挑战》的报告中明确提出："21世纪的医学，不应该继续以疾病为主要研究领域，应该把人类的健康作为医学的主要研究方向"。陆广莘老教授曾表示，医学的目的和本质功能要从专注于发现和确诊疾病到征服和消灭疾病的疾病医学，上升为以发现和发展人的自我痊愈能力和自我健康能力为主旨的，为人类生命活动的生存健康发展服务的健康医学"。

健康医学是社会进步和发展的客观要求，健康医学不仅要求人们在有病时能得到及时有效的诊治和护理，无病时能注意危险因素，预防疾病的发生，而且还要求人们从社会环境和生活质量的角度，不断改善生存环境，提高身体和心理健康水平，更好地适应自然和社会环境。

现代医学向健康医学模式的转变，给中医药的发展提供了难得的机遇。中医学的特点与健康医学发展对医学的要求基本一致。中医学具有众多优势，顺应了健康医学发展的要求。首先，中医"治未病"学术思想源远流长，《素问·四气调神大论》记载："圣人不治已病治未病，不治已乱治未乱"，中医"治未病"的思想有三层含义：一是未病先防，强调了预防疾病的重要性；一是既病防变，突出了根据疾病的现状及其发展规律，早期、有预见性的合理治疗；一是愈后防复，疾病痊愈后防止其复发。中医学不仅有丰富的预防保健理论，预防保健的方法也很丰富，如中医的导引、气功等方法对养生保健大有裨益。其次，中医学的整体观与健康医学的服务宗旨一致。中医学认为"天人合一"，人体本身是形神统一的整体，人体的功能状态是机体对内外环境作用的综合反应。中医学不是机械地孤立地看待"病"，而是把"病人"看作是一个整体，把"病"作为人体在二定内外因素作用下，在一定时间的失衡状态。在治疗上，既要祛邪、又要扶正，强调机体正气的作用，通过调节人整体机能状态达到治病的目的。中医在防病治病时，强调内外各种因素对人的影响，因而即使同一种病，由于性别、年龄、体质、性格、生活环境及精神状态等种种差异，导致临床表现各个不同，中医强调的"辨证论治"正是通过不同的"证"来认识每个人所患疾病的关键因素或病机，而采取相应的治疗方法，实际上做到了个体化治疗。再次，中医治疗手段较多，归纳起来主要有药物和非药物疗法两种。中医方剂是中医最常用的药物疗法之一，方剂的有效成分复杂，正适应于人体多样性和病变复杂性的特点，通过多环节、多层次、多靶点作用以调节人体自身功能。中医疗法除了传统汤药，众多的非药物疗法也是中医的优势，如气功、导引、砭石、针灸、按摩等等，简单易行，容易掌握，可以解决诸多常见病多发病，甚至急性病。针灸疗法更是医苑里的一朵奇葩，它通过对人体穴位的刺激，整体调节，疗效显著，引起世界各国的广泛关注。

此外，中医药所倡导的养生保健思想对提高人们健康素质和生活质量有重要指导作用，中医强调的"天人合一、形神统一、动静结合"为主体的养生保健理论和丰富多彩、行之有效的方法对未来人类的身心健康有重要作用。中医药的安全、有效和医疗费用低也对促进人类健康有重要意义，中医重视人自身康复能力的调节，以达到防病治病的目的，只要配伍得当，使用合理，则无毒副作用、病原体耐药之虑，可减少医用资源的浪费，节省医疗费用的开支。

总之，中医药学以其完整独特的理论体系和有效的防治手段成为现代医学不可替代的一部分，其防治现代人类疾病的优势正为国际社会所认识，其发展越来越受到世界各国的关注。随着中医药学的深入发展，随着能被国际社会理解和接受的有关中医药名词术语的规范化、大量中医药教育和医疗机构的建立、中药研发生产、质量控制、安全评价等中医药行业国际标准化，中医药学必将被世界各国人民所接受，中医药必将在未来迅猛发展的健康医学事业中必将发挥更大的作用，以其良好的临床疗效和防病治病的能力与现代医学互相取长补短，共同发展，共同进步。

参考文献

[1] 包晓凤，张路，访中国中医研究院资深研究员陆广莘教授：健康医学中医大有可为 .http.//www. scienceteimes.com.on/co135/co168/article. html？id=57585

[2] 杨菊贤，健康医学是现代医学的发展方向 [J]. 中国全科医学，2001，4(9)：673~675

[3] 张其成，中医哲学导论 [J]. 医古文知识，2004，(2)6~8

[4] 许宇鹏，许文勇，陈守鹏，简析中医医学模式与生物心理社会医学模式的关系 [J]. 江苏中医药，2006，27(9)：12 ~ 13

中医原创思维的界定及其基本要素

陈　曦

中国中医科学院中医基础理论研究所

摘　要： 中医原创思维，是建构并规范中医理论体系结构与层次，形成并指导临床诊疗实践模式与路径的意识活动。中医原创思维植根于中国优秀的传统文化，具有其独特的认识论基础和构成要素。在明确了中医原创思维界定的要求、构成要素的基础上，提出了中医原创思维的定义。

关键词： 中医原创思维；基本定义；构成要素

人类思维活动，是区别于其他生物的显著标志。探索思维的认识活动，早在2000多年前，就成为东西方先哲的关注焦点。中国的名学、印度的因明学以及西方的逻辑学、，就是以思维活动的形式、程序、规律作为主要的研究对象。当代，有关思维活动的研究，更是成为心理学、语言学、符号学、认知神经科学、信息科学、系统科学的前沿。

何为思维？辞典上的定义是"在表象、概念的基础上进行分析、综合、判断、推理等认识活动的过程。"[1]这是偏向于逻辑思维特性的注解，用来说明中医学、审美艺术，乃至于宗教的思维，就不免以偏概全。笔者认为，思维是一种融汇主体情感信息、认知倾向（甚至身体状况信息）与外界环境信息，运用符号、语言等、按照一定的程序和规则，去阐释和（或）建

构天与人、心与物的结构与层次、规律与原理的意识活动过程。

在既往从事中医理论研究的过程中，笔者发现，中医学关于人体生命活动及其调控法则的基本认识，乃至于整个中医学理论体系框架的构建，之所以能够具备原创性，是由于其生发"原点"潜在的、典型的、共时性与历时性兼备的内在特征。这个"原点"，不是具体的中国早期文化典籍和历代百家的学术观点，而是潜藏、流动于其中的思维本身。

何为中医原创思维？其构成要素又有哪些？其活动程序又是怎样的？本文仅就个人浅见，尝试回答上述问题。

一、中医原创思维定义存在的问题

界定中医原创思维，是一项相当棘手和难度很大的工作。除了要概括其定义，还必须改变长期因循的理论定势，需要沟

通众多自我生发的孤立观点，区分几个外延不甚清晰的基本概念。

1. 理论定势的偏向需要纠正

其一，中医原创思维是哲学命题，认定思维活动是单纯的认识活动。此等认识的结论，大都是中医学同哲学的思维功能基本一致，只是去认识万物和宇宙自身。尽管认知功能是思维活动的主要功能之一，但是思维的功能还有指导实践和规范行为、梳理层次结构与构建实践规则，创造价值与进行评价的功能。国医大师陆广莘先生常说，中医学不仅体现了认识论上的知识论，更是实践论。换句话说，中医原创思维，不是为了认识而去认识，其最终目标是为了解决临床实践过程中的具体问题。

其二，中医原创思维与中国其他传统学科思维的共同性。该结论认为，通过对中国传统农学、天学、物候等学科的思维进行解析，能够从外部间接了解中医原创思维。笔者认为，尽管从思维发生的认知基础与基本特征，如天道自然、天人相应等认识的逻辑起点来看，这一思路并无不当。但基础和特征并非思维本身，中医学与其他学科的根本界限难以忽视。中医学是以人体生命现象及其调控法则为对象，要认识的是生命的机制与原理，要解决的是辨证论治的实际问题，故中医原创思维与其他学科思维大相径庭。

2. 见仁见智的理论认识需要通约

通约，是数学上的一个术语。科学哲学在表述属性或本质相同的两种事物关系时，常常称之为"可通约"。关于中医原创思维的定义，当代不少学者都有论及。如王琦认为："中医原创思维是'取象运数，形神一体，气为一元'的整体思维模式。"[2]；刘天君提出"具象思维是中医学基本的思维形式"[3]；刘长林认为中医原创思维，以象思维为主导；王永炎主张原创思维具有"特有"、"与众不同"、"创造性"三个属性，"科学与人文交融"、"天人相应、调心与调身并重"两大特点。[4]因此，需要比较各家观点，突出共性，体现个性。研究者应当反思：为何上述研究的对象均有"象"的因素？各类研究之间有何联系，有什么样的共同特点？面对观点条陈的各家认识，笔者感到困惑，如果这些结论的孤立情况难以打破，无法体现中医原创思维的全面内涵，找出其共同的结构、共同的要素，怎么能涵盖中医原创思维的全部活动而形成统一的定义？

3. 模糊的理论概念需要澄清

思维、思维方法、思维方式、思维模式，这几个理论概念常常干扰我们对中医原创思维的准确把握。对方法、方式、模式的定义，不同的学者认识差异很大。在中医原创思维研究中，三者是否能够剥离开来单独加以研究？比如，辨证论治是方法，还是方式，抑或是模式？只有明确了中医原创思维这个上位概念的定义，才能对上述的若干概念加以澄清。

二、中医原创思维定义的基本要求

厘清了问题的症结所在，然后就是给

如何加以定义确立几条规则。笔者认为，中医原创思维的定义，需要满足4个方面要求。

1. 充分展现中国原创文化底蕴

刘长林认为，中国原创的思维方式，其认识论基础是"道法自然"、"天人合一"与"以时为正"。在时间与空间维度中，侧重于时间维度，并基于此来统摄空间，是中国文化的显著特征。"气化流行，生生不息"是中国文化对于自然整体生命状态的本质描述。中医原创思维的认识对象，是生命过程中的现象与运动、原理与规律，调整的是生命不断生成演化的动力与状态，充分体现了中国原创的文化内涵。

2. 充分容纳中医学术史上的原生意识活动

所谓原生，就是在中医学术发展历程中自然而然生成，不加任何外界干预。《黄帝内经》奠定了中医学基本理论体系，后世医家在此基础上，根据个人的临床实践，不断对这一理论体系进行丰富与完善。这一过程就是中医原创思维的生发过程。在当前，必须从学术发展的时间维度，来思考中医原创思维的界定问题。同时，在共时条件下，对中医原创思维进行深刻描述。

3. 充分发掘中医原创思维的普遍特征

对于中医学思维活动的特征，必须从面向临床实践的视角加以总结和归纳。有文字记载的中医学思维，大约出现在公元5000年之前的黄帝时代。直到公元100年左右的汉和帝时代，才对中医学原创思维的四种模式进行总结，也就是医经、经方、神仙与房中四个流派特征。如《汉书·艺文志》指出："医经者，原人血脉经络骨髓阴阳表里，以起百病之本，死生之分，而用度箴石汤火所施，调百药齐和之所宜。至齐之得，犹磁石取铁，以物相使。"发掘中医原创思维的普遍特征，是界定其涵义的基本要求。

4. 充分考虑中医原创思维的创造特性

鲜活的中医原创思维，更加充分地体现在对临床实践的指导与规范过程中。从历史发展过程来看，每一次思维活动的革新，都会带来中医理论与实践的进步。从临床处治视角来看，每一次面对病患都是思维创造的开始。因此，对于中医原创思维的总结及其对临床指导与规范作用、临床层面创新意识活动程序的描述，以及临床疗效的评价等方面，也应在中医原创思维定义中得到体现。

三、中医原创思维的结构性要素及定义的表述

中医原创思维，同其他思维活动一样，都具备符号－语言、秩序－规律、程序－规则三个最主要的结构性要素。

1. 符号－语言要素

思维活动是自始至终在符号或语言媒介中运作的思维活动。无论符号表述一种意象涵义还是抽象涵义，其总是作为一种指代，流动于思维过程当中。中医原创思维关注的是一种称之为"象"的符号，涵

括了物象的自然整体、不加切割的全部信息。"象"是中医原创思维的思维活动单元。大多数的思维活动，都是以"象"为媒介发生的。如自然之象有天象、气象、阴阳五行之象等；人体之象有脉象、舌象，以及证候之象等。由于"象"本身蕴含的信息非常丰富，以至于"大一"和"小一"均难以超越其表征的范围。同时，"象"又是作为意识活动主体的人，以及外界环境信息两相交融的综合反映。故而，中医原创思维是在认识与调整人体生命状态时，将人体信息表征"象"化，并在实践中具体加以传递、交流和运用的意识活动。

2. 秩序 – 规律要素

思维活动本身就是从混沌或无序中发现或建构秩序的意识活动。中医原创思维是一种认识活动，是以人类生命运动、现象的秩序与规律为解释中心的意识活动，是指导临床实践并促使临床行为与诊疗技术规范化与有序化的意识活动，也是进行临床疗效评价并促使价值模式和尺度标准化与有序化的意识活动。客观地说，中医原创思维决定了中医理论体系框架的层次与结构，后者反映了前者的认知历时过程。中医原创思维也决定了中医临床实践的价值取向，后者反映了前者的秩序与规律。

3. 程序 – 规则要素

基于临床实践，中医原创思维形成了特定的活动程序，并按此程序去进行意识活动。理论诠释与临床实践过程中，中医从业者总是自觉或者不自觉的遵循着气 – 阴阳 – 五行规则和辨证论治规则，开展意识活动。

确认了中医原创思维必须具备的三个构成要素之后，就有可能给中医原创思维下一个比较合理的定义。中医原创思维是一种特殊的意识活动，是基于中国文化"天人合一、道法自然、天下随时"的核心观念，综合了思维者主体信息和环境信息，以"象"为主要符号和基本思维单元，在理论诠释和临床实践中，按照气 – 阴阳 – 五行规则和辨证论治规则，去发现和构造人体生命活动与现象的秩序，规范和评价临床实践操作的意识活动。

最后，必须说明的是，本文仅从结构的视角，对中医原创思维提出定义。今后笔者将从中医原创思维的诸种功能和思维者的目的，为中医原创思维确立一个功能性的定义。通过对中医原创思维定义准确、合理的界定，能够确保中医学的理论范式和应用价值在相当程度上得到准确理解和认识，更好地在全民卫生保健事业发挥中医学的原创特色。

参考文献

[1] 汉典 .http://www.zdic.net/cd/ci/9/ZdicE6Zdic80Zdic9D301000.htm

[2] 王琦 . 关于中医原创思维模式的研究 . 北京中医药大学学报，2012, 35（2）: 161

[3] 刘天君 . 具象思维是中医学基本的思维形式 . 中国中医基础医学杂志，1995, 1（1）: 33

[4] 王永炎 . 概念时代应重视中医学原创思维的传承与发展 . 中华中医药学刊，2008, 26（4）: 678

天地之大德曰生

——中医学的哲学基础 *

李海玉　刘理想　陆广莘指导

中国中医科学院中医基础理论研究所

一、"生"的涵义

生，甲骨文写作"Ψ"，金文写作"ⵉ"，小篆写作"Ψ"。"生"为会意字，甲骨文字形，上面是初生的草木，下面是地面或土壤，象草木从土中滋生而出。

生，是汉语中含义最多的字之一，《汉语大字典》有41条解释，《汉语大辞典》解释达50条[1]。"生"的字义，《说文解字·生部》谓："生，进也。像草木生出土上，凡生之属皆从生"[2]。《广雅·释诂一》云："生，出也"[3]；《玉篇·生部》曰："生，产也，进也，起也，出也"[4]。刘巘《周易乾坤易疏》云："自无出有曰生"[5]。可见，从词性而言，体现本义之"生"为动词，指一种"自无出有"的创造活动，"化出"之词与其义最为贴切。动词"生"的引申义有生长、生育、养育、出生、滋生、产生、创生、生产、制作等；词性变化，名词"生"，有生命、生活、人的一生、生日、生物、生计等义；形容词"生"，有天生的、生来的、未煮熟的、新鲜的、

生疏的、具有活力的等义；副词"生"，有机械地、无意识地、不由自主地、很、极其等义。

以现代的眼光来看，字的义在言语表述中的运用，通常具有明显的时代烙印。在先秦、汉代文献中，"生"多作为动词使用，作为名词较少，作为形容词、副词则更为少见。然而，"生"字为会意字，仅从"生"字本身就可以窥见生命之象，故古人有关"生"的简练论述，给人很多遐想的空间。

二、中国哲学是"生"的哲学

"生"，是中国古典哲学的一个重要范畴[6]。中华民族是一个重"生"的民族。"天下万物生于有，有生于无"[7]，大至宇宙，小至蝼蚁草木沙石，都经历了从无到有的过程，因而"生"自古以来就成为中华民族探索的重要命题，不仅重视丰富的生命现象，而且重视探索生命的本质；不仅重视辨析"生"之理，而且重视体验"生"之境。"生"在中国哲学与文化演

---

* 北京市自然科学基金资助项目，资助编号：7112095

变中，担当了一个十分重要的角色。

1. 有机生成论世界观

关于宇宙万物从无到有的过程，古人从天、道、气等角度有多种认识，主要观点是有机生成论，代表性的是老子所论"道生一，一生二，二生三，三生万物。万物负阴而抱阳，冲气以为和"[8]。古人认为"道"是宇宙本源，她"有物混成，先天地生"[9]，是无形无质、浑然自成的。"道生一"，这个"一"指的是"太一"，也叫太极。"道生一"的衍化方式是"无极生太极"，古人用一个圆圈来描述其象即太极图的外圈，其核心含义指的是气，称为"混元一气"。"一生二"，指混沌统一之气分化为相互矛盾的、对立的阴、阳两方。"冲气"的形成，即"二生三"。阴阳"互根互化"，矛盾对立的阴、阳两者产生相互作用、相互影响，"相互作用"即"冲气"。张尔岐注："一谓气，二谓阴与阳，三谓阴与阳会和之气，即所谓冲气也。万物负阴而抱阳，冲气以为和，即申说三生万物也"[10]。阴、阳相互作用至"和"，亦即阴阳相互作用、相互影响后结合、融合、组合、综合，以至双方"合二为一"地结合成为统一协调的整体，此即"三生万物"，即阴、阳、阴阳相互作用（冲气）产生万物。如《庄子·田子方》记载孔子见老子，老子论道曰："至阴肃肃，至阳赫赫；肃肃出乎天，赫赫发乎地。两者交通成和，而物生焉"[11]。"和实生物"（《国语·郑语》）[12]，万物之形成，关键的最后一步是"和"，因而中华民族

强调"和"，只有"和"才能在高一级的层次上体现出新的质，因此也有认为和、阴、阳才是老子所说之"三"者。

关于宇宙世界生成的内在机制，亦即"道生一，一生二，二生三，三生万物"的内在机制，古人认为与"气化"有关，《素问·六微旨大论》云："物之生从于化"[13]，《素问·天元纪大论》载"物生谓之化"[14]。"气"是中华文明特有的概念，内涵极其丰富，迄今为止也难以对其下确切的定义。从哲学的角度来讲，"气"是宇宙世界本源——"道"的体现形式，即"道生一"的"一"，仅以目前人类实体论的认识水平，勉强可以说其是超微物质能量信息的综合体。"气也者，虚而待物者也"（《庄子·人间世第四》）[15]。"虚"是指其无形性；能"待物"则说明"气"具有化生的功能。《素问·五常政大论》曰："气始而生化"[16]，"气化"是古人有关对"气"的功能特性认识的概念，既指气的变化活动本身，又指气的变化过程。气是不断运动着的，"动"是"气"的特性。"气之不得无行也，如水之流，如日月之行不休……如环之无端，莫知其纪，终而复始"（《灵枢·脉度》）[17]；"成败倚伏生乎动，动而不已则变作矣"（《素问·六微旨大论》）[18]，通过气的"动"，进而产生"化"，这就是"一生二，二生三，三生万物"的内在机制，故云："气止则化绝"（《素问·五常政大论》）[19]。清代戴震尤其精辟地概括了气化的作用，其云："道，犹行也。气化流

行，生生不息，是故谓之道"（《孟子字义疏证·卷中·天道》）[20]。

2. 尊生贵命的价值观

中华民族尊生贵命，包括化生、创生本身，以及含有"生"的生命。诚如《梁书·本纪第一》记载："夫生者天地之大德，人者含生之通称，并首同本，未知所以异也"[21]。

关于化生、创生之"生"的系统哲理，集中体现在中国哲学的源头之作《易经》的生生学说中。《易经·系辞上》云："生生之谓易"[22]。韩康伯注云："阴阳转易，以成化生"[23]；孔颖达疏："生生，不绝之辞。阴阳变转，后生次于前生，是万物恒生，谓之易也"[24]。"生生"是动宾结构，前面的"生"字为创生化育之义，后面的"生"字指生命。"易"，即无穷的生命创造，生而又生，生生不已，是谓变易。该书以"易"命名，可见"生生"是《易经》的主题。"天地之大德曰生"（《易经·系辞下》）[25]，则明确指出了中华民族对"生"的崇尚情怀。孔颖达疏："以其常生万物，故云大德也。"天地恒常生出万物，万物生生不已，是乃天地的崇高性德。"天、地"指义理之天，统指整个宇宙世界，中华民族将人文之纬的最高价值赋予给了宇宙万物的"演化生成"本身。《易经·系辞下》又云："天地氤氲，万物化醇；男女构精，万物化生"[26]。孔颖达疏："氤氲，相附著之义，……唯二气絪缊，共相和会，万物感之，变化而精醇也。……构，合也，言男女阴阳相感，……故合其精则

万物化生也"[27]。化生即变化生成。《易传》将"生"看做天地之间万物万象的一个最基本的内容。"富有之谓大业，日新之谓盛德"（《易经·系辞上》）[28]，"富有"和"日新"，正是对生命繁衍和进化的确切描述。

"天下，莫贵于生"（《吕氏春秋·仲春纪第二》）[29]，在宇宙世界中生命最为宝贵。"天覆地载，万物悉备，莫贵于人"（《素问·宝命全形论》）[30]人类生命是生命创造的最高成就，可代表所有生命，最能体现"生"的意义。荀子说："人莫贵乎生，莫乐乎安，所以养生安乐者莫大乎礼义"（《荀子·强国》）[31]，也承认生命是最可贵的。《淮南子·主术训》指出："遍知万物，而不知人道，不可谓智；遍爱群生，而不爱人类，不可谓仁"[32]。中国学术传统的主题是生命，不是非生命之物，它注重如何使非生命物为生命进而为人的生存发展服务。庄子再三宣扬"不知悦生，不知恶死"，事实上，他还是要追求"全生、保身"。《养生主》篇云："为善无近名，为恶无近刑，缘督以为经，可以保身，可以全生，可以养亲，可以尽年。"这才是庄子的真正愿望。程颢提出"天只是以生为道"的命题，他说："'生生之谓易'，是天之所以为道也。天只是以生为道。继此生理者，即是善也。……万物皆有春意，便是'继之者善也'。"（《河南程氏遗书·卷二》）"春意"即生长之意。"继之者善也"，语出《易经》。《系辞上》云："一阴一阳之谓道，继之

者善也", 程颢将善与生联系起来。他又说: "'天地之大德曰生', '天地氤氲, 万物化醇', '生之谓性', 万物之生意最可观。此元者善之长也, 斯所谓仁也"(同书卷十一), 又将生与仁联系起来。能体现发扬万物的生意便是仁。所谓生意指有生之物(包括植物及动物)而言, 无生之物(水火土石之类)无所谓生意。程氏所谓生不仅指成之生, 而兼指生命、生长之生。可以说, 程氏特别强调了生命的重要意义, 歌颂了生命的价值。他似乎认为, 天地之间充满了生命, 所谓仁的道德原则就是赞扬生命的发展。

三、"生"的哲学对中医学术的影响

1. 以人为本, 强调实践优位

《新修本草》孔志约序言曰: "盖闻天地之大德曰生, 运阴阳以播物; 含灵之所保曰命, 资亭育以尽年。" 在"天地之大德曰生"的世界观基础上, 中医学以人的健康长寿为目标对象, 形成以"目的动力性实践论"为第一的学术传统。

人类生活在物质世界之中, 人类与周围的物质世界的关系, 有着反映与被反映的认识关系——知, 改造与被改造的实践关系——行。关于"知"和"行", 根据史料记载, 早在《尚书·说命中》篇就已提出"非知之艰, 行之惟艰"[33]的命题。此篇虽为后人伪作[34], 但这个命题所反映的"知易行难"的思想, 在春秋时期就已普遍流行。生活在这一时期的孔子, 强调在"学"的过程中, 实现知与行的结合

与统一。到了战国时期, 荀子进一步论述了知和行的统一, 并提出"行高于知, 知明而行"[35], 强调行先于知、重于知、高于知, 知依赖行、指导行, 以行作为最终目的和归宿。以后, 历代思想家们围绕着这一问题展开了长期的争论。

医学产生于人类的动机, 是人类有目的性的实践活动, 中医学也不例外。中医学是中国的哲学传统与几千年来养生保健治病实践经验相结合的产物。古人在生产生活中客观进行了大量有关医疗的实践活动, 在寿尽天年需求下, 总结形成医疗事实和规律, 并借助当时哲学体系形成和发展了自身理论。在认识生命、干预疾病等医理之"知"、解决广泛的实际医疗问题之"行", 两者的相关性、重要性方面, 中医学深受中国传统知行观的影响, 在各时期、各医家均有不同的认识, 但整体上强调实践出真知、实践的重要性和有效性。

宋·周守忠《历代名医蒙求》引《名医录》云: "陈昭遇归明, 治疾无不效者, 后荐入翰林院充医官, 世呼神医; 绝不读书, 请其所习, 不能应答。尝语所见曰: '我初来郡下, 挥军垒中, 日试医数百人, 其风劳气冷, 皆默识之; 凡医古方用汤剂, 无有不愈者, 实未尝寻《脉诀》也。故今之医者, 皆言传心记, 历多达妙, 反非好医学者, 虽明方书, 不会医病, 岂胜我哉'! 夫穷习方书而治病未愈者, 历少而未达; 其不习方书而善治者, 因医失多而悟其要也。故兵法曰: 不知用兵之害, 不得用兵之利, 譬为斯也"[36]。"历多达妙", 就

是"博涉知病，多诊得脉，屡用达药"(《名医类案》自序)[37]，指的是实践出真知。那些"穷习方书而治病未愈者"，正是由于缺少实践经验，"历少而未达"的缘故。然而，实践并不一定总是正确的，但是失败为成功之母，可以从错误中学习。"历多"，有丰富的实践经验，而失败也很多，正是"因医失多而悟其要"，才达其妙的。中医学有句俗语，叫"熟读王叔和，不为临证多"，说明在身历许多临床实践，积累成功的经验和失败的教训，通过正面反面、成功失败的比较，才进一步理解诊断治疗中一些规律性的东西的。而且，有些"纵或有效，亦是偶然"，因此王安道云："凡用药治病，其既效之后，须要明其当然与偶然。能明其当然与偶然，则精微之地，安有不至者乎？惟其视偶然为当然，所以循非踵弊，莫之能悟，而病者不幸矣"[38]。

关于临床实践的重要性，清代颜元之论述甚有代表性，他批判董仲舒"正其谊不谋其利"的重知轻行论，将其改为"正其谊以谋其利，明其道而计其功"(《四书正误·卷一》)[39]。他说："譬之于医，《黄帝内经》、《金匮玉函》，所以明医理也；而疗疾救世，则必诊脉、制药、针灸、摩砭而为之力也。今有妄人者，正务览医书千百卷，熟读评说，以为于国手矣；视诊脉、制药、针灸、摩砭，以为术家之粗，不足学也。书曰传，但日精，一人倡之，举世效之，岐黄盈天下，而天下之人，病相枕、死相接也。可为明医乎？愚以为从事方脉药饵针灸摩砭疗疾救世者，所以

为医也，读书取以明此也。若读尽医书而都视方脉药饵针灸摩砭，妄人也！不惟非岐黄，并非医也，尚不为习一科验一方之为医也"(《存学编·学辩一》)[40]。

中医学亦强调实践的效果，这点从历代医家对重诊断、轻治疗行为的抨击中，可见一斑。东汉王充说："在贵良医者，能知笃剧之病所从生起，而以针药治而已之。如徒知病之名，而从观之，何以为奇"(《论衡·率性第八》)[41]。日人吉益东洞说："今之为医，不免王充坐观之讥，悲哉！"王充批评的那种只以诊断为目的，为诊断而诊断，"徒知病之名而坐观之"的医疗作风。"病人没有什么，诊断就是一切"的重诊断轻治疗，并非近代才有，两千年前就已引起王充的批判，可说是古已有之，而今犹甚。王充指出，人们尊重良医，归根结底是看实践、看效果，即"治而已之"。因此，颜元主张："方取其易知，药取其易办，人人可立致，处处可便采，一举手而病者不劳而平；吾之论医，因民之所生而生之"(《习斋记余·卷一美惠方集序》)[42]。20世纪20年代，面对以西废中的愤慨局面，章太炎仍是强调实践的效果，1929年写给《自强医报》创刊号题辞说："取法东方，勿震远西；下问铃串，勿贵儒医。通天人，陈五行者，医之稗莠；多议论，少成功者，虽是亦非。道不远人，以病者之身为宗师；名非苟得，以疗者之口为据依。"

中医学以"目的动力性实践论"为第一的传统，决定了中医学之目的实践性

认识论的、功能性思维的提问方式和认知方向。实践论的提问方式是：向何处去？走什么路？依靠什么？利用什么？其认知方向是向前、向上、向内的回答：人的实践追求的目的，向何处去？对象的整体的最佳功能状态是什么？对象的功能目的性行为的动力机制？环境的实践条件选择的价值标准？建构的是以功能模型概念为特征的，关于人的"通变和合"实践论之道的道路和道理。

"道也者，志之所趋舍"[43]，说明实践的目的决定认识的任务，是实践目的决定论。"大学之道，……在止于至善"（《礼记·大学》）[44]，说明对象的最佳整体功能是关键。"道法自然"[45]，"得道者多助"[46]，说明对象的内在动力是解决问题的关键，要求实践目的性和对象规律性的统一。"通变"，是指把握对象规律性：通古今之变，通健病之变，通虚实之变等等；通变以"正其谊而谋其利"[47]，是为了更好地为对象利益服务。"和合"，是指利用环境条件，通过聚合效应组成实践手段，加诸于对象内在的动力目的性规律，联合协同，因势利导，以竟其功；即合和以"明其道而计其功"[47]。实践目标最佳状态，应是目的性和规律性的统一，所以说："中也者，天下之大本也"（《礼记·中庸》）[48]。实践是对自组织系统的组织行为，是协同其内在动力目的性规律以竟其功，所以说："和也者，天下之达道也"（《礼记·中庸》）[48]。

2. 研究着重整体性和自发性

中国传统学术，其中许多研究无机现象的学科，如天文学和数学等，纷纷融入近代科学的潮流，已丧失原来的中国传统学术特色，只有古老的中医学，在近代西方科技的冲击下，几经沉浮，大难不死，作为中国传统学术中唯一被保存得最完整的学科，突出地体现着东方科学的特色。

恩格斯说过"一个民族想要站上科学的各个高峰，就一刻也不能没有理论思维"[49]。理论思维"这种能力必须加以发展和锻炼，而为了进行这种锻炼，除了学习以往的哲学，直到现在还没有别的手段"[50]，因为"关于思维的科学，和其他各门科学一样，是一种历史的科学"[50]。因此，中医学现代发展进程中，加强关于我国传统哲学与医学相互关系的研究，把握中国传统思维方式的特征及其发展脉络至关重要。

关于中国传统思维方式和学术思想，随着系统科学的发展，日益得到广泛认可。1977 年获得诺贝尔化学奖、提出耗散结构理论的比利时物理学家普利高津在《从存在到演化》一文中指出："中国传统的学术思想是着重研究整体性和自发性，研究协调和协和。近十年物理和数学的研究，如托姆的突变理论，重整化群，分支点理论等，都符合中国的哲学思想。……我们已从封闭宇宙（其中现在完全决定未来）的认识，走向开放宇宙（其中有涨落，有历史发展）的认识，这是西方科学和中国文化对整体性、协和性的很好结合，这将导致新的自然哲学和自然观"[51]。

在生命科学领域，曾基于现实世界简单性的信念，认为一旦了解组成整体的小单元的性质，就等于掌握了整体，从而认为懂得了生物大分子、核酸、蛋白、基因等，就可以理解生命。然而，事实说明，这对于理解复杂的生命现象，远远不够。我国著名遗传学家谈家桢在《源于实践复归于实践》一文中指出："从低等生物的实验及离体培养实验为主要依据的分子遗传学及基因工程，还存在很大的局限性，它对于从生物体的整体水平上，特别是高等动植物的遗传变异，还难以作出完善的解释"[52]。这是因为各国发现：分子水平与表型水平的不同步，微观水平的进化机制与宏观水平的进化解释无法统一。组合会产生质变，重组也就是创造，例如氢和氧化合成水，水具有氢和氧各自所不具有的新质。整体并不等于各个局部的简单相加，无论在哪个层次上，自然科学所分析的对象，永远是系统。每一层次上的对象，构成了较低层次所提供的全部可能性以一种限制，并在每一层次上都可能出现新的性质，强加给该系统以新的约束。因而，了解组成整体的小单元是必要的，但仅仅了解每一个小单元是不能够认识整体的。1997年，物理学家李政道在《对21世纪科技发展前景的展望》一文中说："百年前的汤姆孙发现了电子，这极大地影响了20世纪的物理思想：即大的物质是由小的物质组成，小的是由更小的组成，找到

最基本的粒子就知道最大的构造。这种思想还影响到20世纪生物学的发展：要了解生命，就应该研究基因；了解基因就可能会了解生命。但我们现在发现并不然。小的粒子，是在很广泛的真空里，而真空很复杂，是个凝聚态，是有构造的。也就是微观的粒子和宏观的真空是分不开的，两者必须同时处理。以为知道了基本粒子，就知道了真空，这种观念是不对的。从这个简单化的观点出发，不会有暗物质，也不会有类星体这类的东西。基因组也是这样，一个个地认识了基因，并不意味解开了生命之谜。生命是宏观的，而20世纪的文明是微观的；目前，微观和宏观的冲突非常尖锐，靠一个并不能解决另一个。把它们联起来或许会有所突破，这种突破会影响到我们的未来"[53]。

对于生命的整体性和自发性的研究，人们将目光投向了中医学。普利高津说："科学正处在结束现实世界简单性信念的阶段。应当从各个单元的相互作用中了解整体，要了解在相当长的时间内，在宏观的尺度上，组成整体的小单元怎样表现出一致的运动。这种新的思想发展，和中国的学术思想更为接近"[51]。在生命科学领域，美国科学哲学家费耶阿本德指出："中国政府通过某些措施，复兴传统医学，使多元性扩散成为可能，以推动医学的发展。这种扩散一定要由非科学的力量来克服科学的阻力才有可能"。所谓非科学的力量，这里当然是指中医学。人体心身相关的自稳调节，是生命科学研究的尖端，

李约瑟在 1977 年科学技术史大会指出："关于心身相关概念的未来进展，将在医学中需要怎样进一步发展呢？在这方面，中国传统科学的思想复合体，将会在科学发展面临决定性阶段的时刻发挥大于人们所承认的作用"[54]。近代西方科学发展中，有一个科学中心迁移的"汤浅"现象；而从宏观的历史尺度看，东西方科学也是轮流坐庄的。9 世纪左右，当时的阿拉伯科学起到了东方文明向西方流动的桥梁作用；20 世纪末美国科学开始下坡和苏联科学的兴起，是西方文明向东方回流的序幕。中医学术将为东方科学的振兴和世界科学中心在伟大中国的实现提供重要的基因库。

3. 建立解释功能关系的理论模型

医学是"术"与"学"的综合体，既包含技术，也包含理论。"学者术之体，术者学之用"[55]，中医学理论与诊疗技术相辅相成的发展，使中医学能够发展至今，依然具有鲜活的生命力。"每一门科学都要以思想和概念的形式来表述自己的对象"，中医学理论就是它表述医学对象的思想观点的概念体系，其核心是中医学关于目标对象的理论模型[56]。中医学理论来自长期的、坚实的医疗实践，并在指导医疗实践中不断修复完善，规范和引导医者的诊疗行为。没有理论指导的实践是盲目而低效的。因而《子华子·北宫意问》谓："医者理也，理者意也。……脏腑之伏也，血气之留也，空窍之塞也，关鬲之碍也；意其所未然也，意其所将然也，察于四然

者而谨训于理，夫是之谓医"[57]。唐代许胤宗则说："医乃意也，在人思虑"[58]，批评了无理论指导的盲目诊疗行为："莫识病原，以情亿度，多安药味，譬之于猎，不知兔处，多发人马，空广遮围，或冀一人偶然逢也。如此疗病，不亦疏乎！"[58]

无疑，从医学的目的来看，中医学的认知对象是人的生命。然而，基于"通天下一气尔"的气一元论与"天人合一"的中国哲学影响，中医学的认知对象实际是"天地"之间的生命，即生存环境中的人的生命。这样的生命是与生存环境进行物质能量信息交换着的、动态的、复杂的生命，而非孤立的、静止的、简单的生命。将人放在其生存环境进行研究，重视其社会性，是中国学术传统，这在其他学科中也有体现。如司马迁在《报任安书》言《史记》的创作宗旨是："究天人之际，通古今之变，成一家之言"[59]。国学大师任继愈说，究天人之际是哲学的永恒主题[60]。复杂性科学的发展证实，人的生命是复杂系统。关于复杂系统的研究方法，通过对生物、社会等系统共性的分析和各种研究方法的对比研究发现，当一个系统过于复杂，或者不能随意打开，或者打开过程会干扰其由自身性质决定的功能活动时，采用通过对其外在功能活动的观察分析拟测内在结构的方法——或称为"功能模拟"或"黑箱方法"是非常有效的[61]。中医学自觉不自觉运用的"司外揣内"、"由象知藏"、"因发知受"、"由形测证"、"由果断因"的方法，与"黑想方法"相

似。这种方法的使用，固然有研究条件的限制，也在于研究对象的复杂性。由此，使中医学的理论重点阐发的是有关人的生命的功能、人的生命与环境的关系，机体各部分的功能及其内部间、与外部间的联系等，相应的功能及关系的内容。

两千多年前，虽然解剖学的知识不足（实际上现代解剖学也就是在近二百多年有了快速发展），但人们感知和认知到的内容却非常丰富。因而，在中医学理论构建中，不可能建立一个系统客观的人体实体结构理论模型，或者说人体实体结构理论模型也不足以容纳当时感知和认知的结果，所以借用当时相当成熟的元气论、阴阳五行学说等哲学范式，中医学建立了"唯象模型"而超越了粗浅的解剖学范畴和实证研究方法。通过"由象知藏"，建立了中医学的脏腑经络学说生理稳态模型；通过"由形测症"，建立起中医辨证分类学的疾病模型；通过"由效识药"，建立起中医学的药物方剂学和针灸学疗效理论模型；通过藏象学说的建立，形成相应的养生学理论模型。[62]

建立在中国传统哲学基础上的中医整体直观的认识方法，及其相应理论，切合了生命现象的本来意义，容纳了生命的整体性、自发性、时间性、有序性等本质特征，使其在养生、保健时有法可依，在处理复杂性、多系统性疾病甚至相对于现代医学来说是完全新型疾病，如 SARS 发生时，仍然能够从整体上较好地把握其规律和本质，进行有效的防治。而这对于建立

在局部分析还原和空间性认识基础上的生物医学是难以实现的。[63]

参考文献

[1] 徐丛.周易正读.武汉：武汉出版社，2004.388

[2] [东汉] 许慎.说文解字.南京：江苏古籍出版社，2001.127

[3] [魏] 张揖.广雅.北京：中华书局，1985.14

[4] [梁] 顾野王.玉篇.见：宋本玉篇.北京：中国书店，1983.515

[5] [齐] 刘瓛.周易乾坤易疏.见黄庆萱.魏晋南北朝易学书考佚.台北：幼狮文化事业公司，1975.563

[6] 张岱年.张岱年全集（第四卷）.石家庄：河北人民出版社，1996.602

[7] 靳永，胡晓锐.老子注译.武汉：崇文书局，2003.86

[8] 靳永，胡晓锐.老子注译.武汉：崇文书局，2003.91

[9] 靳永，胡晓锐.老子注译.武汉：崇文书局，2003.53

[10] [清] 魏源.老子本义.北京：中华书局，1985.50

[11] 王世舜.庄子注译.济南：齐鲁书社，1998.278

[12] 鲍思陶点校.国语.济南：齐鲁书社，2005.253

[13] 黄帝内经素问.北京：人民卫生出版社，2005.137

[14] 黄帝内经素问.北京：人民卫生出版社，2005.128

[15] 陈鼓应.庄子今注今译.北京：中华书局，1983.129

[16] 黄帝内经素问.北京：人民卫生出版社，2005.152

[17] 灵枢.北京：人民卫生出版社，2005.53

[18] 黄帝内经素问.北京：人民卫生出版社，2005.138

[19] 黄帝内经素问.北京：人民卫生出版社，2005.152

[20] [清] 戴震.孟子字义疏证.第 2 版.北京：中华书局，1982.21

[21] [唐] 姚思廉.梁书.北京：中华书局，1973.28

[22] 陈鼓应.周易今注今译.北京：商务印书馆，

2005.598

[23][魏]王弼,[晋]韩康伯注,[唐]孔颖达疏.[唐]陆德明音义.周易注疏.上海:上海古籍出版社,1989.248

[24][魏]王弼,[晋]韩康伯注,[唐]孔颖达疏.[唐]陆德明音义.周易注疏.上海:上海古籍出版社,1989.249

[25]陈鼓应.周易今注今译.北京:商务印书馆,2005.646

[26]陈鼓应.周易今注今译.北京:商务印书馆,2005.661

[27][魏]王弼,[晋]韩康伯注,[唐]孔颖达疏.[唐]陆德明音义.周易注疏.上海:上海古籍出版社,1989.277

[28]陈鼓应.周易今注今译.北京:商务印书馆,2005.598

[29][战国]吕不韦.吕氏春秋.太原:山西古籍出版社,1999.10

[30]黄帝内经素问.北京:人民卫生出版社,2005.52

[31]安继民.荀子.郑州:中州古籍出版社,2006.255

[32]阮青注释.淮南子.北京:华夏出版社,2000.183

[33]陈戌国.尚书校注.长沙:岳麓书社,2004.70

[34]方克立.中国哲学史上的知行观.北京:人民出版社,1982.2.

[35]傅云龙.中国知行学说述评.北京:求实出版社,1988.35

[36]何时希.中国历代医家传录.北京:人民卫生出版社,1991.459

[37][明]江瓘.名医类案.北京:人民卫生出版社,1983.8

[38][元]王履.医经溯洄集.南京:江苏科学技术出版社,1985.21

[39][清]颜元.四书正误.见:颜元集(上).北京:中华书局.1987.161

[40][清]颜元.存学编.见:四存编.北京:古籍出版社,1957.54-55

[41][东汉]王充.论衡.长沙:岳麓书社,1991.26

[42][清]颜元.习斋记余.北京:中华书局,1985.7

[43][清]刘宝楠.论语正义.上海:上海书店出版社,1986.349

[44]崔高维点校.礼记.沈阳:辽宁教育出版社,1997.222

[45]靳永,胡晓锐.老子注译.武汉:崇文书局,2003.53

[46]梁海明译注.孟子.太原:山西古籍出版社,1999.65

[47][清]颜元.四书正误.见:颜元集(上).北京:中华书局,1987.161

[48]礼记.崔高维点校.沈阳:辽宁教育出版社,1997.186

[49][德]恩格斯.自然辩证法.北京:人民出版社,1984.47

[50][德]恩格斯.自然辩证法.北京:人民出版社,1984.46

[51]I·普利高津.从存在到演化.自然杂志,1980,3(1):11

[52]谈家桢.基因的萦梦.天津:百花文艺出版社,1999.69

[53]李政道.李政道文录.杭州:浙江文艺出版社,1995.89

[54]英国科学史期刊.1978.7

[55]梁启超.学与术.见梁启超著,洪治纲主编.梁启超经典文存.上海大学出版社.2003.297

[56]陆广莘.振兴中医之道,贵在自知之明.中医报.1986.3.27

[57]子华子.中华书局.1985.27

[58]车吉心.中华野史唐朝卷.济南:泰山出版社,2000.681

[59][汉]司马迁.报任安书.见:汉书.北京:中华书局,2007.622

[60]任继愈.天人之际.上海:上海文艺出版社,1998.2

[61]袁冰.中医理论模型的科学化.北京中医药大学学报,2000,(3):5

[62]陆广莘.治病必求本与辨证论治(摘要).中医药学报,1985

[63]傅俊英.知行观视野下的中医源流辨析.医学与哲学(人文社会医学版),2007,28(7):72

浅论中医学的健康观

张宇鹏　杨　威　于　峥

中国中医研究院中医基础理论研究所

每当我们谈到"健康观"的概念时，总是习惯于引用世界卫生组织 (WHO) 在其 1948 年的组织法对"健康"概念作出的解释："健康是整个身体、精神和社会生活的完满状态，而不仅仅是没有疾病和体弱。"这种健康观体现了人对生命存在状态的追求、信念，及人对自身生命存在的直接观照，是一种"理想化"的终极目标。

然而，这种对健康的认识只是一种理想中的状态。仍然以实验检查和特殊检查等指标为诊断基础的西医学，已经逐渐认识到了这种健康观在临床实践中的局限性。世界卫生组织的一项全球调查结果显示，真正符合世界卫生组织健康定义、达到健康标准的人群只占 5%，除了约 20% 找医生诊病的病人外，75% 的人都处在介于健康和患病之间的一种状态，即人的身体功能虽无明显或明确的疾病表现，但却表现出活力降低、生理功能和代谢功能低下、对外界适应能力呈不同程度减退的生存状态。这也就是我们经常提及的"亚健康"。亚健康既非健康，也非疾病，在现有的疾病-生物医学模式下是难以解决的问题，现代医学在亚健康领域的研究几乎还是一片荒漠。理想与现实的落差，过

高目标与有限手段间的矛盾都促使我们必须寻找更有力的理论武器。

比较而言，中医学对健康观的理解要比现代医学的认识丰富的多，也更加贴近临床实践的需求。而且，与西医的生物疾病医学模式相比较，中医所遵循的是人类健康医学模式，这是中国传统文化中人本主义思想在医学领域的集中体现。

一、形神合一的健康观

形指形体，即人有形的身体，包括五脏六腑、筋脉骨骼、肌肉皮毛、五官九窍等生理组织器官。而中医"神"的概念则颇为复杂，有很多种解释，但当我们探讨中医对"健康"的认识时，这里与"形"相对的神，通常是指思维意识、聪明智慧、情绪心理等精神活动，而在更广义上则是指人体的各种功能及生命现象的综合表现。

中医认为人是形神相依、心身相关的统一体，形与神二者相互依附，不可分割。形为神之宅，神乃形之主，无形则神无以生，无神则形无以活。故《灵枢·天年》中有"神气舍心，魂魄毕具，乃成为人"的说法。由此，中医学认为健康是建立在形神二者和谐统一的基础上的。正如《素

问·上古天真论》中所说："故能形与神俱，而尽终其天年，度百岁乃去。"而当出现不平衡时，主要是指"神"，即精神意识活动出现问题时，同样会造成形体的虚弱甚至死亡，故有"得神者昌，失神者亡"、"神转不回，回则不转"等说法。同样，人之衰老亦是形与神离的结果："百岁，五脏皆虚，神气皆去，形骸独居而终矣。"（《灵枢·天年》）

粗看上去，这似乎与西医的区别并不大，西医同样认为外在的功能表现与肉体的疾病是相互影响与统一的。然而，相似只是表面现象，实际上两者间的差异主要在于形神之间的主从关系上。西方医学始终坚持的是经验主义物质科学的认知方法，人体的功能及生命现象都是以形体解剖结构作为基础的，甚至将各种思维情绪等活动也一律归咎为大脑内递质的变化，而治疗时同样也是由此入手的。中医则不然，中医学选择了"神"的角度，形成了中医学揭示生命活动现象规律的一个着眼点，更加强调"神"是"形"的主宰。《素问·灵兰秘典论》云："心者，五脏六腑之大主也，精神之所舍也"，"上明则下安，……主不明则十二官危"。明确指出神志昌明直接决定五脏六腑生理功能的正常发挥，也是人类保持健康的关键所在。而"独立守神"、"积精全神"、"形体不敝，精神不散"等类似的内容，则也成为了人类对健康追求的最高境界。

形神合一的健康观在中医学的医疗临床实践中，则具体体现在从"粗守形"到"上守神"的飞跃上。《灵枢·小针解》曰："粗守形者，守刺法也。上守神者，守人之血气有余不足，可补泻也。"守形即指对患者形体疾病的重视，在临床实践中主要表现为死板教条的运用针对疾病实施治疗的成法，这被中医认为是"粗工"，即平庸的医生的做法；而真正高明的医生——"上工"则不会这样做，而是"上守神者，守人之血气有余不足"，即针对病人当前的健康状况有余不足而加以"可补泻"的调整。而这里提到的病人的健康状况更多的是指人体的各种功能及生命现象的综合表现，而并非仅指形体与疾病的状况。从"粗守形"到"上守神"的转变，其实质上就是从疾病医学模式到健康医学模式的飞跃。

二、正气为本的健康观

与西方医学的生物疾病医学模式不同，中医学认为，人自身的健康状态与抗病防病能力才是导致疾病的根本原因。即人体内正气的盛衰才是维持身体健康的关键。如《内经》中就多次的强调"正气存内，邪不可干"、"邪之所凑，其气必虚"、"四季脾旺不受邪"等。这一点与单纯强调对抗疾病的西医学，形成了鲜明的对比。

"正气"又称"元气"或"真气"，是人体机能的总称，通常包括两个层次的认识：在认识论层次上，正气是人体生命活动的动力与源泉，是维持与体现人类生命健康的基础所在；而在临床实践的层次上，正气则往往与病邪相对而言，即指人体自身的抗病防病能力。具体到中医理论中，正气的概念则根据需要又分别以各种不同的形式来体现，如李东垣独重脾胃之气，孙一奎阐发命门动气等，这些都是在正气为本的健康观指导下对中医理论的发展。

正是由于中医学对正气为本健康观的重视，使得中医学发展出一整套完整的"虚证"理论。这一理论是中医学较之西医学最具原创性特色的内容，从而使得很大一部分西医难于处理的"亚健康"患者及许多西医疗效欠佳的疑难杂证，在中医学的理论中都能得到完美的解释，并在临床实践中得到良好的治疗。此外，即使在治疗由外邪引起实证时，中医也同样根据正气为本的原则而发展出"扶正抗邪"的治疗原则，并以此为辨证论治的根本大法。

虽然人自身的抗病防病能力并非中医学的专利，西医学也同样有类似的概念，比如人体的免疫系统等。然而，两者间最大的差别是，免疫系统是被动的抗病反应，而中医正气的概念则除了是主动的抗病防病能力外，还是人体生命活动与机能的总称，是人类生命健康的基础。无论是其内涵还是外延，都要比西医的免疫系统等概念广泛得多。这两者的差别很突出的体现出中西医学问思维方式的不同，前者从疾病出发寻求人体自身的抗病反应与能力，而后者则以人自身的健康状况为标准来界定疾病与证候的范畴。这正是中西医学问生物疾病医学模式与人类健康医学模式的分野所在。

三、阴阳自和的健康观

每当我们提到中医学的健康观时，最常引用的是《内经》中的一句话："阴平阳秘，精神乃治，阴阳离决，精气乃绝。"这就充分体现了中医健康观中动态平衡的思想。WHO对健康概念的定义是一种静态的观念，我们就很容易的发现在这个定义中仍然留有柏拉图"理念论"的痕迹。当我们描述一个人的健康是"整个身体、精神和社会生活的完满状态"时，很明显，我们首先预设了一个完全"健康人"的理念，而这个理想中的"健康人"则是在身体、精神和社会生活三个方面都处于"完满状态"中。这是一个理想中的模型，在现实中并不存在，而现实中一切健康的人都是这个理想中的"健康人"的模仿与再现，与这个抽象的"健康人"的理念相似程度越高，那么我们就认为这个人更加健康。

然而，与追求静态的"完满"状态的西医学不同，中医学并不是这样看待健康问题的。中医理论认为，人体是一个处于动态平衡的有机的整体，表现在阴阳方面是互根互化、消长平衡，表现在脏腑之间是相生相克相互制约，表现在人与外界的关系方面则是天人相应等等。在人与自然环境相适应的过程中，虽然在不同的时间与环境下，人体的生命现象与生命活动可能会表现出生、长、壮、老、已等一定的高低起伏变化，但只要时刻保持着机体内部及其内外环境的相对平衡与协调，机体就能够能达到应有的健康状态，即"阴平阳秘，精神乃治"。否则就会出现疾病乃至死亡，"阴阳离决，精气乃绝"。

中医学的动态平衡观包含两个方面的

内容。首先是人体内环境的平衡，中医学通过阴阳学说或五行学说建立起人体正常生理活动的理论模型，通过阴阳五行相互依存与制约的和谐统一，而最终达到人体的健康。中医学在这方面的论述非常多，如"孤阴不生，独阳不长"、"虚者补其母，实者泄其子"、"亢则害，承乃治"、"高者抑之，下者举之"……另一方面，除人体内环境的平衡外，人体与外界环境的协调与统一，也是非常重要的。中医学深受中国传统文化中天人相应宇宙观的影响，认为人体如何顺应自然界的变化，尤其是如何顺应四季气候的变化，也是达到健康状态的关键所在。由此则发展出"四时五藏阴阳"等藏象理论，运用到临床实践的辨证论治中即是"三因治宜"学说，进一步推广到疾病预测中即是"五运六气"学说……由此可见，无论是从对藏象学的认识，还是到对疾病的解释，再到具体的辨证方法与治疗原则，均无不充分体现出动态平衡的健康观对中医学的深刻影响。

与现代医学健康观中难以企及的"完满状态"不同，中医学健康观所强调的"平衡"状态则是现实中实际存在的，大多数人经过一定的调整与治疗后，都是可以恢复健康的。因此，如何调整人体以达到必须的平衡与和谐状态，即"以平为期"则成为了中医学的根本治疗总则。如在《素问·三部九候论》论述曰："必先度其形之肥瘦，以调其气之虚实，实则泻之，虚则补之。必先去其血脉而后调之，无问其病，以平为期。"在"以平为期"的治疗总则前还要突出强调"无问其病"，由此可见，与力图消除病因的西医学不同，中医学对人体自身健康的目标指向是决定中医诊断与治疗的核心观念。这也是中医学人类健康医学模式最主要的内涵。

综上所述，我们发现，不同于现代医学追求人体"身体、精神和社会生活"三个方面都要达到"完满状态"，中医学很少关心什么是人体理想化的健康模型，而是更加重视如何达到人体自身及人与自然间的和谐统一，强调形体与神志、藏府与阴阳、人体正气与外界影响等多方面的动态平衡。与西医学的健康观与疾病观相分离不同，中医学的健康观是在中医学中最为重要的核心观念之一，中医学理论的主要内容，从病因、病机，到诊法、辨证，再到养生防治，以及藏象、经络等各种理论，几乎都是围绕着中医学对健康观念的认识而次第展开的。因此，可以说整个中医学的理论体系就是在对人类健康的深刻理解的基础上建立起来的。

1996 年 WHO 在关于《迎接 21 世纪的挑战》报告中强调："21 世纪的医学，不应该继续以疾病为主要研究领域，应当以人类的健康作为医学的主要研究方向"。而中医学的健康观，作为中医学术中的最核心问题，正是中医学最具原创性的特色与优势所在。深入理解中医学的健康观念，进一步遵循并发展中医学所特有的人类健康医学模式，符合新世纪医学研究的方向，也将为人类健康事业作出更加突出的贡献。

健康是对人体平衡状态的描述
——阐述陆广莘老师的学术观点之一

魏雅川

中国中医科学院中医基础理论研究所

何为"健康"？这一极其通俗的概念却难以用简单明确的语言下定义。

《辞海》的解释为："人体各器官系统发育良好，功能正常，体质健壮，精力充沛并且具有良好劳动效能的状态。通常用人体测量、体格检查和各种生理指标来衡量"。

这样解释是确切的，是无疑问的，但在实际中我们如何应用哪？发育良好、功能正常尚可通过人体测量、体格检查等来证明，但体质健壮、精力充沛、劳动效能状态则很难通过上述的检查手段来证明。对生物体来讲，体质健壮、精力充沛、劳动效能状态不仅与生物体的结构、功能有关，还与生物体对外界的适应能力有关。对人来讲这个问题就更复杂了，因人的社会问题、人文问题、心理素质问题等皆会严重地影响"健康"，因此我们很难用人体测量、体格检查和各种生理指标来衡量"健康"。

可以说《辞海》是根据现代医学的概念来解释"健康"的，人体各器官系统发育良好，功能正常，确实是"健康"的基本必要条件，但仅有此是不足以证明"健康"。那么是否加上各种生理指标就可以证明"健康"了呢？这也不一定，临床中我们常常会看到头痛者、失眠者、抑郁症者一切生理指标都在正常范围之内，但他（她）们很痛苦，他（她）们会主动找医生来解决这些痛苦，他（她）们是患有疾病者，不应是"健康"者。

如果用反正法来解释"健康"，即"健康就是没有疾病"。但这个概念的成立必须是建立在"疾病"概念清楚的基础上，若说"疾病就是不健康"，这种解释是不能成立的。如果按日本人和田政在《公害引起的疾病》(1974) 一书中说："疾病是机体对环境变化这个刺激，所产生的反应和适应过程"。那么健康应该与"机体对环境变化这个刺激"有关。

如果说身心舒服无不适，对外界的气候变化有一定适应能力、对传染病有一定抵抗能力就是健康，否则就是不健康。这是用我们日常生活语言来解释"健康"，虽然不专业，但很容易掌握，很实际，应该说也很科学。因为它描述了"健康"的两点要素，一是系统自身的稳定性，一是系统平衡外界干扰的能力。传统中医能生存到今日，正是因为中医明确"健康"的含义，知道如何掌握和调节这两点要素，这也是中医理论的精髓。

我于1983年跟随陆广莘老师学习，至今仍不断地得到陆老的指教，陆老讲了许多问题，如"症"与"证"、"辨证"与"辨病"、"治病"与"致病"、"中医研究"与"研究中医"等，他在阐述这些问题的过程中，强调"君子务本，本立而道生"，"养生治病必求于本"。那么何为"本"？陆老说，"本"是指"构成这样出入信息的'中介主体'这个本。因为任何刺激'对生命发生影响的东西，却是由生命体独立地决定、改变和改造着的东西'，因为'只有有机体才独立地起反应，新的反应必须以它为媒介'，这就是主体性开放系统对输入刺激的本体性决定、改变和改造以及作出主体性的反应，是人与环境相互作用中人的主体性这个原因"。他是在说明，以人为一系统，"本"是人这个系统自身处理信息的能力。

从理论上讲中西医都强调"整体观"，但实际上两者的"整体观"完全不同。传统中医看问题，首先从整体上考虑，判断一事物与它事物之间的相互关系，然后再分析问题发生的关键所在。现代主流医学看问题，首先查找问题产生的各个原因，然后将这些各个独立的原因综合起来分析。表面看，两者都是从整体上分析问题，但实际因其路径不同而产生不同的结果。

中医是以整体为一系统，查找各子系统与系统之间的相关问题；现代主流医学是以各个原因为系统，将众多系统综合起来求整体效应。由于整体效应并不等于各子系统之和，因此常常会出现"案件清楚，原因不明"的尴尬局面。这与我们习惯于线性地研究问题、从因求果的逻辑推理有关，但人体是有机的生命体，生命体与一般非生命物体最大的不同在于：一般非生命物体没有自己的目的，一切结果都是之前的原因所致；生命体不同，它与生俱来就有目的，一切结果虽然与之前的原因有关，但更多的是受其目的控制所致。因此，以解答非生命物体的还原论来解答生命体是不适合的。我们临床中常可见到以下现象：原本轻度过敏，使用抗过敏药，停药后过敏症状反而加重。原本轻度失眠，服用安定后，一旦停药失眠明显加重。类似的现象很多，它促使我们反思"医学实践的基本功能"。陆老说："医学实践的基本功能是：识别环境利和害并能趋利避害以实现养生保健，区分毒和药并且能动地化毒为药以帮助治病康复。医学的最大错误，莫过于不识利害或化利为害，不辨药毒而变药为毒，不能治病反而制造疾病"。

"健康"概念的清楚与否，决定了医学"目标和动力"问题，因为只有明确了"健康"是什么，我们才能有的放矢的去努力，现代主流医学出现的尴尬局面，应该说与"健康"概念不清楚有一定关系。正如陆老所说："近代借助解剖显微分析技术的进步，形成以病理病位为基础的疾病分类学理论模型。辨病的溯因分析以为：只要把致病的原因（病因、病理、病位）搞清楚，去除原因也就消灭了疾病，就可以恢复到原来的健康状态。但这里隐含着未被深究的问题：未病的是什么原因使人保持健康的？去除了原因就能够恢复到原来的健康状况吗？能否消灭一切致病原因？""健康不等于没有'邪'的存在，是由于人体正气的自稳调节使'邪'不能干扰破坏'正'的整体和谐自稳态。由疾病向健康转化并不要求必须是邪的彻底消灭，即达到'正气存内，邪不可干'即可"。由此可见，健康就是追求人体平衡能力的最佳化，健康是对人体自我平衡状态的描述，因此它不是个确切的度量概念，是受时空限制的系统整体状况的相对概念。

恩格斯："自然科学证实了黑格尔说过的话：相互作用是事物真正的终极原因。我们不能追溯到比对这个相互作用的认识更远的地方，因为正是在它背后没有什么要认识的了。"（《自然辩证法》）中医追求人与自然的关系、五脏六腑的关系、十二经络的关系、营卫气血的关系、脉象与病变的关系、药味与归经的关系等等，对这些看不见摸不着的东西乐此不疲地不断探讨，而对解剖性的脏腑则视而不见，读了上述恩格斯的话应有所解悟：中医不是不懂解剖，中医古书中早就记载较详细准确的解剖内容，只是事物之间的相互作用问题对人体健康的影响更直接和频繁，而对事物之间的相互作用关系的判断不是像解剖那样简单。对错的判断对于解剖学

来讲，只要能打开、能看到就有结论，随着科技手段的提高，能打开、能看到的东西越来越多，看似医学的发展越来越进步，但对于生命体如何进行信息处理的问题，并没有起到根本性的作用，可以说凭借解剖得到的认识不是医学的专利。相反，对错的判断对关系学来讲就复杂多了。因为关系问题不仅随时间和空间变化有关，还与系统的结构和功能状态有关，并与一事物在作用于人体系统时的初始状态有着难以重复的关系，这些瞬间变化的各种因素是有机体信息处理复杂性的根本因素。中医经过数千年的观察总结，将内在的变化与外在的表象联系起来并上升为理论，该理论指导临床取得了有目共睹的临床效果，这本身就说明中医理论是科学的。如果按胡适所说："西医能说清楚病人得什么病，虽然治不好，但西医是科学的；中医能治好他的病，就是说不清楚病人得什么病，所以中医不科学"。那么科学的定义是否应确定为：科学是被认识的事实，未被认识的事实就是不科学。即使如此，科学需要不断地挖掘尚未被认识的事实，换言之事实是科学的源泉。因此，抛弃事实就是断绝科学发展之路；抛弃中医就是抛弃人类数千年积累的医学财富；抛弃中医的"健康"概念就是从根本上抛弃中医。陆老说："人的生存必须解决两个问题：①自我的整体保持稳态；②对环境的适应。两者都具备则健康，不具备则衰弱或病"（《中医学之道》P141）。

中药的临床优势源于理论的系统观和

实际对机体信息的调整，但在中医未找到物质、能量与信息之间的换算关系时，很难用现代语言将自己说清楚。这是一种无奈，西医对此则是一种回避。中医的科学性不在于它对物质、能量的剖析，而在于它对人体系统信息的分析和调整。西医实际上是回避了这个问题，舌质、舌苔的检测应比抽血化验简单，西医从不纳入诊断依据；情绪可导致各种不同类型的病变，西医对此很清楚，但临床治疗远不如中医丰富有效。中医因其理论的局限性而难于将客观的物质、能量纳入，虽然延迟了理论的发展，但掌握控制人体信息的能力，在临床中得到了不断进步；西医因其理论中没有信息的概念，对一些肉眼即可见到的信息也纳入不进去，虽然理论在发展，但临床实际难以达到理想的目的。中医需要现代医学知识的补充，这也是中医发展的必需摄取的材料，这并不妨碍我们用系统科学的思维方法来认识问题。

健康问题的讨论不仅是个概念问题，也是医学基础理论问题。"最高层次的基础理论的性质，规定着整个学科的性质，因为基础理论是关于研究对象的基本观念和理论模型，它从总体上反映对象的本质，回答本学科实践中最根本的问题。"(《中医学之道》P174) 陆老说："人体心身相关的自稳态调节，是生命科学的尖端"。"健康"，即是攀登生命科学之山的基石，也是该山的端石。

中医学"正气"论*

赵红霞　贾海骅　赵凯维　尹俊县

中国中医科学院中医基础论研究所

摘要：中医学"正气"的概念范畴可按照来源、功能作用、储存部位、循行部位、季节气候、人文属性等进行分类，精神、形气、气血亦属于正气范畴。包括物质、功能两种属性，概括起来有两层涵义：一是指构成人体和维持人体生命活动的精微物质；二是指人体脏腑组织的正常生理功能，即人体的抗病、修复能力，这种抗病能力之强弱，与人体的正气盛衰有关。

关键词：正气；概念范畴；内涵研究

正气是中医学的重要概念。其含义为何？古今医家观点不一，见仁见智。本文就正气的概念内涵做一研究。

一、正气的现代认识

《中医大辞典》[1]认为正气即是真气，也指四季正常气候；五版教材《中医基础理论》[2]："正气，是指人体的机能活动（包括脏腑、经络、气血等功能）和抗病、康复能力，简称'正'"；规划教材《中医基础理论》[3]："正气，是一身之气相对邪气时的称谓，是指人体内具有抗病、祛邪、调节、修复等作用的一类细微物质。"

二、正气的概念范畴及分类

1. 正气的来源

"正气"来源于造化之源的元气——"天阳之气"。《医门法律·阴病论》[4]："人身血肉之躯，皆阴也，父母媾精时，一点真阳，先身而生，藏于两肾之中，而一身之元气，由之以生，故谓生气之原。"由此可见，天阳之气藏于肾，先天肾精是其产生的源泉，具有促进人体生长发育作用，是人体生命的源泉，又称作元气。脾胃化生的水谷精微不仅是维持生命活动的主要物质来源，也体现了人体正气在出生后不断充盛的过程。正如《医宗必读·肾为先天本脾为后天本论》[5]所说："一有此身，必资谷气。谷入于胃，洒陈于六腑而气至，和调于五脏而血生，而人资之以为生者也。故曰后天之本在脾。"表明

* 基金项目：中国中医科学院中医基础理论研究所自主选题项目（ZZ2006007）

先天之气与后天水谷精气均是"正气"之源，发挥维持人体正常脏腑功能的作用。

2. 正气的功能作用

真气是充养周身的正气，由先天元气、后天清气、水谷精气相结合而成，具有行血、司呼吸，推动、温煦作用。《灵枢·刺节真邪篇》[6]："真气者，所受于天，与谷气并而充身者也。"《脾胃论·脾胃虚则九窍不通论》[7]："真气又名元气，乃先身而生之精气也，非胃气不能滋之。"张介宾亦认为真气，即元气也。气在天者，受于鼻而喉主之；在水谷者，入于口而咽主之。《类经·五过四德》[8]："气有外气，天地之六气也。有内气，人身之元气也。气失其和则为邪气，气得其和则为正气，亦曰真气。""正气"相对于病邪来说，则是指人体对疾病的防御、抵抗和再生的能力。《素问·刺法论》[9]："正气存内，邪不可干。"真气是人体的本元之气，其功能体现在既推动人体各脏腑功能，又是人体生命的原动力。《素问·上古天真论》[10]："虚邪贼风，避之有时，恬淡虚无，真气从之，精神内守，病安从来。"可见，人体各种功能活动以及抗邪能力都和真气有关，真气是人体生命活动的动力，真气即为"正气"。

3. 正气的储存部位

"正气"分布在各脏、腑、经络，发挥防御、调节等生理作用，据此可分为脏腑之气、经络之气。《灵枢·营卫生会》[11]："人受气于谷。谷入于胃，以

传于肺，五藏六府，皆以受气。"因此，脏腑之气即五脏六腑之气，为先天之精所化之气分布于五脏六腑，由肺吸入的清气与水谷精气相结合而成。《医门法律·先哲格言》[12]中说："真气所在，其气有三：曰上、中、下也。上者所受于天，以通呼吸者也；中者生于水谷，以养营卫者也；下者气化于精，藏于命门，以为三焦之根本者也。"由此可见，聚于胸中的宗气，属于脾胃的中气，藏于下焦的肾气均属"正气"范畴。经络之气，又称"脉气"，包括经气和络气，也是由先后天精气结合而成，简称经气。《素问·离合真邪论》[13]："真气者，经气也。"明确地指出真气即经气，它通过经脉、络脉联系五脏六腑，实现协调的生理功能。

4. 正气的循行部位

"正气"循行在经脉之中和经脉之外，发挥化生气血，输布津液，温煦机体，贯通脏腑等功能。《灵枢·邪客》[14]："营气者，泌其津液，注之于脉，化以为血，以荣四末，内注五脏六腑，以应刻数焉。"《素问·五运行大论》[15]："卫者，水谷之悍气也，其气慓疾滑利，不能入于脉也，故循皮肤之中，分肉之间，熏于肓膜，散于胸腹。"据此可分为营气和卫气。营卫之气皆来源于水谷，资生于脾胃，但是营气循行于脉中，卫气循行于脉外。营气是具有营养作用，行于脉中的水谷精气中轻柔、清纯的部分；卫气是具有卫外防御功能，行于脉外的水谷精气中慓疾、刚悍的部分。

5. 正气有四时之分

从中医学的角度来讲风气亦有正、邪两方面。"正气"即是正风，正常之风气，指自然界的正常气候，主生长养万物。《灵枢·九宫八风》[16]："因视风所从来而占之，风从其所居之乡来为实风，主生长养万物。"风为天之气，实风化育万物，故实风是天地间正气。《灵枢·刺节真邪篇》[17]："正气者，正风也，从一方来，非虚风也……正风者，其中人也浅，合而自去，其气来柔弱，不能胜真气，故自去。"由此可知，"正气"即正风，以少阳之气所化，而柔弱不厉，正可舒养万物，故名正气。《素问·五运行大论篇》[18]："五气更立，各有所先，非其位则邪，当其位则正。"张介宾认为："五运六气皆有主客之分，故岁时变迁，五气更立，各有所先，以主岁气也。运气既立，则位之当与不当，气之或邪或正，可得而察矣。"《注解伤寒论·伤寒例第三》[19]："四时正气者，春风、夏暑、秋湿、冬寒是也。时行者，时行之气是也。"因此按照季节、气候来分，四时亦有正气，当其时为正气，即春风、夏暑、秋湿、冬寒四时正常的气候即是正气。

6. 其他

"正气"引申为冲和之气。说文解字注："冲，涌摇也。涌，上涌也，摇，旁摇也，从水中声。""和，相应也。从口禾声，户戈切。"《四库全书·礼记集说》[20]："得天地之正气而为中，得天地之冲气而为和，中者性也，和者情也，纪者正物而有常，言天下之性情莫不取正于乐以之为常也。"《三家医案合刻·小建中汤》[21]："冲和之气即太和元气，位天地，育万物，无非此气，少有不足，已非所宜，况大有所损乎！"由此可见，冲和之气就是一种与生俱来的醇和之气，与佛家崇尚和气的思想是一致的，也是人体"正气"的体现。

"正气"还引申为刚正之气。《四库全书·二程遗书·卷一》[22]："浩然之气，天地之正气。大则无所不在，刚则无所屈，以直道顺理而养，则充塞于天地之间。"由此可知，因为有道义存于其间，正气是刚强无比的。文天祥《正气歌》："天地有正气，杂然赋流形。下则为河岳，上则为日星。于人曰浩然，沛乎塞苍冥。"表明"正气"充塞于天地之间，是一种真正的勇气，具备强大的生命力，所以说是"浩然之气"，与儒家崇尚正气的思想是一致的。正如孟子曰："其为气也，至大至刚，以直养而无害，则塞于天地之间。其为气也，配义与道；无是，馁也。是集义所生者，非义袭而取之也。行有不慊于心，则馁矣。"提出世界上的一切活动，都要"正气"来发动，如果气与道义相合，就能成为一股堂堂正正的精神力量。

三、结论

（1）"正气"的概念范畴包括来源、功能作用、储存部位、循行部位、季节气候、人文属性等不同分类。

（2）"正气"与教材所说其概念范畴有所不同，包含物质和功能两种属性，物质和功能两者是相互联系，相互依存的。从功能层面看，人体对外界自然环境的一切致病因素，自会产生一种抵抗、修复能力，而这种祛邪能力之强弱，与人体的正气盛衰有关；从物质层面看，人体的"正气"是由元气、宗气、卫气、营气等组成；而宗气、营气、卫气三者又均来源于谷气。"正气"包括了"元气"、"宗气"、"脏腑之气"（心、肝、脾、肺、肾、胃、胆、大肠、小肠、膀胱气）、"营卫之气"等，"正气"是诸气之本，各种不同名称之气都在"正气"的支配下发挥作用。

参考文献

[1] 李经纬等.中医大辞典.第2版[M].北京：人民卫生出版社，2004.416

[2] 印会河.中医基础理论[M].上海：上海科学技术出版社，1984.102

[3] 孙广仁.中医基础理论[M].北京：中国中医药出版社，2002.246

[4] 喻昌.医门法律[M].北京：人民卫生出版社，2006.82

[5] 李中梓.医宗必读[M].北京：人民卫生出版社，2006.7

[6] 灵枢经[M].北京：人民卫生出版社，1956.123

[7] 李东垣.脾胃论[M].北京：人民卫生出版社，2005.62

[8] 张介宾.类经[M].北京：中国中医药出版社，1997.167

[9] 牛兵占等主编.黄帝内经素问译注[M].北京：中医古籍出版社，2003.629

[10] 王冰.黄帝内经素问[M].北京：人民卫生出版社，1963.3

[11] 田代华，刘更生整理.灵枢经[M].北京：人民卫生出版社，2005.53

[12] 喻昌.医门法律[M].北京：人民卫生出版社，2006.57

[13] 王冰.黄帝内经素问[M].北京：学苑出版社，2004.195

[14] 田代华，刘更生整理.灵枢经[M].北京：人民卫生出版社，2005.135

[15] 王冰.黄帝内经素问[M].北京：人民卫生出版社，1963

[16] 灵枢经[M].北京：人民卫生出版社，1956.127

[17] 灵枢经[M].北京：人民卫生出版社，1956.123

[18] 王冰.黄帝内经素问[M].北京：人民卫生出版社，1963.385

[19] 成无己.注解伤寒论[M].北京：人民卫生出版社，1963.32

[20] 卫湜.礼记集说.四库全书·第119册[M].上海：上海古籍出版社，1987.197

[21] 叶天士、缪宜亭、薛生白.三家医案合刻·曹炳章原辑·中国医学大成[M].北京：中国中医药出版社，1997.227

[22] 朱熹.二程遗书·四库全书·第698册[M].上海：上海古籍出版社，1987.15

"治病必求于本"探微

金香兰

中国中医科学院中医基础理论研究所

"治病必求于本"语出《内经》，《素问·阴阳应象大论》曰："阴阳者，天地之道也，万物之纲纪，生杀之本始，神明之府也。治病必求于本"。关于"本"，历代医家提出了不同见解与阐释，总体上，有以下几种解释：

一、从阴阳论"本"说

《素问·阴阳应象大论》说："阴阳者，天地之道也，……治病必求于本。"据此，又释出《素问·阴阳应象大论》"谨察病机之所在而调之，以平为期"与《素问·生气通天论》之"生之本，本于阴阳"和《素问·阴阳应象大论》"善诊者，察色按脉，先别阴阳"之论。阴阳是疾病的诊断与治疗总纲。而张景岳则进一步论述："凡诊病施治，必须先审阴阳，乃为医道之纲领。阴阳无谬，治焉有差？医道虽繁，而可以一言蔽之者，曰：阴阳而已。"（《景岳全书·阴阳篇》）朱丹溪认为，阴阳不仅指人身阴阳二气，还包括阴阳两类邪气，其云："人或受邪生病，不离阴阳也，病即本于此。为工者岂可它求哉，必求于阴阳可也。"（《丹溪心法·治病必求于本》）李中梓认为："治病必求于本"，因为"人之疾病，虽非一端，然而或属虚，或属实，或属寒，或属热，或在气，或在血，或在脏，或在腑，皆不外于阴阳，故知病变无穷，而阴阳为之本。"（《内经知要·卷上》）

二、以病因论"本"说

病因为本论出自《素问·至真要大论》："必伏其所主，而先其所因"。后世据此提出病因为本说。张景岳说："起病之因，便是病本。"（《景岳全书·求本论》）徐灵胎则进一步指出："所以致此病者谓之因。有风有寒，有痰有食，有阴虚火升，有郁怒、忧思、劳怯、虫疰，此谓之因。知其因，则不得专以寒凉治热病矣，盖热同而所以致热者不同，则用药亦迥异。"（《医学源流论·病同因别论》）

三、从脾肾论"本"说

李士材云："经曰：治病必求于本。本之为言，根也、源也。世未有无源之流，无根之本。澄其源而流自清，灌其根而枝乃茂，自然之经也。故善为医者，必责根本。而本有先天后天之辨。先天之本在肾，肾应北方之水，水为天一之源。后天之本在脾,脾为中宫之土,土为万物之母。"(《医宗必读·肾为先天脾为后天本论》)华佗云:"肾者人之本也,肾气壮则水还于海,肾气虚则水散于皮。"(《中藏经·论水肿脉证生死候第四十》)认为肾是人之根本,肾的强壮与否与疾病密切相关。赵献可也说:"阳邪之至,害必归阴,五脉之伤,穷必及肾。此源流之必然,即治疗之要着。"(《医贯·经脉诸脏病因》)认为疾病的最根本原因在于肾。李中梓说:"脾为后天根本,肾为先天根本,二本固则老可还少,二本伤则少有老态。"(《删补颐生微论·医方论第二十二》)他从人的衰老程度强调脾、肾为人之本。

四、土胃气之"本"说

以《素问·平人气象论》之"平人之常气禀于胃,胃者平人之常气也,人无胃气曰逆,逆者死"为据,阐发了胃气为本,有胃气则生,无胃气则死。张景岳认为:"人生所赖者水谷,故胃气以水谷为本,而五脏又以胃气为本"(《类经·五卷·脉色类》)"人以胃气为本,四时失调,致生疾病,仍调其胃气而已。胃调脾自调矣,脾调而肝心肺肾无不顺矣。"(《外经微言·善养篇》)"四时百病,胃气为本。"(《医灯续焰·四时胃气》)"盖三焦之气,以胃气为本,水谷之道路,气之所终始也。"(《圣济总录·卷第五》)"凡人之生,皆以胃气为本,经云:谷入于胃,脉道乃行,水入于经,其血乃成,若人绝水谷则死,盖胃气绝而故也。正所谓安谷

则昌,绝谷则亡,水去则营散,谷消则卫亡,营散卫消,将何以立,此之谓也。"(《医方选要·卷之四》)。

从胃气为本者,均认为胃气的强弱与否决定着机体后天的健康与否,李中梓云:"经云:安谷则昌,绝谷则亡。犹兵家之饷道也。饷道一绝,万众立散,胃气一败,百药难施。一有此身,必资谷气。谷入于胃,洒陈于六腑而气至,和调于五脏而血生,而人资之以为生者也。"

五、以人之体质为"本"说

《灵枢·通天篇》:"古之善用针艾者,视人五态而治之。"为据,又以《灵枢·阴阳二十五人》等篇条文区分人之不同体质。《素问·示从容论》曰:"夫年长则求之于府,年少则求之于经,年壮则求之脏。"《灵枢·逆顺肥瘦》亦云:"年质壮大,血气充盈……刺此者,深而留之,……瘦人者,皮薄色少……刺此者,浅而疾之。……婴儿者,其肉脆血少气弱,刺此者,以毫针,浅刺而疾发针,日再可也。"张仲景云:"凡用栀子豉汤者,病人旧微溏者,不可与服之。"(《伤寒论·辨太阳病脉证并治中》)孙思邈说:"今病有内同而外异,亦有内异而外同,"(《备急千金要方·论大医精诚第二》)张景岳云:"然执中之妙,当识因人因证之辨。盖人者,本也;证者,标也。证随人见,成败所由,故当以因人为先,因证次之。"(《景岳全书·痘疹诠·痘疮》)

以上论述,阐明了治病求之于体质,

一般而言，体质对疾病有易感性，某种体质更容易得某种疾病。如"胖人多湿，瘦人多火。"所以，"治病之要，首当察人体质之阴阳强弱，而后方能调之使安。"（《医门棒喝·人身阴阳体用论》）

从上述的各种阐释中可见，"治病必求于本"以阴阳为总括，涵盖了所有与人相关的因素，同时也反映出"治病必求于本"的解释因认识与实践的不同而不同。

今人对"治病必求于本"的理解，无论是接受也好，拒绝也罢，已然是将现代社会科学、自然科学、思维科学理论与实践成果融入于其中，从整体与局部，结构与功能，使内涵与外延得到实质性扩充。

六、从功能之"本"说

吴俊玲等[1]基于生命的运动本质，提出调节功能是中医的"治病之本"。其认为，生命的本质是生命运动，不在于解剖形态，生命运动一旦停止，解剖形态上的完整性便失去了价值，人体很快也就瓦解消散。从更深层次上讲，生命是一种过程流，解剖结构的内容和状态是过程流的表现形式。结构必须是"活"的时候，才能称之为生命，否则生命运动一旦停止，过程流结束，人的细胞、组织、器官都会随着生命运动功能的停止而瓦解。疾病的发生在本质上首先是生命运动功能的异常，因此，疾病的本质首先是功能性的，功能性异常可产生解剖形态的改变，也可不伴有解剖形态改变。所以，治病求本，本在功能性调节。

七、主自稳调节为"本"说

陆广莘[2]认为，治病必求于本，是发现发掘由疾病向健康转化的内在动力，即病人的正气。

治病必求于本，这个本就是"症"。"症"是有病的正气，正气是指自稳调节，中医学把自稳态的维持，看成是一种调节和流通的统一。自稳态的"稳"，是作为能独立于环境因素变化而能保持自身的稳定；自稳态之所以能"稳"，一是流通："升降出入，无器不有"，一旦"出入废则神机化灭"；自调节自组织自适应能力必须不断从环境获得物质能量来维持，必须不断与环境变化信息的相互作用中得到锻炼。二是调节物质信息能量流的有序，在机体依靠气血津液的正常流通来实现，气血津液流的正常流通靠阴阳五脏来调节："阴阳和调而血气淖泽滑利"，"五脏之道，皆出于经隧，以行血气；血气不和，百病乃变化而生"。而当"五脏安定，血脉和利，精神乃居"。由此阴阳五脏与气血津液，构成调节和流通的统一，在体内形成正常的"升降"运动，从而成为"生化之宇"，是这种升降运动把全身组织成为有序的整体，维持着整体的稳态，以及体现个体的主体性反应。一旦"升降息则气立孤危"，于是有序的整体离散崩解，"器散则分之，生化息矣"。

他认为，治病必求于本，本于阴阳自稳调节，也是要求找出人体自身实现由疾病向健康转化的内在动力机制，同时这也是正确识别毒和药的科学根据，是药物与治疗手段的依靠对象和服务对象。"治病之道，气内为宝"达到"正气存内，邪不可干"。为治之道，顺而已矣，以通致和，以和致中，因为"中也者，天下之大本也；致中和，天地位焉。"中和位育，即稳态，"相对平衡状态的可能性，是物质分化的根本条件，因而也是生命的根本条件。"所以中医强调："阴平阳秘，精神乃治"，"阴阳离决，精气乃绝"；病态时：叩日胜则阴病，阴胜则阳病，阳胜则热，阴胜则寒"。

他还认为，治病必求于本，既是诊断要求，又是治疗目标。它指出治病的任务是帮助实现愈病，诊断的根本目的应当找出实现愈病转化的根本原因，要找出正确区分毒和药的科学根据。它指出在诊治过程中，在医生（工）与病人（病）的相互关系上，是"病为本，工为标，标本不得，邪气不服"。(《素问·汤液醪醴论》) "标本相得，邪气乃服"。(《素问·移精变气论》)

总之，"治病必求于本"是中医整体有机系统观在治疗学思想上的体现，是中医治则之大法。"治病必求于本"无论从"阴阳"、"病因"、"脾肾先后天"之原说，还是力主"功能"、"自主调节稳态"之创说，均未离开人之本体，所以，均有其合理性和理论指导实践的作用。

"治病必求于本"内涵广博，但其思想实质是：从实际出发，实事求是，具体问题，具体分析。

参考文献

[1] 吴俊玲，王春燕."治病求本"涵义探微. 山东中医药大学学报，2003, 27(3): 179 ~ 180

[2] 陆广莘. 中医学之道——陆广莘论医集. 北京：人民卫生出版社，2001

如何"聚毒药以供医事"

于智敏

中国中医科学院中医基础理论研究所

著名中医理论家陆广莘教授在他的扛鼎之作《中医学之道》中，提出许多重要的理论命题。其中，"聚毒药以供医事转化为生生之具"，"识利害药毒"环境变量的相互转化命题具有鲜明的现实意义，笔者拟就如何"聚毒药以供医事"探讨如下：

一、何为"毒药"

中国古代"毒"与"药"是没有区别的，古人有一种观点：把所有的药物都称为毒药，认为所有的药物皆有毒。因此，为了完整了解古人的学术思想，弄清概念的内涵，有必要对中医学"毒"与"药"的关系作一探讨：

1. 凡药皆"有毒"

"毒药"一词最早见于《周礼》。据《周礼·天官冢宰》记载："医师掌医之政令，聚毒药供医事"。可见，毒药一开始就是作为治疗疾病的药物出现的。郑玄注释道："毒药，药之辛苦者，药之物恒多毒"。表明这一类药物具有辛苦之偏性，有毒，所以称为"毒"。《史记·留侯世家》："毒药苦口利于病"。

《素问·异法方宜论》："其病生于内，其治宜毒药"；《素问·脏气法时论》："毒药攻邪"。王冰注："能攻其病则谓之毒药"；表明能治疗疾病的药物都可认为是"毒药"；汪机："药，谓草木、鱼虫、禽兽之类，以能攻病，皆谓之毒药。"《景岳全书》："药，谓草、木、虫、鱼、禽、兽之类，以能治病，皆谓之毒"；"凡可避邪安正者，皆可称之为毒药"。

2. 害人者为"毒"

据东汉许慎《说文解字》记载："毒，害人草也"；这种观点对后世影响很大。有的医家已经认识到"毒"是药的一种，但又有其特殊性。如《诸病源候论》："凡药云有毒及大毒者，皆能变乱，于人为害，亦能杀人"。这种认识接近现代对毒药的认识。元代的《元医药政令》颁布的"毒药"有乌头、附子、巴豆、砒霜、大戟、芫花、藜芦、甘遂、天雄、乌喙、莨菪等，几乎与《中华人民共和国药典》所收载的毒剧药、大毒、有毒中药相一致。

3. 凡药皆称"毒"

《景岳全书》："药，谓草、木、虫、鱼、禽、兽之类，以能治病，皆谓之毒"；"凡可避邪安正者，皆可称之为毒药"。

可见，古人把所有的药物都称为毒药。在这里，古人将"毒"与"药"并列，认为"药"就是"毒"，"毒"就是"药"，"毒"乃是一切药物的总称。一方面认识到中药治疗疾病是以偏纠偏，把这种药物的偏性称之为"毒"，另一方面也认识到这种"偏性"对人体的危害性。

4. "毒"为药之偏性

《类经》："药以治病，因毒为能，所谓毒者，以气味之有偏也。盖气味之正者，谷食之属是也，所以养人之正气；气味之偏者，药饵之属是也，所以去人之邪气"，"欲就其偏，则惟气味之偏者能之，正者不及也"。《神农本草经序》明言："治寒以热药，治热以寒药，饮食不消以吐下药，鬼疰蛊毒以毒药"。《医学百问》"夫药本毒药，故神农辨百草谓之尝毒，药之治病，无非以毒拔毒，以毒解毒"与此相同。

5. 区分药物的作用强弱

古人对此常用无毒、小毒、有毒、常毒、大毒、剧毒等级别来区分。如，《素问·五常政大论》："大毒治病，十去其六；常毒治病，十去其七；小毒治病，十去其八；无毒治病，十去其九。谷肉果菜，食养尽之，无使过之，伤其正也"，这里对药物"毒"性的区分，是根据药物作用强弱的不同来区分的，一定程度上反映了药物之间的作用强弱。

6. 标明药物的毒副作用

《神农本草经》的三品分类法，实际上就是按药物的有毒、无毒分类的。《神农本草经·序录》中说："上药125种为君，主养命以应天，无毒，多服久服不伤人，欲轻身益气，不老延年者，本上经；中药125种为臣，主养性以应人，无毒有毒，斟酌其宜，欲抑病补虚赢者，本中经；下药125种为佐使，主治病以应地，多毒，不可久服，欲除寒热邪气，破集聚愈疾者，本下经"。

二、如何"聚毒药"？

有毒中药大多药性峻猛，作用强烈，畏之者称其为"虎狼药"。如，曹雪芹《红楼梦》第五十一回"薛小妹新编怀古诗，胡庸医乱用虎狼药"，表现的就是对药性峻猛的有毒中药的一种畏惧心理和导致危害的记载；喜欢的人称之为"霸道药"、"将军药"，认为它治疗疾病、驱除病邪有如汤沃雪之能，鼓桴相应之效，从古至今，深受历代医家喜爱。

《淮南子》："天雄、乌喙最凶险，但良医能活人"；清朝的龙之章在《蠢子医》中谈到："屡次用药毫不占，一见毒药便立痊"，都强调了有毒中药的治疗效果。但是，毒药毕竟是毒药，有毒中药也不例外。"燥悍之将，善用之奏效甚捷，不善用之为害非轻"即是此意。

1. 有故无殒

"有故无殒"是中医临床应用有毒中药的指导思想，具有两方面的含义：第一说的是只要病症相关，药证对应相符，即使是有毒中药，也可以放心大胆地应用，不必顾虑毒药伤及身体；第二说的是只要身体出现了病证或者疾病反应，此时无论患者的身体状态如何，即便是处于妊娠期、胎产期，也可以尽管用药治疗，不必顾及孕、产妇的情况而讳疾忌医。

"有故无殒"的关键是"有故"，既有症状表现，"有故"才能"无殒"，即用药不至于引发中毒症状或对人体造成伤害。如《金匮要略》用于治疗妊娠恶阻，呕吐不止的干姜半夏人参丸，妊娠病下血的桂枝茯苓丸，为妊娠禁忌药物，具有损害胎元的毒副作用，孕妇不能应用，这是临床的普遍性指导原则，显示其规范性；但是当孕妇出现疾病症状时，又必须进行治疗，这些药物又是针对性治疗的特效药，显示临床用药的灵活机动性。中医总结归纳的"砒煅能治病，甘草能杀人"，实在是真知灼见。

2. 因人制宜

《本草衍义·序例》强调："缘人气有虚实，年有老少，病有新久"，临床用药应当详细辨析。而患者的体质、禀赋的不同，对于药物的作用的发挥关系更为密切。《苏沈良方》中详细记载道，"如酒于人，有饮之逾石而不醉者，有濡吻而颠眩者，焉知药之于人，无似此以异者，此禀赋之异也。"

《伤寒论》中的十枣汤由甘遂、大戟、芫花三味毒性峻猛的中药组成，和大枣共同煎汤服用，以峻下逐水。关于用法，则有"强人服一钱匕，羸人服半钱"的严格要求。强人，就是指身体强壮之人；羸人则是指身体虚弱之人。不惟有毒中药，普通中药也存在着因人制宜问题。小青龙加石膏汤"强人调一升，羸者减之，小儿服四合"。

3. 小量试服

《神农本草经》中就记载了严格的有毒中药应用原则："若用毒药疗病，先起如黍粟，病去即止，不去倍之，不去十之，取去为度"。如《伤寒论》中的甘草附子汤"恐一升多者，宜服六、七合始"；《金匮要略》中的备急丸"服三、四丸当差，如未差，更与三丸"；乌头桂枝汤的服法更为严格具体："煎汤一升后，初服二合，不知即服三合，又不知，复加至五合，其知者如醉状，吐者为中病。"

4. 定时给药

古代医家对于定时给药，防止蓄积中毒非常重视。例如，张仲景《伤寒论》在应用大乌头煎时明确强调："不差明日更服，不可日再服。""日再服"就是一天服两次的意思。从中可以看出，大乌头煎的临床给药时间间隔不得少于一昼夜，不可一天服两次，否则就会发生蓄积中毒事件。

5. 依法炮制

炮制需要讲究方法，选择合适的炮制方法是最重要的。例如，朱砂为镇静安神的代表药物。首载于《神农本草经》，位列上品。中医应用朱砂，都是将矿石采集、粉碎，水飞研细，装瓶备用。主要入丸散剂，不入煎剂，切不可用火煅制。《本草经疏》记载"朱砂若经伏火或一切烹制，则毒等砒硇，服之必毙。"《本草纲目》

也记载"入火则热而有毒，能杀人"。

6. 选择剂型

《神农本草经》记载："药性有宜丸者，宜水煮者，宜酒渍者，宜膏煎者，亦有一物兼宜者，亦有不可入汤酒者，并随药性，不得违越。"可见，药物剂型的选择是由药性来决定的。因此，《苏沈良方》有论："无毒者宜汤，小毒宜散，大毒宜丸。"比如细辛，《本草别说》记载："若单用，末不过半钱匕，多则闷塞，不通者死。"因而，中医有"细辛不过钱"的说法。但是，当细辛入汤剂使用时，则不在此限制之列。

7. 合理配伍

《神农本草经·序例》："药有单行者，有相须者，有相使者，有相畏者，有相恶者，有相反者，有相杀者。凡此七情，合和视之，当用相须相使者良，勿用相恶相反者。若有毒宜制，可用相畏相杀也，不而勿用也"，则在理论层面上对于药物配伍理论作了规律性的阐述与说明。李时珍解释说："相杀者，制彼之毒也。"关于中药的配伍禁忌，早在金元时代就总结出"十八反"、"十九畏"的配伍宜忌。

8. 中病即止

《素问·五常政大论》记载："大毒治病，十去其六；常毒治病，十去其七；小毒治病，十去其八；无毒治病，十去其九；无使过之，伤其正也。"《伤寒论》、《金匮要略》等多处提到"一服汗出病差，停服后，不必尽剂"、"中勿更服"、"差即止"等等。"是药三分毒，无毒不成药"。唐朝刘禹锡的《鉴药》通过自己的亲身体验，强调了此观点。

三、小结

毒药并称是辩证的，它们是对立统一的，在一定条件下可以互相转化，世界上没有绝对的毒，也没有绝对的药，没有什么毒不可以正确利用而转化为药，也没有什么药不可以因为使用错误而转化为毒。医学的目的、医生的职责就是知晓如何"聚毒药以供医事"，实现化毒为药，化害为利，化腐朽为神奇。

从米面性味谈"与万物沉浮于生长之门"

黄玉燕

中国中医科学院中医基础理论研究所

摘要： 米面作为国人摄入量最大的食物之一，其性味对人影响很大。本文通过研究诸家本草，总结了米面性味，并发现米面寒温之性与所处地域气候冷热一致，也就是说农作物与人一齐受天地之气的影响，一方水土养一方人亦养一方谷物，人食用当季食物正是顺应自然之举。这契合了《内经》中"与万物沉浮于生长之门"的思想，提示我们养生过程中顺应自然，不宜反季节行事。

关键词： 本草；性味；粳米；麦

《素问·藏气法时论》言："毒药攻邪，五谷为养，五果为助，五畜为益，五菜为充，气味合而服之，以补精益气。"养生有食疗之法，百姓或日用而不知。谷之为谷，以其常食而性中和，如《素问·汤液醪醴论》言稻米"此得天地之和，高下之宜，故能至完"。然五谷亦各有偏性，今人所食最多为米面，南人多食米，北人多食面，究米面之性或可于异法方宜有所得。

米出于稻。然集本草所言，古人所谓稻实为糯稻，而常食之米称粳米。《名医别录》即将稻粳分列，稻为下品，粳为中品。陶弘景曰："粳米，即今人常食之米，但有白、赤、小、大异族四五种，犹同一类也。可作穈米。"寇宗奭云："稻米，今造酒糯稻也。"李时珍考稻之释名曰：

"本草则专指糯以为稻也。"而其言粳："粳乃谷稻之总名也，有早中晚三收。诸本草独以晚稻为粳者，非矣。黏者为糯，不黏者为粳。糯者懦也，粳者硬也。但入解热药，以晚粳为良尔。"

《内经》中稻为肺之谷，辛味（如《素问·金匮真言论》、《素问·五常政大论》），但粳米为甘味（见《素问·藏气法时论》）。仲景以粳米性寒入肺，而用于白虎汤，又以之益脾胃，而用于桃花汤、竹叶石膏汤。余未考本草之时，以为粳米色白入肺，又甘益脾胃，性寒。又因南人多食米，以为与南方果蔬同为寒凉，使人安然处于温热之境。至读本草方知余之陋。

粳之品种南北各异，有水旱之分，早中晚之别。粳非定色白。李时珍言："粳有水旱两稻。南方土下涂泥，多宜水稻，北方地平，惟泽土宜旱稻。西南夷亦有烧山地为畲田种旱稻者，谓之火米。古者惟下种成畦，故祭祀谓稻为嘉蔬，今人皆拔秧栽稻矣。其种近百，各各不同，俱随土地所宜也。其谷之光、芒、长、短、大、细，百不同也。其米之赤、白、紫、乌、坚、松、香、否，不同也。其性之温、凉、寒、热，亦随土产形色而异也。真腊有水稻，高丈许，随水而长。南方有一岁再熟之稻。苏颂之香粳，长白如玉，可充御贡。皆粳之稍异者也。"

粳之寒热温凉随气候地域品种变化，有生熟之别。南人日食之粳反不如北粳性寒，秋冬所食之粳亦禀天气之寒凉。收割季节竟致入肺入脾胃之分。孙思邈云粳米："生者寒，燔者热。"李时珍曰："北粳凉，南粳温。赤粳热，白粳凉，晚白粳寒。新粳热，陈粳凉。"其又云："粳稻六七月收者为早粳（止可充食），八九月收者为迟粳，十月收者为晚粳。北方气寒，粳性多凉，八九月收者既可入药。南方气热，粳性多温，惟十月晚稻气凉乃可入药。迟粳、晚粳得金气多，故色白者入肺而解热也。早粳得土气多，故赤者益脾而白者益胃。若滇、岭之粳则性热，惟彼土宜之耳。"

南方、夏季，气候温热，而百姓日食温热之粳，似反"用温远温，用热远热，用凉远凉，食宜同法"之训，因何不病？忽忆"圣人春夏养阳，秋冬养阴"为顺时调阴阳，夏季食温热之粳正如张志聪所解，春夏阳盛于外而虚于内，有"夏月伏阴"之忧，故宜养内虚之阳，秋冬同理。《素

问·五常政大论》言："西北之气散而寒之，东南之气收而温之"则为因地制宜，王冰注云："西方北方人，皮肤腠理密，人皆食热，故宜散宜寒；东方南方人，皮肤疏，腠理开，人皆食冷，故宜收宜温。"故南人食温热之粳正宜。观南人所食果菜多偏寒凉，又多有利水之功，与每日所食温热而量多之粳米相配，宛然一妙方。人生于天地之中，亦当"与万物沉浮于生长之门"，故一方水土生一方粳，亦生纠偏性之果菜及药，以养一方人。面出于麦。今人所食，多为小麦。

内经中麦或言味酸属木，如《素问·金匮真言论》，或言味苦属火，如《素问·五常政大论》、《素问·藏气法时论》，令人生惑。李时珍曰："按素问云，麦属火，心之谷也。郑玄云，麦有孚甲，属木。许慎云，麦属金，金王而生，火王而死。三说各异。而别录云，麦养肝气，与郑说合。孙思邈云，麦养心气，与素问合。夷考其功，除烦、止渴、收汗利溲、止血，皆心之病也，当以素问为准。盖许以时，郑以形，而素问以功性，故立论不同尔。"此解甚明，无需赘言。

麦之寒热温凉亦因四时南北新陈而不同，或有有毒无毒之分。苏颂云："大小麦秋种冬长，春秀夏实，具四时中和之气，故为五谷之贵。地暖处亦可春种，到夏便收。然比秋种者，四气不足，故有毒。"陈藏器云："小麦秋收夏熟，受四时之气足，兼有寒热温凉。故麦凉、曲温、夫冷、面热，宜其然也。河渭之西，白麦面亦凉，

以其春种，阙二气也。"李时珍云："北人种麦漫撒，南人种麦撮撒。北麦皮薄面多，南麦反此。……麦性恶湿，故久雨水淹，即多不熟也。""新麦性热，陈麦平和。"

麦制面后性又不同，大抵麦麸与浮小麦同性，较麦寒，而面较麦温且不能消热除烦。古人于南北之人食面颇有阐释，余引于下而不赘言。汪颖曰："东南卑湿，春多雨水，麦已受湿气，又不曾出汗，故食之作渴，动风气，助湿发热。西北高燥，春雨又少，麦不受湿，复入地窖出汗，北人禀赋少湿，故常食而不病也。"李时珍曰："北面性温，食之不渴；南面性热，食之烦渴；西边面性凉，皆地气使然也。……按李鹏飞延寿书云：北多霜雪，故面无毒；南方雪少，故面有毒。顾元庆檐曝偶谈云：

江南麦花夜发，故发病；江北麦花昼发，故宜人。又曰：鱼稻宜江淮，羊面宜京洛，亦五方有宜有不宜也"

今之人世居一地者渐少。南人居北，北人居南，若不善摄生则易病。地之高下不同，有入乡随俗之说。人皆知入瘴岚之地当随俗而食辣椒，然皮坚肉厚、腠理密者恐不能胜辛辣者久，不病瘴岚又将病他病。南人居北，亦依前喜食米饭鱼肉，正由腠理开不胜北地之气寒，复食寒凉之北粳，阴进阳退而不自知。入乡随俗，恐非易事。

"萍水相逢，尽是他乡之客"，若皆明了饮食性味，天下病或损其半。饮食物多，窃以为水为最要，次为米面。今之水性难考，故以微薄之力且为此文。

确立中医药在心脑血管疾病防治中主导地位思考

向丽华

中国中医科学院中医基础理论研究所

摘要： 心脑血管疾病已持续多年成为居民首要死亡原因，其危险因素在人群中广泛流行，目前中国的心血管专家已经达成了针对不同危险因素的一级防治共识，但西医方法占据主导地位。中医的养生保健和疾病防治有千年历史，在解决多因素疾病和慢性病有其优势及特点，在心脑血管疾病的防治上也取得了很好成绩，但存在处方、剂量、疗程个性化差别明显等诸多问题。汇总专家的最佳防治方法和研究文献，制定针对不同危险因素人群的防治路径，加强网络宣传等方法也许能确立中医药在心脑血管疾病防治中的主导地位。

关键词： 中医药；心脑血管疾病；主导地位

相关资料显示我国心脑血管疾病从 1990 年起持续成为居民首要死亡原因，目前每死亡 3 人就有 1 人是死于心脑血管疾病，心脑血管疾病的致残率也很高，冠心病和卒中常常在首次发病就致死或致残。临床研究调查显示高致残率和高病死率主要是由于心脑血管危险因素的流行，这些危险因素主要是高血压、高血脂、糖尿病、吸烟、年龄增加、遗传因素等。心脑血管事件 75% 以上是由动脉粥样硬化性疾病所致，有效控制引起动脉粥样硬化的致病因素，延缓或阻止动脉粥样硬化的发生发展，就能明显减少心血管事件的发生，降低死亡率和致残率。经过多年的临床实践并参照美国等的成功经验，中国的

心血管专家已对我国心血管疾病一级预防方案达成共识，全国的医务工作者也在积极应用这一方案进行心脑血管疾病的防治和宣传。目前心脑血管疾病的预防方法是：平衡饮食（食盐 < 6g/ 日、低脂、富含水果和蔬菜、控制总热量、饮水 1.2L/ 日等），戒烟，规律运动（每天 30 分钟以上有氧运动或行走 6000 步），控制体重（体重指数 BMI 控制在 18.5~24.9，腰围女 < 85cm，男 < 90cm），避免情绪波动等。总之要心态好，还要管住嘴、勤动腿、不吸烟、减腰围。更重要的是要积极治疗糖尿病、高血压、高血脂，阻止动脉粥样硬化的发生发展。目前糖尿病的治疗措施主要是合理饮食和药物或注射胰岛素，控

制空腹血糖在 4.4 ~ 6mmol/L。虽然空腹血糖 7mmol/L 以上才能诊断为糖尿病，但研究表明心血管损害在糖耐量异常时就已经发生，空腹血糖大于 6.1mmol/L 时就应该引起重视并采取预防措施。研究表明高血压是我国人群发生心脑血管事件的首要危险因素，进行药物治疗应控制血压在 140/90mmHg 以下，理想的血压控制水平是 130/80mmHg。血胆固醇水平与冠心病及卒中发生率正相关，是重要危险因素，目前降脂首选药物为他汀类，能明显降低低密度脂蛋白胆固醇 LDL-C 和总胆固醇 TC。而贝特类降甘油三酯 TG 效果较好。合并糖尿病等危险因素人群的降脂目标是 LDL-C < 2.6mmol/L、TC < 4.14mmol/L、TG < 1.7mmol/L。他汀类等有明显的毒副作用，部分人较为敏感，不能坚持使用。

用中药防治疾病是我国的特色，中医的养生保健和疾病的防治有千年历史，积累了丰富经验，在解决多因素疾病和慢性病有其优势及特点，中药能很好地防治心脑血管疾病，如果能正确合理的应用同样能有效减少心脑血管事件的发生，还可以避免大量服用西药的毒副作用。目前中医药防治心脑血管疾病的方法多种多样，应该说有的方法是很有效的，如红曲、山楂等降脂效果很好；决明子、杜仲、葛根等降压效果明确；黄连的降糖作用已被证实，特别适合糖耐量异常人群；丹参对冠心病的治疗更是取得了卓越成绩。这些均说明中医药防治心脑血管疾病是有良好基础的，但目前中医药在心脑血管疾病防治中

没有占主导地位。笔者分析认为主要是因为存在的以下问题：①正确有效的中医药防治方法没有得到推广；②社会上打着中医旗号的各种养生方法多数效果不明显，还延误正常治疗，降低了中医的信誉；③没有一系列针对不同危险人群最佳中医防治方案；④有的治疗方法缺乏大规模的临床实验研究证据，其特色和优势没有说服力；⑤存在处方不合理、剂量不确定、疗程不足等问，这导致疗效不能保证；⑥基层中医师缺少相关信息，没有足够信心。这些是目前中医中药没能很好发挥作用的关键。笔者经过学习和思考认为以下方法对确立中医药在心脑血管疾病防治的主导地位可能会有帮助。

一、利用知名专家的影响力推广中医药防治心脑血管疾病的最佳方法

中医专家的影响力是非常大的。例如，在"非典"期间，陆老提出了一个增强呼吸道防护能力方法："一根白萝卜、半个橘子皮、三片生姜、两段葱白、一缕香菜，煲汤全家喝"，结果老百姓争先服用，萝卜供不应求。由此可见老百姓非常相信中医专家，他们提出的方法传播能力强，短时间内就能达到家喻户晓的效果。陆老认为："上工治未病，以养生保健为先"。心脑血管疾的防治也是重在养生保健和预防，但什么样的中医保健方法最有效是我们应该重视和考虑的问题。陆老认为"人的自我健康能力和自我痊愈能力是中医学的目标对象"。"辨证论治，保持人体的

稳态"是他的主要观点。在治疗高血压病时陆老认为不能单纯降压，改善高血压病人的血流供求不平衡才是治疗的关键。说明有经验的中医专家在疾病的预治上有独特的观点和方法，其中的最佳方法是应该向基层医生推广的。

二、制定系列针对有不同危险因素人群的中医最佳防治方案

当一种疾病在全国广泛流行时，如能制定出规范的最佳防治方案并在全国执行，这种病就能较快得到很好的控制。目前心脑血管疾病发病人群多，在全国分布广，其危险因素明确，如果能制定出针对不同危险因素人群的最佳防治方法能达到减少意外发生的目的。这需要全国有经验的中医心血管疾病防治专家共同研究制定，并将其作为基层中医师进行心脑血管疾病防治的依据，也就是所谓的临床路径（Clinical pathway）（是指针对某一疾病建立一套标准化治疗模式与程序，目的是规范医疗行为，提高效率，降低成本）。目前中医防治疾病采用的是传统路径，即在不同地区、不同医院、不同科室、不同医师针对某一疾病可能采用不同的防治方案，这是中医的个性化特色。但这种方法随意性强，医生的知识、技能和经验不同，给予的治疗措施往往存在较大差异。处方、剂量、疗程不同，治疗效果不同。虽然说条条道路通罗马，但其中总有一条道路是最近的。针对同一疾病的不同方法，最佳方法应该只有一种。有经验的专家掌握的

往往就是最佳方法，把他们的临床路径归纳总结并向基层医师推广就有可能提高中医在心脑血管疾病的防治能力。个性化医疗更适合发病率低的疑难杂病，路径式医疗更适合分布广、人群多、危险因素明确的疾病治疗。辨证论治是中医治病的思维方式，是中医的特色，在制订方案时要充分考虑同病不同证时的区别处治。

三、收集临床证据、开展临床及实验研究

利用各种中英文数据库检索功能获取临床研究证据，为制订最佳方案寻找依据，这就是所谓的循证医学方法在中医的应用，其核心思想是针对某一疾病的治疗方案都应建立在临床科学研究提供的证据的基础上，提倡将医师的实践经验与科学研究证据结合起来，目的是为每位具体患者提供最正确的诊断、最安全有效的治疗。这与传统中医有些差别，传统中医的治疗方案依据的是经典医书、医案、师带徒学习及个人经验，其个性化特色明显。目前中医药的研究工作已经进行了多年，提供了大量的临床和实验研究证据，现代中医师在处方用药时可以学习借鉴。但针对某些因素仍缺少大样本的临床研究证据，许多中药的有效性、安全性也缺乏足够的实验证据，仍需要开展大量的临床及实验循证研究。

四、建立中医心血管疾病防治公共网站平台

收集和宣传心血管疾病现状、防治信

息、专家经验、实验最新结果、新观点、新方法、新技术等是网站的功能。促进中医文化的普及，使中医药防治心脑血管疾病的最新、最佳方法得到传播是其目的。基层医生或初学者可通过网站进行学习，专家和科研人员通过网站进行学术交流和宣传，民众通过网站了解专家的观点、学习正确的保健知识，并因此纠正不良生活习惯，形成良好的生活方式。这和目前电视里的养生讲座有异曲同工的作用。最终目标是传播中医思想和最佳治疗方法，树立中医的主导地位，低心脑血管事件的发生率和致残率，减少药物副作用的发生。

新中国成立以来不同年代滑胎证候认识的动态变化

朱二苓　　陈小野

中国中医科学院中医基础理论研究所

摘要： 本文采用理论与文献计量相结合的研究方法，对新中国成立以来不同年代滑胎的证候认识、以及相关的主要证候构成进行比较研究，并初步分析了证候认识动态变化的影响因素。研究发现，无定位意义的"气虚"类证候和"血虚"类证候从20世纪50年代到70年代均下降，70年代后均基本稳定。这二类证候在六个年代的变化曲线相关性较强。"肾虚"类证候从20世纪50年代到80年代上升明显，80年代后基本稳定。"脾虚"类证候从20世纪50年代到60年代上升，60年代后基本稳定。不同年代滑胎证候认识动态变化的影响因素分析：① 20世纪50、60年代，滑胎的气血虚弱病机较受重视。② 20世纪70年代后，滑胎的"肾虚"类病机较受重视。③新中国成立以来滑胎的"肾虚"类证候所占比重不断增加，可能有：中医临床实践的积累、中医通过临床实践积累对滑胎证候理论认识的进步、20世纪50、60年代起中西医结合研究中"肾本质"、"肾主生殖"研究的逐步开展等原因。

关键词： 新中国成立以来不同年代；滑胎；证候；比较研究；影响因素

中医对病的证候的认识是动态的，但目前，对从新中国成立以来不同年代的动态变化角度进行研究尚缺乏重视。本文采用理论与文献计量相结合的研究方法，对新中国成立以来不同年代滑胎（包括习惯性流产、复发性流产，下同）的证候认识以及相关的主要证候构成进行比较研究，并初步分析了证候认识动态变化的影响因素。以期从新的角度加深对该疾病证候本质的认识。

一、资料收集

中国知识资源总库（CNKI旧版）和中国中医药期刊数据库（TCMARS）：以主题词"滑胎"、"数堕胎"、"屡孕屡堕"、"习惯性流产"和"复发性流产"

分别检索 1950 年至 2009 年文献。

由于 1950 ~ 1979 年（含 1979 年）期间期刊论文较少，所以在中国中医科学院图书馆、北京中医药大学图书馆和国家图书馆数据库中，以"妇科"、"妇产科"、"产科"、"女科"为查询词检索书籍（内部资料）作为补充。

二、资料处理

1. 文献纳入标准

（1）运用中医理论辨证治疗、护理滑胎的文献。

（2）综述性文献，依据其参考文献查找原文作为目标文献。

（3）对于一稿两投的文献，以及同一年代中，同一作者（或课题组）观点相同的文献，仅收录其中发表较早的一篇。

2. 文献排除标准

（1）将滑胎和先兆流产合为一个总体的文献。

（2）仅针对个案或部分病例的文献。

（3）仅分期辨治、未明确滑胎总的辨证或治则的文献。

（4）无明确辨证或治则的文献。

（5）只论及某一证型、而不涉及其他证型的文献。

（6）在某一基础方之下，施以辨证论治，但未知、并无法从治则推导出基础方所针对的证候的文献。

（7）科普性质的文献。

（8）仅针对滑胎西医某一分型的文献单独处理。

三、研究方法

1. 证候提取

（1）根据文献对滑胎总体的辨证提取证候。

（2）如文献未对滑胎总体明确辨证，则根据其治则反推证候。

（3）如文献的辨证与治则不完全一致，以辨证为主。

（4）只计主证和次证，兼证不计。

（5）属以"冲任不固"、"冲任不调"名称规范范围的证候（或治则，下同）如辨为滑胎的唯一证候、或列在滑胎各证候之首，则纳入。否则不计。

（对上述冲任证候有 2 种看法，一种是认为其病理本质责之冲任，治疗上方药针对的是冲任。持此观点的人较少。另一种是认为其病理本质责之其他脏腑，治疗上方药针对的是其他脏腑。此观点占优势）。

（6）根据上下文理解证候。

2. 数据预处理

在文献整理中，由于各医家对滑胎的同一证候描述不一，故本文对证候名称进行规范；复合证候进行拆分。

复合证候拆分为单个证候：为减少由于证候组合而增加的证候数量，便于对滑胎证候认识规律的揭示，对规范后及按原文献保留的复合证候拆分为单个证候。

证候名称规范化按照《中华人民共和国国家标准·中医临床诊疗术语证候部分》（GB/T16751.2-1997）[1]。对该标准中没有的证候名称再按照高等院校五版统编教材《中医诊断学》[2]规范。对上述两种标准中没有的证候按原文献保留。按原文献保留的证候也将内涵基本一致者统一（规范）为同一名称。

3. 证候计量方法

（1）每篇文章中所有证候总计10分。

（2）文章中辨证不分主次者：以总分10分平均除以证候数目为各证得分。

（3）每篇文章中证候有权重区别者，前一权重级别的每个证候计分为后一权重级别的每个证候计分的1.5倍。如"李广文，以中西医结合的观点探讨滑胎的辨证施治，山东中医药大学学报，1979；（1）：13~15"文，第一权重级别的证候为"肾虚"，计4.74分。第二权重级别的证候为"气血两虚"，计3.16分。第三权重级别的证候为"血热"，计2.10分。

（4）复合证候者，拆分后的证候平分原证候在文章中的计分。

4. 证候合并

各原文献的证候经上述预处理和计量后，证候数量众多，难以分析。故研究时将不同年代的证候各自进行合并处理。合并按定性优先和定位优先两种情况进行：

5. 6个年代总和后各证候所占的百分比

在证候合并的基础上，按定性优先和定位优先两种情况，将各证候在6个年代计分所占的百分比各自相加，成为各证候在6个年代总和后的计分。将该计分除以600分，为各证候在6个年代总和后的计分所占的百分比。

四、结果和讨论

1. 研究结果组成

（1）不同年代各证候计分的百分比及其动态变化（按定性优先和定位优先两种情况）。

（2）六个年代总和后各证候所占的百分比（按定性优先和定位优先两种情况）。

（3）20世纪90年代后，滑胎西医分型的证候，不同年代各证候的计分及其动态变化。

2. 新中国成立以来6个年代总和后滑胎的主要证候构成

（1）按降序排列、6个年代总和后累积50%左右计分的百分比的证候构成：

定性优先情况下：气虚、肾虚。

定位优先情况下：肾虚、脾虚。

（2）可见，新中国成立以来6个年代总和后主要证候构成有如下规律：

从主要证候构成中各定性证候的比重看，主要是属于气血辨证的气虚。

从主要证候构成中各定位证候的比重看，主要是肾虚、脾虚。

3. 新中国成立以来不同年代中医对滑胎证候认识的动态变化（图1~2）

可见，新中国成立以来不同年代中医对滑胎证候认识的动态变化规律如下：

（1）无定位意义的"气虚"类证候（包括气虚证；元气虚证；气脉亏损证。其中，"元气虚证"、"气脉亏损证"比重很小）

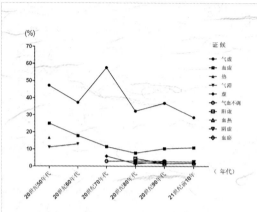

图 1 定性优先不同年代累积 95% 计分的证候百分比动态变化图
（仅示其定性证候部分）

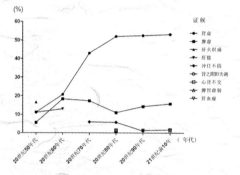

图 2 定位优先不同年代累积 95% 计分的证候百分比动态变化图
（注：仅示其定位证候部分）

从 20 世纪 50 年代到 20 世纪 70 年代下降了约 15 个百分点，70 年代后则基本稳定。

（2）无定位意义的"血虚"类证候（包括血虚证；血虚内热证；精血亏虚证。其中，"血虚内热证"、"精血亏虚证"比重很小）从 20 世纪 50 年代到 20 世纪 70 年代下降了约 15 个百分点，70 年代后则基本稳定。

（3）无定位意义的"气虚"类证候

和无定位意义的"血虚"类证候在六个年代的变化曲线相关性较强。

这可能是因为"气血两虚证"较多。

（4）"肾虚"类证候（主要包括肾虚证；肾气虚证；肾气不固证）从 20 世纪 50 年代到 20 世纪 80 年代上升了约 40 个百分点，80 年代后则基本稳定。

（5）"脾虚"类证候（主要包括脾虚证；脾气虚证；脾气不固证）从 20 世纪 50 年代到 20 世纪 60 年代上升了约 12 个百分点，60 年代后则基本稳定。

五、新中国成立以来不同年代中医对滑胎证候认识动态变化的影响因素分析

1. 20 世纪 50、60 年代，滑胎的气血虚弱病机较受重视

如：1958 年《妇科病中医治疗法》[3]："小产总属气血虚弱，胎元不固。盖气虚则提摄不固，血弱则灌溉不周，多致小产。况妇人肾以系胞，而腰为肾之府，腰疼则堕，不可不防。又屡孕屡堕者，名曰滑胎，亦气血两虚所致。"

2. 20 世纪 70 年代后，滑胎的"肾虚"类病机较受重视

如：1974 年罗元恺[4]："中医对妇产科病的致病机理，虽有在气、在血、属脾、属肝、属肾之分，但根据肾气的盛衰而导致天癸的至和竭与月经的有无的论述及临床体会，其最根本的原因还是在于肾，在于肾阴肾阳的偏盛偏虚而失却平衡协调的作用。"

1988年李广文[5]：习惯性流产，肾虚是其主要病因。因为肾为生胎之元，肾虚则胎元不固。古方中的千金保孕丸和良方杜仲丸，均只有杜仲和川断两味益肾药组成，疗效良好。笔者多年来用加味寿胎丸（经验方）治疗各型滑胎，疗效满意。

3. 新中国成立以来滑胎的"肾虚"类证候（主要包括肾虚证；肾气虚证；肾气不固证）所占比重不断增加

新中国成立以来滑胎的"肾虚"类证候（主要包括肾虚证；肾气虚证；肾气不固证）所占比重不断增加，可能有以下原因：

（1）中医临床实践的积累：2000年齐津丽[6]："近年来，中医对此病（习惯性流产）认识逐渐趋于一致，责之肾虚，重视补肾使临床疗效不断提高。"

（2）中医通过临床实践积累对滑胎证候理论认识的进步：1994年杨津生[7]指出"祖国医学的'肾'为人体最重要的部分，称为先天，然推其原始，亦与他藏并重，各司人体若干重要作用。由于肾之作用特殊，通过临床实践，理论逐步发展，使'肾'的地位迥出他藏之上，而有统宰生命的概念。"

（3）与20世纪50、60年代起中西医结合研究中"肾本质"、"肾主生殖"研究的逐步开展有关：张文阁言[8]："自从有的学者开展了对'肾'的实验研究，阐述了中医的'肾'与西医内分泌的密切关系，并广为医学界所接受，加之其他脏腑与内分泌的关系鲜为人们所研究，其实验研究起步晚，所以一时间凡属于内分泌系统妇科疾患，中医多从肾虚论治。"

六、新中国成立以来六个年代总和后滑胎的主要证候构成与20世纪90年代、21世纪前10年滑胎的主要证候构成比较

如上，两者有明显不同，这也说明了从动态角度进行病证相关性研究，有利于更全面、准确地把握中医对病的证候认识。

七、滑胎西医分型的证候，在证候合并的基础上，不同年代各证候的计分及其动态变化

20世纪90年代后，主要由于西医病因认识的发展，部分研究针对滑胎的西医分型进行辨治。其中，湿热、血瘀、阴虚等以往不常见的证候占有重要位置。而有些分型占滑胎病例的比例较大。所以，这类研究对今后滑胎证候认识的影响，值得关注。

八、意义

中医对病的证候认识的动态性不仅在数千年的发展历程中已有明显的反映，甚至在数十年的时间尺度上也可能会有所体现。特别在新中国成立后，中医学结合了现代科研机制，发展迅速，社会环境也有丰富的变化，这些都可能会对中医对病的证候认识产生影响。

参考文献

[1] GB/T16751.2~1997，中华人民共和国国家标准·中医临床诊疗术语证候部分

[2] 邓铁涛.中医诊断学.上海：上海科学技术出版社，1984

[3] 河北省卫生工作者协会.妇科病中医治疗法.保定：河北人民出版社，1958.122~131

[4] 罗元恺.调补肾阴肾阳对妇科病的运用.新中医，1974，（1）：8~11

[5] 专题笔谈.习惯性流产的防治.中医杂志，1988，（4）：4~6

[6] 齐津丽.随月养胎法治疗习惯性流产.安徽中医临床杂志，2000，12（6）：583~584

[7] 杨津生.中医"肾"与功能性子宫出血的关系.黄河医学，1994，3（3）：91~92

[8] 张文阁."崩漏""功血"两相异.陕西中医学院学报，1965，11（3）：23~24